特 殊 教 育 专 业 应 用 型 系 列 教 材

残疾儿童
康复概论

丛书主编：邓　猛

主　　编：张悦歆

副主编：徐　娟　张　琳

参　　编（排名不分先后）：

陈梅浩　金　涵　刘合建　刘一帆　孙丽佳

童　琳　王蒙蒙　夏雪楠　张　焱

Canji Ertong
Kangfu Gailun

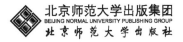

北京师范大学出版集团
BEIJING NORMAL UNIVERSITY PUBLISHING GROUP

北京师范大学出版社

图书在版编目(CIP)数据

　残疾儿童康复概论 / 张悦歆主编 . —北京：北京师范大学出版社，2023.12
　ISBN 978-7-303-27702-5

　Ⅰ.①残… Ⅱ.①张… Ⅲ.①残疾人－儿童－康复医学 Ⅳ.①R720.9

　中国版本图书馆 CIP 数据核字（2022）第 003120 号

图书意见反馈　　gaozhifk@bnupg.com　　010-58805079
营销中心电话　　010-58802755　　58800035

出版发行：北京师范大学出版社　www.bnupg.com
　　　　　北京市西城区新街口外大街 12-3 号
　　　　　邮政编码：100088
印　　刷：北京虎彩文化传播有限公司
经　　销：全国新华书店
开　　本：889 mm×1194 mm　1/16
印　　张：23.25
字　　数：442 千字
版　　次：2023 年 12 月第 1 版
印　　次：2023 年 12 月第 1 次印刷
定　　价：49.00 元

策划编辑：余娟平　　　　　　责任编辑：宋　星
美术编辑：焦　丽　　　　　　装帧设计：焦　丽
责任校对：陈　荟　　　　　　责任印制：陈　涛

▶总　序

改革开放以来，党和政府十分关心和支持特殊教育的发展，特殊教育迎来了加速发展的春天。尤其是新时代以来，一系列重要的特殊教育政策纷纷出台，明确了特殊教育发展的战略目标和任务。党的十八大报告明确提出要支持特殊教育；党的十九大报告提出要办好特殊教育，"努力让每个孩子都能享有公平而有质量的教育"；党的二十大报告进一步提出了强化特殊教育普惠发展的目标，阐明了特殊教育的基本公共服务性质，强调特殊教育是教育现代化的重要内容。从"支持""办好"到"强化"，体现了党和政府保障特殊儿童平等教育权利的重大措施，强化对特殊教育的支持和保障，努力使特殊教育发展惠及每一个特殊儿童，促进他们健康成长。

特殊教育要发展，师资须先行。新中国成立70多年以来，我国特殊教育师资培养经历了从无到有、从幼稚到成熟的漫长发展历程。特殊教育师资培养逐步从解放初期的"师傅带徒弟"和"短期培训班"的形式，发展到完整的职前职后相互衔接、互为补充的特殊教育教师培养体系。到目前为止，全国已经有多所高等院校分别开办了专科层次、本科层次、研究生层次的特殊教育专业。我国已经初步构建起了从专科到研究生层次的完整的特殊教育人才培养体系，基本形成了以本科层次为主，以专科层次为补充，研究生层次逐步扩大的人才培养格局。

专业人才的培养是个复杂的、系统的工程，教材的建设是其中关键的一环。从整体发展的角度看，特殊教育教材建设基础薄弱，发展较慢。改革开放以后主要以不同版本的特殊教育概论或者导论性质的单本教材出版，后来逐渐有特殊教育相关的系列教材出版。例如，北京大学出版社、北京师范大学出版社、南京师范大学出版社分别出版了针对特殊教育本科生培养的系列教材。这些教材多以理论知识为主、实践技术为辅，比较适合本科生毕业后的继续深造以及就业后的可持续性专业发展，对于特殊教育第一线急需的应用型人才的培养则稍有不足。

在我国教育领域，本专科层次的高等职业院校扮演着重要的角色，它们为国家基础教育培养应用型人才。高等职业教育以适应社会需要为目标，以培养技术应用能力为主线来设计学生的知识、能力、素质结构和培养方案；强调理论教学和实践训练并重，培养学生直接上岗工作的能力。特殊教育的人才培养由 20 世纪 90 年代的中等师范教育发展而来，教师教育特色鲜明。中等师范教育的全科培养、特长培育的教学观、贯穿全程的实践观等传统一脉相承，为我国的教育发展做出了重要贡献。在特殊教育尚处在初步发展，规模、质量还不够发达的现在，高等职业院校的特殊教育专业建设尤为重要。特殊教育的人才培养以职业岗位需要为依据，着眼于第一线的特殊教育需求，着重培养高素质技术技能人才，为我国不断加速发展的特殊教育学校贡献新生力量。

目前，国内针对本专科层次的高等职业院校特殊教育专业师范生的教材体系建设相对滞后，还没有一套完整的适合高等职业院校特殊教育专业师范生培养的教材；而针对师范大学特殊教育专业本科生的教材体系无法满足其专注实践、面向应用的价值趋向。2020 年以来，在襄阳职业技术学院的具体协助下，应北京师范大学出版社的邀请，我们成立了高等职业院校特殊教育专业师范生教材丛书编写委员会。该委员会汇集了全国特殊教育学术界及部分基层的代表 50 余人，共编写出版 40 多本教材，为高等职业院校特殊教育专业及相关专业的本专科生提供一套理论与实操相结合的教学用书。本套丛书的整体设计特点有如下几个方面。

第一，面向日益增加的残障类型对特殊教育范围进行扩展。例如，随着一系列与现代文明相关的残疾与适应性障碍不断增加，以精神残疾、孤独症、注意力缺陷及多动症、学习障碍、情绪行为困扰等为特征的残障类型不断出现，特殊教育范围不断扩展，从关注感官障碍，到关注各种发展性障碍，进而扩展到关注更为广泛的特殊教育需要的范畴。

第二，着眼于国际融合教育发展的趋势及国内随班就读的实际，以"拿来主义"的方式审视国外特殊教育的各种理论与操作技术，深耕国内特殊教育研究与实践，构建从特殊教育到融合教育演进的专业知识体系。本套丛书涵盖当代特殊教育的基本理念与知识体系，又对融合教育理论与实践进行全面的介绍与探讨；旨在为培养特殊教育专业化程度较高的实践性创新人才服务，使他们毕业后能够在特殊教育学校(机构)从事特殊教育专业实践，并能够在普通教育环境中实施融合教育教学。

第三，从多学科交叉融合的角度出发，培养特殊教育综合性人才。本套丛书综合运用教育学、心理学、医学、康复学、社会学、管理学等多个学科的知识，融会贯通为教育和康复两个领域。从教育的角度出发，包括特殊教育基本原理、融合教育理论与实践、残障儿童心理及行为特点、特殊教育课程及教学实践等内容。从康复训练的角度出发，包括针对各类儿童的康复知识和技能、训练干预技术、支持辅助策略等内容。

第四，基于项目式学习的思路，着重专业应用与实践技术的培养。本套丛书立足建构主义教学观，从实际问题或者案例出发，彰显以学生为中心的设计理念；以活动为基础促进学生主动参与，以情景设计促进师生平等互动；在设计上体现融合教育倡导的通用学习设计理念，以数字技术为基础，通过线上线下混合的方式开展教学活动设计，通过资源优化与扩展带动学生自我学习与成长。

概而言之，本套丛书试图跳出特殊教育学科的理论话语体系，从实践者的视角来构建特殊教育知识与技能，为高等职业院校本专科师范生提供一套操作性强、覆盖面广的基础教材。鉴于该项任务并无前人经验可借鉴，又因为编者水平有限，不足之处难以避免，敬请各位同行批评指正。

2022 年 12 月 12 日于华东师范大学田家炳大楼 711 室

▶ 前　言

从排斥、隔离逐步走向接纳、融合，人类社会对残疾儿童认识的转变经历了一个相当漫长的过程。今天，我们越来越认识到残疾儿童与普通儿童一样具有无限的潜能，关键在于其潜能是否被发掘、如何被激发。康复，则是发掘和激发残疾儿童潜能的重要手段之一。

残疾儿童康复是一项基于立法的社会事业。特别是 2018 年我国颁布了《国务院关于建立残疾儿童康复救助制度的意见》之后，全社会着力保障残疾儿童基本康复服务需求，努力实现残疾儿童"人人享有康复服务"，使残疾儿童家庭获得感、幸福感、安全感更加充实、更有保障、更可持续，已成为特殊教育学、医学、康复学、社会学等各个学科领域共同关注并为之奋斗的目标。特殊教育教师，是实现这一目标的专业力量和重要保障。

随着"医教结合""康教结合"理念的深化，当前特殊教育的内涵已经大大突破了传统意义上的残疾儿童教育，更加注重康复对特殊教育的作用——这从多所高等院校特殊教育系(专业)增设教育康复专业这一动向中可见一斑。然而，相应专业教材的建设与我们对教育康复专业重要性认识的发展水平并不匹配。在此背景下，本教材应运而生。

本教材主要面向未来成为特殊教育教师的高等职业院校特殊教育专业的学生。其设计与编写以项目式学习原理为依据，以问题为导向，融入现代化数字信息技术，以多样化的形式呈现学习内容，帮助不同风格的学习者更全面地了解残疾儿童康复训练的基本知识与方法，更好地掌握对残疾儿童进行康复训练、对其家庭进行康复指导的基本能力，以促进教育教学、康复训练与残疾儿童生活实践的紧密结合。

在全面介绍残疾儿童康复的理论、政策与实践的基础上，《残疾儿童康复概论》主要从教育康复的视角，对不同残疾类别儿童的发展特点、康复需求及评估、康复技术及方法等几个方面进行了概述。涉及更为具体的、有针对性的，以及与本系列其他教材有关的内容时，采用不同的板块进行了扩展延伸，体现了残疾儿童康复治疗课程体系之间的逻辑衔接，也为学习者的自主学习提供了可能性。

参与本教材撰写工作的还有多位特殊教育和残疾儿童教育康复领域的专家和年轻学者。他们分别是北京联合大学特殊教育学院徐娟副教授、张琳副教授，华南师范大学教育科学学院张焱副教授，北京市西城区我们的家园残疾人服务中心孙丽佳主任，上海杉达学院国际医学技术学院刘合建副教授，邯郸学院特殊教育学院王蒙蒙老师，四川师范大学教育科学学院博士生童琳，深圳市南山区龙苑学校陈梅浩老师，深圳市罗湖区星园学校金涵老师，深圳市龙华区润泽学校夏雪楠老师，北京师范大学特殊教育学院研究生刘一帆、邓羽洋，华南师范大学特殊教育系、学前教育系研究生曾慧琴、董慧平、王雅珅、李霞、李国瑜等。其中，王蒙蒙、童琳、陈梅浩、金涵、夏雪楠也是北京师范大学特殊教育学院毕业的优秀研究生。

此外，本教材的编写得到了丛书主编邓猛教授的支持，让编者有机会为我国培养复合型特殊教育教师的宏伟工程添一块砖！特别感谢北京师范大学特殊教育学院刘艳虹老师在本书编写过程中的专业指导，她扎实的康复专业基础与严谨的治学态度为本书的科学性保驾护航。还要感谢北京师范大学出版社余娟平老师对特殊教育事业的支持。在此对相关人员一并致谢！

书中难免有疏漏之处，敬请各位同行批评指正！

张悦歆
2023 年 8 月 17 日
于北京师范大学英东楼

项目一　绪　论

导言

　　从排斥、隔离逐步走向接纳、融合，人类社会对残疾儿童认识的转变经历了一个相当漫长的过程。残疾儿童首先是儿童，与普通儿童一样具有无限的潜能，关键在于其潜能是否被发掘、如何被激发。康复，则是发掘和激发残疾儿童潜能的重要手段之一。残疾儿童康复是一项基于立法的社会事业，《中华人民共和国残疾人保障法》《残疾人教育条例》皆明确提出应为残疾儿童提供相应的康复支持与服务。

　　本项目首先帮助学习者树立正确的残疾儿童观，了解残疾及残疾儿童的概念；其次对残疾儿童康复的概念及残疾儿童康复的模式、途径与原则等进行介绍；最后回顾残疾儿童康复的发展历史，展望未来的发展趋势。

1. 了解我国法定残疾的分类，知道残疾儿童的主要类别。

2. 了解国内外残疾儿童康复的发展历史与发展趋势。

3. 理解残疾儿童康复对儿童发展的意义。

4. 掌握残疾儿童康复的概念。

5. 掌握残疾儿童康复的模式和原则。

6. 能描述残疾儿童的基本康复需求，特别是教育康复的相关需求。

知识导览

```
                                         ┌─ 残疾
                    ┌─ 任务一  走近残疾儿童 ─┤
                    │                    └─ 残疾儿童
                    │
                    │                       ┌─ 康复
                    │                       ├─ 残疾儿童康复的概念与主要领域
项目一  绪  论 ──────┼─ 任务二  残疾儿童康复概述 ─┤
                    │                       ├─ 残疾儿童康复的模式、途径与原则
                    │                       └─ 残疾儿童康复的意义
                    │
                    │                       ┌─ 国际残疾儿童康复事业的发展
                    └─ 任务三  残疾儿童康复的 ─┤
                       发展历史与发展趋势      ├─ 我国残疾儿童康复事业的发展
                                            └─ 我国残疾儿童康复事业的发展困境与发展机遇
```

▶任务一
走近残疾儿童

导入 ·····▶

有人认为，残疾儿童就是看不见、听不见、学不懂、不会说、不会走路……的那些孩子。

有人认为，一个儿童是否有残疾，一眼就能看出来。

有人认为，残疾儿童很可怜，必须终身有人看护。

也有人认为，残疾儿童通过教育与康复可以和普通儿童一样健康、快乐地成长。

······

我国对残疾的界定和分类分别是什么？残疾儿童有哪些类别，这些类别分别有什么特点？残疾儿童是否有发展的可能？走近并了解残疾儿童，有助于我们真正理解残疾儿童康复的必要性和意义。

一、残疾

（一）残疾的定义

残疾(disability)是人类的一种生存状态，几乎每个人在生命的某一阶段都会有暂时或永久的损伤。残疾是复杂的，为了改善残疾带来的不利情况而采取的各种干预措施也是多样的、系统的，并且会随着情境的变化而变化。

《国际功能、残疾和健康分类》(International Classification of Functioning, Disability and Health, ICF)将残疾定义为一个涵盖损伤、活动受限和参与局限在内的概括性术语。

我国的《残疾人残疾分类和分级》将残疾定义为身体结构、功能的损害及个体活动受限与参与的局限性。

综上所述，残疾的定义已经远远超出了个体的疾病本身。残疾包含三个必备要素：病理要素、生理功能障碍要素和社会环境障碍要素。因此，我们可以将残疾界定为因某种健康状况造成个体的身体结构损伤、生理功能或心理功能低下或丧失，进而导致

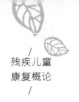

对个体不利的因素产生，使其在活动和参与社会生活时受限，难以承担与其年龄、性别、文化相适应的社会角色。

（二）残疾的分类

分类是在比较的基础上根据对象的本质属性或显著特征将其分为若干种类，使每个种类相对于其他种类都具有确定的地位。分类是使无规律的事物变得有规律的过程。它具有一定的客观性，有助于我们区别事物、明确概念，从而更快地认识世界、把握事物的特点、缩短认识的过程。

19世纪，随着资本主义的出现，鉴定残疾人、对残疾进行分类更多出于经济利益的考虑，这是一个经济问题，因为当时大多数人认为残疾人不是守纪律、有竞争力的工人。[1] 随着医学的发展，以个人为主体的方式来鉴定残疾人的知识体系出现了；之后随着人本主义的兴起，以疾病为基础的残疾分类受到了质疑，往往与对标签效应的讨论相联系。有观点认为通过对残疾人贴标签

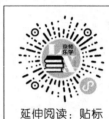
延伸阅读：贴标签的优点和缺点

进行鉴别和分类有可能会加深歧视，阻碍他们回归主流社会；但同时也有观点认为对残疾进行分类是为残疾人提供相应的医疗、康复、教育等公共服务的前提条件[2]，有利于对残疾人进行信息统计、管理等。因此，对残疾的分类是一个除了考虑科学、财政和教育因素之外，还需要考虑情感、政治和伦理等因素的复杂问题。[3][4]

就残疾儿童而言，分类直接关系到他们所需的特殊教育、康复及社会支持的鉴定与评估，有助于人们更快、更准确地了解特殊儿童，便于相关领域人员之间进行对话与沟通。[5] 因此，本书对残疾的分类进行了简要介绍。

1. 国外的残疾分类

不同国家因国情有所差异，对残疾的界定不完全相同，因此对残疾的分类标准也不尽相同。

美国于1997年修订了《残疾人教育法》(Individual with Disabilities Education Act,

---

① Abberley P, "The Concept of Oppression and the Development of a Social Theory of Disability," *Disability*, *Handicap* & *Society*, 1987 (1)，pp. 5-19.

② Kauffman J M, "Commentary: Today's Special Education and Its Messages for Tomorrow,"*The Journal of Special Education*, 1999(4)，pp. 244-254.

③ Luckasson R & Reeve A, "Naming, Defining, and Classifying in Mental Retardation," *Mental Retardation*, 2001(1)，pp. 47-52.

④ 邱卓英、吴弦光、丁伯坦等：《残疾分类分级标准相关问题研究》，载《中国康复理论与实践》，2007(7)。

⑤ 刘郅青、钱志亮、张悦歆：《融合教育背景下对我国特殊儿童分类问题的探讨》，载《现代教育论丛》，2018(5)。

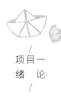

IDEA)，在 1975 年颁布的《所有残疾儿童教育法》(Education for All Handicapped Children Act，EAHCA)的基础上，根据生理或者心智缺陷的种类，将残疾划分为不同的类别。2004 年，美国再次修订了 IDEA，虽然未明确对残疾分类做出调整，但是对残疾儿童的描述有所变化(见表 1-1)。

表 1-1　不同时期 IDEA 对残疾的分类

IDEA(2004)	IDEA(1997)
智力残疾*(intellectual disability)	智力落后(mentally retarded)
听力残疾*(包括聋) (hearing impairment，including deafness)	聋(deaf)、听觉缺陷(hearing impairment)
言语或语言残疾*(speech or language impairment)	言语或语言缺陷(speech or language impairment)
视力残疾*(包括盲)(visual impairment，including blindness)	视觉缺陷(visual impairment)
严重情绪障碍(serious emotional disturbance)	严重情绪紊乱(serious emotional disorder)
畸形缺陷(orthopedic impairment)	畸形缺陷(orthopedic impairment)
孤独症(autism)	孤独症(autism)
外伤性脑损伤(traumatic brain injury)	外伤性脑损伤(traumatic brain injury)
其他健康缺陷(other health impairment)	其他健康缺陷(other health impairment)
特殊学习障碍(specific learning disability)	特殊学习障碍(specific learning disability)
聋盲(deaf-blindness)	聋盲(deaf-blind)
多重残疾*(multiple disabilities)	多重残疾(multi-handicapped)

注：*代表中文翻译与我国相关法律法规中残疾分类的用词一致。

德国于 2001 年以《社会法典》第九卷的形式颁布了《德国残疾人康复与参与法》，专门针对残疾人的康复与参与做出了明确的法律规定，同时对残疾人进行了界定。该法典并没有明确将残疾人划分为几类，但认为残疾人包括那些躯体、精神、智力或感官存在缺陷或损伤，致使他们在平等参与社会过程中遭遇社会态度和环境上的障碍，并且这种障碍可能超过 6 个月的人。德国关于"学校里的残疾儿童青少年的融合教育"议题的决议认为，主要关注的残疾儿童应包括五类：学习困难儿童、情绪情感和社会性发展障碍儿童、肢体和运动障碍儿童、感知觉障碍儿童、言语和沟通障碍儿童。

英国则主张取消分类，特别是在教育领域提出了用"特殊教育需要"代替以往按照障碍类型对儿童进行分类的做法，以减少"标签"带来的弊端。

可见，国外对残疾的分类，有的划分非常细致，而有的划分则倾向于取消或者模糊分类。有学者将其归纳为残疾分类的细分和粗分模式。[①]

2. 我国的残疾分类

我国对残疾的分类经历了历史的变迁，但总的来说没有特别细分。在1987年第一次全国残疾人抽样调查中，我国将残疾分为视力残疾、听力言语残疾、智力残疾、肢体残疾、精神残疾及综合残疾。受ICF残疾观的影响，以及随着社会对残疾认识的不断深化，在2006年第二次全国残疾人抽样调查中，我国将听力言语残疾分为听力残疾和言语残疾两类。2008年，我国修订了1990年颁布的《中华人民共和国残疾人保障法》，以法律的形式明确规定了残疾人包括视力残疾、听力残疾、言语残疾、肢体残疾、智力残疾、精神残疾、多重残疾和其他残疾的人。

我国的《残疾人残疾分类和分级》在参考国际标准的同时，考虑到我国国情和经济社会发展水平，特别是国家可承受能力，将残疾分为视力残疾、听力残疾、言语残疾、肢体残疾、智力残疾、精神残疾和多重残疾七类。同时各类残疾按残疾程度分为四级，即残疾一级、残疾二级、残疾三级和残疾四级，分别对应极重度、重度、中度和轻度。

我国台湾地区的分类标准规定经专业评估及鉴定需要特殊教育及相关服务措施的残疾(身心障碍)儿童包括12类：智能障碍儿童、视觉障碍儿童、听觉障碍儿童、语言障碍儿童、肢体障碍儿童、身体病弱儿童、严重情绪儿童、学习障碍儿童、多重障碍儿童、孤独症儿童、发展迟缓儿童和其他显著障碍儿童。

（三）不同模式下的残疾观

1. 医学模式

残疾出现在人类历史中的各个阶段，人们对残疾的认识直接影响对残疾人的态度。早期社会对残疾的妖魔化，使得残疾人处于被迫害和隔离的境地。到19世纪，随着医学的发展，医药、医疗技术和病理学的成功结合，大大提高了残疾人的生存率，由此医学模式开始占主导地位。

医学模式强调残疾是由病因、病理的变化或健康情形偏离常态造成的结果，强调通过医疗研究发现残疾，并依据医学诊断结果、应用医学知识来进行治疗、纠正残疾，消除与正常标准的偏差。此模式将残疾视为异常，认为残疾是个人的生理疾病或功能

---

① 刘全礼：《特殊教育导论》，20～21页，北京，教育科学出版社，2003。

混乱造成的，是个体的问题。因此，对付残疾的唯一办法就是治疗损伤；残疾儿童被视为被动的病人，强调应通过专业的治疗使其身心恢复或趋于正常，用特殊的训练来纠正个体的问题，调节个体行为，这样个体才能适应所谓"正常人"的社会。此模式忽略了残疾给个体带来的社会与行为限制，无法了解障碍给个体造成的生活、学习上的困境，甚至导致社会对残疾人群体的刻板印象和消极态度。

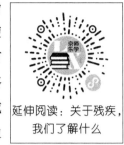

延伸阅读：关于残疾，我们了解什么

2. 社会模式

社会模式下的残疾观是残疾意识形态的一次飞跃。20 世纪，随着人本主义的兴起，在西方国家系列社会运动和残疾人权利运动的推动下，越来越多的研究者意识到残疾是一个社会问题，开始系统地从政治和理论的角度来解释残疾。20 世纪 70 年代，身体损伤者反对隔离联盟(Union of Physically Impaired Against Segregation，UPIAS)最早发起"残疾来自社会而非来自身体"的倡议。

社会模式与医学模式的观点相对立，甚至可以说是建立在对医学模式批判的基础之上的。[①] 社会模式下的残疾观认为，由于社会态度、环境、制度等不能满足每一个人的需要，因此给有特殊需要的个体带来了生活的障碍。社会模式下的残疾观更注重外因对个体发展和适应的重要作用，强调人们进行选择和要求独立的权利。它关注障碍情境是如何产生的，强调应从环境因素和参与社会的条件去辨识残疾的发生，并通过改善社会环境来消除障碍，如通过提供辅助器具和对环境进行调节来帮助个体实现功能的正常发挥。在这样的社会环境下，人们对残疾以及由此产生的社会生活的变化有了新的认识，医疗服务的重点也从治疗转移到复健，有助于残疾人自身权利的保障及社会的重构。

3. 生物—心理—社会模式

世界卫生组织于 2001 年在第 54 届世界卫生大会上发布了《国际功能、残疾和健康分类》，基于生物—心理—社会模式对健康和功能障碍进行了解释，这是对传统残疾观念的重大超越。《国际功能、残疾和健康分类》指出，残疾是个体(有某种健康问题)和个体所处的情境性因素之间发生的交互作用的消极方面；这种交互作用是动态和双向的，其中一种成分的变化会影响其他成分。情境性因素包括个人因素和环境因素，环

---

①　Oliver M，"Changing the Social Relations of Research Production?" *Disability*，*Handicap* & *Society*，1992(2)，pp. 101-114.

境因素可以成为障碍，加深功能障碍的严重性；它也可能是有利因素，可以改善甚至消除功能障碍。功能障碍是指身体结构或身体功能损伤、活动和参与受限，表示个体和个体所处的背景因素之间发生交互作用的消极方面。

生物—心理—社会模式在一定程度上可以被看作医学模式和社会模式残疾观的有机结合。它既不像社会模式那样完全批判医学模式，又不像医学模式那样忽视社会环境的影响。此定义一方面对消除社会对残疾的偏见和歧视有着积极的作用，使人们对残疾的认识不再是狭隘的和带有偏见的，"残疾"也就失去了它的标签效应；另一方面使残疾的内涵有所拓宽，认为身体结构或身体功能损伤是残疾，活动和参与受限也是残疾，且两者并非因果关系，即"身体损伤 ≠ 活动和参与受限"。[1]

其理论模式如图 1-1 所示。

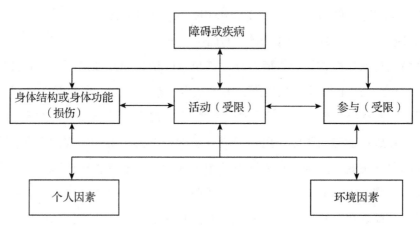

图 1-1　理论模式图

在生物—心理—社会模式下评估残疾状况时，要把个体所处的环境纳入其中；对残疾状况进行干预时，要把医学对损伤的医疗作用、个体心理的调节和改变社会环境综合起来进行。因此，在应对残疾者这个问题上，它主张既要给予处于残疾状态的个体必要的医学治疗、教育训练、功能康复，也要从有利环境的构建和辅助器具的配置上来进行支持。[2]

二、残疾儿童

自古以来，人们对残疾人的认识经历了或正经历着从排斥、隔离到接纳、融合的

①　张悦歆、李庆忠：《视觉康复指南》，53~54 页，北京，国家图书馆出版社，2009。
②　张悦歆、李庆忠：《视觉康复指南》，55 页，北京，国家图书馆出版社，2009。

转变，但迄今为止仍留有非常深刻的宗教色彩，导致残疾人及其家庭都被打上了"特定"的烙印。

（一）残疾儿童和特殊需要儿童

《残疾人权利公约》指出，残疾人包括肢体、精神、智力或感官有长期损伤的人，这些损伤与各种障碍相互作用，可能阻碍残疾人在与他人平等的基础上充分和切实地参与社会。《中华人民共和国残疾人保障法》规定，残疾人是指在心理、生理、人体结构上，某种组织、功能丧失或者不正常，全部或者部分丧失以正常方式从事某种活动能力的人。

上述定义也适用于残疾儿童。但由于儿童的发展性和可塑性，以及儿童期对个体终生发展的重要性，在实践领域往往将其外延扩大为特殊需要儿童。

1. 残疾儿童

残疾儿童是对特殊需要儿童的狭义理解，即专指身心发展上有各种缺陷的儿童。根据前文对残疾的分类，残疾儿童包括具有视力残疾、听力残疾、言语残疾、肢体残疾、智力障碍、精神残疾或多重残疾，并由此需要特殊教育和其他相关服务的儿童。

除了法定的分类方式之外，我们还可以根据儿童残疾的原因、残疾带来的主要影响等将其分为发展性障碍儿童、身体和感官障碍儿童。本书将主要介绍智力障碍、孤独症、学习障碍、情绪与行为障碍、注意缺陷多动障碍五类发展性障碍儿童的康复；视觉障碍、听觉障碍、脑瘫三类感官和身体障碍儿童的康复。此外，在上述不同类别中，不排除有的残疾儿童可能同时存在多种障碍，即多重残疾的情况。因此在本书项目十二中专门针对多重残疾儿童的康复进行阐述。

 | **温馨提示** |

请注意两个相关的术语："残疾"与"障碍"。

"残疾"一词本源于一个叫"手中的帽子"（handicap）的游戏，之后它变成了刻画残疾人消极形象的词。"残疾"可能会造成个体在某个环境中的障碍，而在另一个环境中则可能不会造成障碍。"障碍"是指由损伤导致的任何以普通人的方式或在正常范围内进行活动的能力缺乏或受限，它更强调环境的影响，符合ICF的理念。也就是说，一个有障碍的人并不一定有残疾，除非这种障碍导致了教育的、身体的、社会的、职业的或其他的问题。例如，一名儿童失去了一条腿，如果他学会使用假肢或使用电动轮椅并且学校的无障碍环境到位，那么他也可以顺利地在学校学习与生活，这就不算"残疾"。

由于我国法定政策文本中使用"残疾"这一术语，因此，本书的名称及文中仍使用"残疾儿童康复"这一表述，文中涉及我国政策文本、定义之处也将保留"残疾"一词，但在涉及不同障碍类别时则使用"障碍"一词，如"听觉障碍儿童""视觉障碍儿童"等术语。

2. 特殊需要儿童

特殊需要儿童是指在身心发展或学习、生活中与普通儿童有明显差异，因而需要给予区别于一般帮助的特殊服务的儿童。它包括超常儿童、学习困难儿童、各类身心障碍儿童，以及在某个时期某一方面发展或学习中需短期或长期特殊服务的儿童。①特殊需要儿童是一个非常宽泛的术语，既包括那些有学习和(或)行为问题的儿童及有肢体残疾或感官损伤的儿童，也包括那些成绩非常优异，以至于只有对教学和课程进行调整才能满足他们的有潜能的超常儿童或有特殊才能的儿童。②

一些特殊儿童具有相同的身体特征和(或)学习模式与行为模式，依据这些特征和模式，特殊儿童可以分为不同的类型。例如，美国学者认为特殊需要儿童囊括了智力落后、学习困难、情绪和行为障碍、沟通交流障碍、听力损伤、盲和低视力、身体和健康损伤、脑外伤、多重障碍、孤独症、天才和特殊才能儿童。③我国台湾地区将特殊需要儿童分为两种类型：身心障碍儿童和天赋优异儿童。前者包括12类，后者则包括一般智能天赋优异、学术性向天赋优异、艺术才能天赋优异、创造能力天赋优异、领导能力天赋优异和其他特殊才能天赋优异。

✈ | 想一想 |

为什么要使用"people first language"(以人为先的语言)(见图 1-2)？

---

① 朴永馨：《特殊教育辞典(第三版)》，2 页，北京，华夏出版社，2014。
② ［美］威廉·L. 休厄德：《特殊儿童：特殊教育导论(第七版)》，孟晓等译，5 页，南京，江苏教育出版社，2007。
③ ［美］威廉·L. 休厄德：《特殊儿童：特殊教育导论(第七版)》，孟晓等译，6 页，南京，江苏教育出版社，2007。

应该说:	而不是说:
残疾儿童/人。	残废儿童/人。
他患有认知障碍。	他是智力障碍。
他患有孤独症。	他是孤独症。
他患有唐氏综合征。	他是唐氏综合征。
他患有学习障碍。	他是学习障碍。
他身体有残疾。	他是瘸子/跛子。
他需要使用轮椅。	他是坐轮椅的人。
他需要得到特殊教育服务。	他是特殊教育儿童。
健全人士/非残疾人士。	正常人/健康人。
用他的眼睛/辅助装置等来沟通。	无语言的人。
先天残疾。	生来有缺陷的人。
脑损伤。	大脑被损坏的人。
无障碍停车位、电梯、房间等。	残疾人车位、电梯、房间等。

图1-2 "以人为先"的用语示例

（二）残疾儿童观

人的发展是一个非常复杂的过程。在儿童发展心理学中，我们往往关注不同年龄段儿童的典型发展模式，特殊教育工作者如果没有足够的关于儿童典型发展模式的知识，如儿童身体的、认知的、言语的、情绪及社会性的一般发展规律等，就无法在面对儿童及其家庭的教育康复指导时做出明智的决策。同时，典型的发展模式有时不能对所有儿童都适用，因为儿童之间是存在差异的，残疾儿童群体和其他个体间的差异更为明显。特殊教育教师如果不了解残疾儿童在身心发育各方面的非典型模式，就无法全面评估残疾儿童并确定其特殊教育康复需求，选择适合残疾儿童目前发展水平的训练材料和活动，确定适合的教育康复目标和策略，以及为家长提供准确和及时的建议。

1. 儿童的典型发展模式

心理学研究将儿童的典型发展模式总结为6大规律。

规律1：不同发展水平的人都拥有一套复杂的技能或能力。从生理角度来看，任何活着的器官都有能力对外部环境刺激做出相应的反应。特殊教育教师及相关的康复人员应该客观地认识儿童的发展潜能，承认并肯定儿童自身在学习发展过程中的价值，所制订的教育康复计划也应该着眼于能力而非缺陷，使儿童体验到成功、树立信心。

规律2：不同发展水平的人都是积极的主动学习者。所有人都可以成为主动学习者，主动学习者建构自身的知识结构而非被动地接受。特殊教育教师应该努力成为儿童学习的辅助者而不仅仅是知识的传授者，教师的重要职责是鼓励儿童主动探索和提高儿童问题解决的能力。

规律 3：任何生理机能的发展都不是孤立的，而是相互促进或制约的。虽然我们将儿童的发展划分成许多不同的领域，如社会性、运动、认知等，但是每个领域的发展都不是孤立的。因此，特殊教育教师及相关的康复人员在评估和制订教育策略时都不能仅从某一个领域的能力考虑，而要考虑它们之间的内在联系。如果儿童表现出社会性发展滞后，那么在评估时还要对他的语言和认知发展水平进行评量。

规律 4：儿童的发展遵循从非特异性功能到特异性功能的规律。刘易斯(Lewis)将这一规律比喻成树的发育，就像树干会先于树枝和树叶生长。也就是说，儿童一般能力的发展会先于特殊能力的发展，如手的抓握能力的发展先于大拇指和食指捻、掐等能力的发展。

规律 5：人的发展具有可预见性。这一规律建立在规律 4 的基础之上。也就是说，特殊儿童与普通儿童的基本发展规律或最终发展水平基本一致，但是儿童个体达到相同的发展目标或水平的时间有所不同。

规律 6：人的发展是个体不同发展阶段的状态和个体所处的环境相互作用的结果。这说明了环境对个体发展的重要性。个体所处环境的质量在很大程度上决定了个体潜能发挥的水平。良好的环境会促进儿童获得高成就，不利的环境会阻碍儿童潜能的发挥。①

充分认识上述关于儿童典型发展模式的 6 个规律，对特殊教育教师和相关的康复人员树立正确的残疾儿童观具有重要意义：残疾儿童首先是儿童，其次才是有特殊需要的儿童。ICF 模式下的残疾观认为，残疾本身并不能导致儿童发展中的障碍，儿童所处的环境及环境对个体的需求才是造成障碍的原因。开展残疾儿童康复工作，就是为了使残疾儿童在参与家庭、社区、幼儿园和学校的各种活动过程中不再受到身体结构和身体功能损伤的影响，或将这种影响降到最低，提高他们在生活、学习、工作、娱乐中的适应能力，使他们达到良好状态。

2. 儿童的非典型发展模式

儿童的非典型发展也被称为发展的异常。儿童的非典型发展模式体现在早产、感官障碍、发展性障碍、多重残疾、超常等不同类别的特殊儿童的发展过程中。特殊儿童与普通儿童在个别领域或同一领域的不同阶段的发展进程和特点是不一样的。特殊儿童的非典型发展模式主要包括三种类型：发展迟缓、发展失调和发展超常。特殊儿童的发展可能只表现为其中一种类型，也有可能同时兼有两种或三种。

---

① Howard V F, Williams B F, Miller D, et al., *Very Young Children with Special Needs：A Foundation for Educators，Families，and Service Providers*，London，Pearson，1997，p75.

（1）发展迟缓

判断儿童个体在各领域的发展是否迟缓，需要与普通儿童发展的常模进行比较。需要指出的是，完全以标准化量表的值来评价儿童是不全面的，特别是学前残疾儿童。特殊教育教师及相关的康复人员应该以发展的眼光来看待儿童，不能完全用普通儿童发展的常模和标准化量表的值来衡量与评价他们的能力。

（2）发展失调

发展失调是指儿童各领域能力发展的一般规律被阻断或打乱。发展失调不同于发展迟缓。发展迟缓的儿童最终可以获得与普通儿童相同或相似的能力，而发展失调的儿童则可能永远无法达到与普通儿童相同或相似的能力水平。例如，视觉障碍儿童通过视功能训练可以在一定程度上提高视觉功能，但即便借助各种辅助器具，他们也无法拥有与普通儿童一样的视觉能力。然而这并不意味着他们不能参与普通儿童的活动，因为除了视觉，他们还可以通过触觉、听觉、嗅觉等其他感觉完成普通儿童的活动任务，实现同样的目标。康复的意义正在于此：不是消除失调，而是减少失调带来的障碍。

（3）发展超常

儿童在某些领域发展的超常是很难判断和评估的。研究者认为，儿童早期可能具有的超常天赋和潜质主要体现为拥有大量的词汇和丰富的语言、极强的好奇心、超强的记忆力和极高的专注力，而且具有这些潜质的儿童往往学习能力更强，具有幽默感，喜欢应对各种挑战，抽象思维能力很强。因此，某些类别的残疾儿童，如视觉障碍儿童，其超常发生率与普通儿童中超常儿童的发生率从统计上来说是一致的。视觉障碍儿童更偏向听觉学习和触觉学习，因此部分视觉障碍儿童早期可能会出现语言丰富、听觉的注意能力较强等特点，视觉障碍教育教师应有能力评估儿童在这些领域的突出程度是否达到了超常的标准，并有意识地对这些能力加以促进，充分利用儿童在这些方面的优势，即便这些优势并未达到超常的标准。

要点回顾 ……▶

本任务对残疾和残疾儿童的定义、分类进行了阐述，重点引导学习者树立正确的残疾观和残疾儿童观，并对常见类别的残疾儿童的主要学习特征和行为特征进行了分析。

学习检测 ……▶

一、选择题

1. ICF 倡导使用(　　)模式来看待"残疾"。

A. 生物医学模式　　　　　　　　　B. 权利模式

C. 社会模式　　　　　　　　　　　D. 生物—心理—社会模式

2. 特殊儿童的非典型发展模式主要有哪几种类型？（　　）

A. 发展迟缓　　　　B. 发展失调　　　　C. 发展超常　　　　D. 发展停滞

3. 我国 2011 年 5 月 1 日起实施的《残疾人残疾分类和分级》将残疾分为（　　）类（　　）级。

A. 六；五　　　　B. 六；四　　　　C. 七；五　　　　D. 七；四

二、简答题

1.《中华人民共和国残疾人保障法》将残疾分为哪几类？

2. 简述残疾儿童和特殊需要儿童两个概念的异同。

三、论述题

1. 请对比分析不同模式下的残疾观。

2. 一位特殊教育教师说："我很讨厌有些教师在谈及他们所面对的儿童时的态度，如'我们有六个有特殊教育需要的儿童'，那种口吻让人觉得他们像是在清点战利品。"请谈一谈你的看法。

▶任务二

残疾儿童康复概述

导入 ·····▶

在日常生活中我们谈及康复时，马上联想到的是"医生""治疗"等词语。那么康复仅仅是医生的事吗？

现在我们常听到"全面康复""综合康复"等说法，它们与康复有何联系与区别呢？

近年来，特殊教育教师耳熟能详的"医教结合""康教结合"是什么意思？特殊教育教师是否也要懂"康复"？如果是，那特殊教育教师与康复医师又有何不同？

本任务将重点剖析残疾儿童康复的概念和不同康复领域的内容，带领读者认识特殊教育教师应承担哪些残疾儿童康复的任务，以及与其他康复领域专业人员的关系。

一、康复

康复的英文为"rehabilitation"，即"重新得到能力或适应正常的社会生活"，也可理解为应用各种有效措施，恢复原来的良好状态。[①]

《世界残疾报告》将"康复"描述为"帮助经历着或可能经历残疾的个体，在与环境的相互作用中取得并维持最佳功能状态的一系列措施"。世界卫生组织对"康复"的描述是采取一切有效措施预防残疾的发生和减轻残疾的影响，使残疾人能够维持最佳身体、感官、智力、心理社会功能，以使残疾者重返社会。

综上，"康复"是指综合协调地应用医学、教育、社会、职业以及工程等措施，消除或减轻病、伤、残对个体身、心、社会功能的影响，使个体在生理、心理、社会功能方面达到和保持最佳状态，从而改变病、伤、残者的生活，增强其自立能力，使其重返社会，提高生存质量。[②] 康复不仅是指训练个体适应周围的环境，而且强调调整个体的环境和社会条件以利于他们重返社会。

康复应为综合性的全面康复，包括采用医学、教育、职业、社会和工程等方面的措施。相应地，全面康复主要涵盖五个领域：医学康复、教育康复、社会康复、职业康复和康复工程。[③]

《残疾人权利公约》要求国家确保为残疾人提供适当的医疗卫生服务，包括一般卫生保健、适应训练和康复服务，而且确保消除在提供卫生保健方面的歧视。

二、残疾儿童康复的概念与主要领域

（一）残疾儿童康复的概念

上述关于"康复"的概念整体上也适用于残疾儿童，但"康复"的对象是病、伤、残者，而残疾儿童康复的对象则聚焦于残疾儿童。

根据我国《残疾预防和残疾人康复条例》(以下简称《康复条例》)中对"残疾人康复"的界定，残疾儿童康复是指综合运用医学、教育、职业、社会、心理和辅助器具等各种技术和方法，对残疾儿童及早进行治疗和干预，从而帮助其恢复、改进或者补偿功能，减轻功能障碍，增强生活自理和社会参与能力，提高生活质量。

---

① 李晓捷：《儿童康复学》，1 页，北京，人民卫生出版社，2018。
② 李晓捷：《儿童康复学》，1 页，北京，人民卫生出版社，2018。
③ 李晓捷：《儿童康复学》，1～2 页，北京，人民卫生出版社，2018。

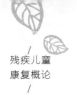
（二）残疾儿童康复的主要领域

《康复条例》第十七条指出：县级以上人民政府应当组织卫生、教育、民政等部门和残疾人联合会整合从事残疾人康复服务的机构（以下称康复机构）、设施和人员等资源，合理布局，建立和完善以社区康复为基础、康复机构为骨干、残疾人家庭为依托的残疾人康复服务体系，以实用、易行、受益广的康复内容为重点，为残疾人提供综合性的康复服务。县级以上人民政府应当优先开展残疾儿童康复工作，实行康复与教育相结合。

 | 温馨提示 |

从《康复条例》中不难看出，残疾儿童康复是被优先关注的重点领域，并且残疾儿童康复应特别注重康复与教育的结合。在本任务中，我们先全面介绍残疾儿童康复的主要领域，关于康复与教育的内容将在后面详细阐述。

1. 残疾儿童医学康复

医学康复是残疾儿童全面康复的起点，是指采用包括各类医学或医疗的方法和手段促进残疾儿童的康复。它涵盖整个医学领域，但着重于临床医学。它主要以运动学、神经生理学、生物力学为理论依据，通过临床诊疗、康复功能评估以及运用各种康复疗法，使残疾儿童的生活自理能力得以最大限度地改善，潜在的功能得以充分发挥。

2. 残疾儿童教育康复

教育康复是残疾儿童全面康复的重要组成部分和基本途径。教育康复是教育学（特殊教育学）与康复学结合的产物，是两门学科交叉的边缘学科，是康复学的组成部分。教育康复既融合了康复学的内容，又以教育对象为中心，遵循教育规律，讲求教育方法。具体来说，教育康复是指通过特别的课程、教材、教法、教学管理和设备，通过特殊的教育与训练手段，补偿或提高功能障碍者的能力，以达到康复训练效果的一种康复形式；这些能力包括智力、日常生活的操作能力、职业技能以及适应社会的心理能力等方面。[①] 在形式上，教育康复既可以在专门的特殊机构进行，也可以在普通机构、社区、家庭内以集体或个别的方式进行。

---

① 张悦歆：《视障儿童早期教育康复师资培训教材》，北京，北京出版社，2017。

残疾儿童教育康复应遵循早发现、早干预的原则；将文化知识教育和缺陷补偿教育内容相结合，医疗康复手段与教育手段相结合；根据儿童个体的实际情况，选择适宜的个别化教育方法，综合运用多种手段，达到最佳教育康复的效果。

 | 延伸阅读 |

什么是医教结合？

21世纪初，上海等地提出将医教结合作为特殊教育改革的方向。医教结合是将教育学和医学相结合，共同致力于儿童发展的一种观念。在特殊教育领域，医教结合是以特殊教育为主、医疗康复服务为辅的多学科合作模式，其核心是依据特殊儿童的身心发展规律和实际需求，实施有针对性的教育、康复和保健服务。

3. 残疾儿童社区康复

残疾儿童社区康复与康复领域中的"社会康复"有一定的相似之处。社会康复从宏观的角度或社会学的视角推进和保障康复的实施，改善康复对象的环境条件，如保障相关的残疾人和康复法律法规的实施、加强宣传教育、改善社会态度和观念、发掘和利用社会资源等。

残疾儿童社区康复强调以社区为基础，依托社区开展的残疾儿童康复工作。2004年，国际劳工组织、联合国教科文组织和世界卫生组织发表联合意见书，将社区康复看作一种战略、一种为社区内所有残疾人的康复、机会均等及社会包容的一种社区整体发展战略。这一战略致力于解决世界各国残疾人在其社区里的需要，其实施需要依靠残疾人及其家庭、残疾人组织和残疾人所在社区、相关的政府，以及民间的卫生、教育、职业、社会机构和其他机构共同努力贯彻执行。

残疾儿童社区康复的主要目标：一是保证残疾儿童最大限度地增强其躯体及心理能力，享受正常的社会服务和机会，并为社区和整个社会做出积极的贡献；二是激发社区的积极性，以通过社区内部改变的方式促进和保护残疾儿童的人权，如消除残疾儿童参与社会活动的各种物理、心理和文化上的障碍。

我国将社区康复纳入整个社区建设规划和相关部门的工作范畴，旨在调动一切社区资源，以街道、乡镇为平台为残疾儿童提供各类就近康复服务，包括教育服务。《康复条例》和《中华人民共和国残疾人保障法》均明确指出，要逐步建立"以社区康复为基础、康复机构为骨干、残疾人家庭为依托"的残疾人康复服务体系。

4. 残疾儿童职业康复

职业康复是残疾儿童全面康复的组成部分，也是残疾儿童终身康复的重要内容。广义的职业康复是面对包括残疾儿童在内的所有残疾个体进行的与就业有关的康复，包括贯穿整个生涯的职业教育。狭义的职业康复主要面对处于职业转衔阶段以及就业后的残疾个体，在政策、法律的保障下，通过一系列措施，稳定且合理地解决残疾人的就业问题，并通过一整套科学的职业康复程序帮助其更好地就业。

职业教育聚焦于知识、潜能开发及技能培养，包括帮助残疾个体培养职业生涯和其他生活领域所需的工作习惯和行为。根据残疾个体的年龄，职业教育大致可分为四个阶段。

①职业意识培养阶段(学前至六年级)。这一阶段聚焦于认识什么是工作，自身和同学在生活中扮演什么角色，负有哪些与年龄匹配的社会责任；掌握基本的组织技能，听从指令，了解工作信息，形成积极的工作习惯、基础的工作生活技能等。

②职业探索阶段(七年级至高中三年级)。初高中，特别是高中一至三年级是残疾个体职业探索的重要阶段。这一阶段涉及时间管理、高一级的职业技术和内容、理解行业中的职位的能力、职业习惯的进一步细化以及表达职业兴趣、能力、技能、价值观、责任的能力等。

③职业准备阶段(中等和高等教育)。在此阶段，个体获得职业的相关技能。这一阶段涉及应用已学过的概念的能力、清晰的生活和职业观、个人和职业发展目标、对可获得的工作和生活资源的认识、人际交往技能、选择和使用设备或工具的能力、自尊和自信的培养等。

④职业同化阶段(中等或高等教育后)。在走出家庭和学校、开始成年人生活的时期，个体需要参与职业技能训练、工作实践，巩固职业技能和习惯，了解更高级的职业信息，为获得毕业后的支持做准备，为职业生涯的提升做好规划。

狭义的职业康复开始于职业准备阶段，贯穿职业准备向职业同化的过渡转衔阶段(职业转衔)和整个职业同化阶段。残疾儿童职业康复应包括一套科学的程序。

①就业前的咨询。与职业准备阶段的内容相似，它主要对与就业有关的医学、心理、经济、社会、教育、职业等方面进行广泛了解。对残疾成人或二次就业的残疾者来说，就业前的咨询虽不属于按年龄划分的职业准备阶段，但实质上也属于为一种新的职业做准备的阶段。

②职业能力评价。它涉及心理和技能素质评价，心态、行为、对职业的态度的评

价，以及从事某种职业的可能性。评定结果是后期职业康复的前提。

③治疗。它主要通过治疗克服就业面临的某些方面的不足之处。

④训练。它主要是指某项职业技能的培训，通过培训使其掌握一种或多种实用性技能。

⑤安置。它是指根据个体的上述具体情况，推荐和帮助其选择恰当的职业。

⑥就业后随访。它是指对个体在被安置就业后职业适应情况的跟踪调查，旨在了解其就业后存在的问题并协助其解决。

5. 残疾儿童康复工程

残疾儿童康复工程是指利用或借助工程学的原理和手段，将现代科技技术和产品转化为残疾儿童康复服务，包括开发、评估各类康复器材、辅助器具等辅助技术。

辅助技术是指任何一个设备或者产品，无论其是否是商品化、修改还是定制的，只要用于增加、维持和改进残疾人功能，都属于辅助技术。辅助技术包括辅助器具和辅助技术服务两个方面。根据辅助技术的功能和适用场景，又可以分为行动辅具、生活辅具、学习辅具、娱乐休闲辅具等。

《世界残疾报告》指出，提升残疾儿童无障碍地获得辅助技术的能力，可以增强其独立性，提高其社会参与程度并降低保健和支持的支出。残疾儿童康复工程需要确保辅助器具对残疾儿童个体的适宜性和适用性，确保这些辅助器具既适合环境，又适合使用者，并且需要对残疾儿童的使用情况进行持续而充分的随访，即提供辅助技术服务。

综上所述，特殊教育教师可能承担的残疾儿童康复工作主要是在教育康复领域，但是绝不仅限于此：他们在残疾儿童社区康复中与家庭、社区资源建立广泛连接；在职业康复中及早将职业教育纳入课程体系中，并为处于职业转衔的残疾儿童提供支持；在康复工程领域时刻跟进和提供辅助技术服务。可见，特殊教育教师的康复工作是非常多元的。

三、残疾儿童康复的模式、途径与原则

（一）残疾儿童康复的模式

残疾儿童康复需要遵循严格的工作流程。目前残疾儿童康复工作普遍采用 SOAP 模式，即收集主观资料(subjective data，S)，收集客观资料(objective data，O)，功能评定/评估分析(assessment，A)，制订康复训练计划(plan，P)。[1][2]

---

① 黄先平、张秀伟：《儿童康复》，5页，武汉，华中科技大学出版社，2019。
② 李晓捷：《儿童康复学》，15页，北京，人民卫生出版社，2018。

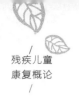

1. 收集主观资料

主观资料主要包括残疾儿童或家属的主诉、现病史、既往史、生长发育史、环境情况、康复意愿等。主诉病史一般涉及以儿童症状为表现的功能障碍或功能障碍的早期表现，如"孩子6个月大了还竖头不稳""孩子8个月了还不会翻身""孩子3岁了还不会说话"等。

2. 收集客观资料

客观资料包括体格和专科检查评定测量的资料。通过详细的医学检查，加上专业人员对儿童在不同体位下的姿势和反应、在不同情境和状态下各项功能指标表现等的观察，可以确定儿童功能障碍的性质、范围、程度等。

3. 功能评定/评估分析

根据上述两项资料进行障碍学诊断，分析出现障碍的原因和具体表现，为制订近期和远期康复目标提供依据。不同类别残疾儿童的功能评估领域有所不同，主要包括的领域有运动功能评估、言语语言功能评估、日常生活活动能力评估、心理功能评估、社会功能评估等。不同类别残疾儿童在不同功能领域的评估分析还应依照ICF的框架，对身体结构或身体功能的损伤、活动受限和参与受限三个层次进行评定。

4. 制订康复训练计划

基于对残疾儿童个体的功能评估结果，由康复团队共同制订具体的康复治疗和训练方案，包括康复治疗技术及康复训练计划。

康复训练计划应包括残疾儿童的一般信息、诊断、主要功能障碍、短期和长期的康复目标、具体的康复方案及康复过程中的注意事项六部分。[1] 其中设定短期和长期的康复目标，并根据目标确定康复训练方案的内容、方法和手段等尤为关键。

（二）残疾儿童康复的途径

残疾儿童康复主要包括三个途径。

1. 机构康复

机构康复是指在具体的机构内开展的康复，包括医院康复、不同类别和性质的康复机构康复、幼儿园和学校康复。目前机构康复是我国残疾儿童康复的主要途径。

①医院康复涉及综合医院、儿童医院、妇幼保健院、康复医院等。

②康复机构康复涉及残联系统和民政系统的康复机构、民间或私立的康复机构等。

③幼儿园和学校康复涉及特殊或者融合幼儿园、中小学中的康复。我国许多特殊

---

① 李晓捷：《儿童康复学》，16页，北京，人民卫生出版社，2018。

学校都开展了不同程度的康复训练；融合教育发展较好的地区，通过在融合学校内设置资源教室，由专门的资源教师针对儿童开展不同程度的康复训练。

2. 社区康复

社区康复是指在社区内或基层开展的康复，依靠社区资源，为本社区残疾儿童开展就地、就近的康复服务。我国残疾儿童社区康复主要是社区诊所及康复站点康复、医院和社区康复站点指导下的家庭康复。但我国残疾儿童社区康复目前还未普及，是未来残疾儿童康复的发展方向。

3. 上门康复服务

上门康复服务是由康复机构提供的外延服务，是指康复机构内具有一定水平的康复专业人员到残疾儿童家庭或所在社区开展直接或间接的康复服务。但目前我国上门康复服务尚处于起步阶段。

（三）残疾儿童康复的原则

1. 及早康复原则

及早康复原则即"三早"原则：早发现、早诊断、早治疗。儿童早期的发展拥有不可预测的空间，6 岁以前被认为是人生发展的黄金时期。在此期间，儿童的大脑具有极强的可塑性。心理学研究发现，儿童各项能力的获得与发展具有关键期，错过了关键期，儿童该项能力的获得和发展会有不同程度的滞后。残疾儿童的发展同样具有关键期，因此，及早发现儿童发展的障碍，及早诊断并实施干预，有利于残疾儿童及早补偿功能缺陷。

2. 充分尊重儿童，遵循儿童生长发育的规律

充分尊重残疾儿童，应首先明确其生长发育的基本规律与普通儿童一致。只有了解了儿童生长发育的一般规律，才能全面理解和解释残疾儿童发展过程中的功能异常。

尊重儿童，必须遵循残疾儿童身心发展的特点和规律。不同类别的残疾儿童的临床表现和功能障碍特点有所不同，相应地就需要不同的康复治疗和训练方法与手段。例如，脑瘫儿童的康复应采用以康复训练为主的综合康复方法，着重改善其运动和言语功能；孤独症谱系障碍儿童的康复应着重采用教育干预、行为矫正等综合康复措施，着重改善其社交功能。

尊重儿童不仅要注重不同类别的残疾儿童群体之间的差异，而且要遵循儿童个体之间的差异性。在充分评估其个别化需求的基础上，考虑到每个残疾儿童的基础水平、认知特点等，制订个别化康复计划，实施个别化康复训练，满足残疾儿童个别化的康复需求，促进其持续、有效地发展。

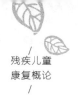

儿童在不同的阶段有不同的需求和任务，这就决定了残疾儿童不同阶段的康复目标和策略也有所不同。残疾婴幼儿的主要康复目标是建立基本功能及促进生理、心理和基本社会功能的全面发展；学龄前残疾儿童的主要康复目标是为入学做准备；学龄期残疾儿童的主要康复目标是能更好地适应学校及社会的环境，提高认知水平和人际交往能力；职业转衔期残疾儿童的主要康复目标是为其成人后的生活做准备，包括职业、社区、家庭生活等多个方面。

3. 全面发展原则

促进残疾儿童的全面康复和发展是残疾儿童康复的终极目标。因此，任何康复活动都应立足儿童的潜能发展，既要满足其共性的发展需求，又要满足其特殊的康复需求，并在满足两种需求之间达到平衡与协调。康复活动不应只关注为残疾儿童提供具体矫治和训练方案，更应重视从生命成长的角度关注残疾儿童的全面发展，通过创设有意义的康复环境，为残疾儿童的成长提供必要的精神和物质滋养，帮助他们发展自身生命内在的力量，使他们真正实现自我成长和全面发展。

4. 以家庭为中心

残疾儿童，特别是学龄前残疾儿童，其康复应坚持以家庭为中心。要尊重残疾儿童家庭的文化信仰和价值观念，观察和了解家庭优势、特质、互动方式等，尊重家庭的差异性，弹性回应家庭的需求。要以家长为中介，通过向家长传递适合家庭康复的知识与技能，指导家庭合理开发、选择和运用家庭资源，提升家庭参与残疾儿童养育和康复的能力，改善和巩固家园、家校合作关系，使残疾儿童的家庭生活与社区的家庭活动相融合，最大限度地发挥家庭在残疾儿童康复中的作用，为残疾儿童康复的顺利开展奠定基础。

5. 重视团队合作

残疾儿童康复应以康复团队的形式开展。康复团队应包括康复医师、物理治疗师、作业治疗师、言语治疗师、心理治疗师、康复工程师、特殊教育教师、社会工作者以及其他与残疾儿童康复相关的专业人员，还应包括残疾儿童自身及其家庭成员。康复团队应充分认识到残疾儿童及其家庭成员参与儿童康复的重要性。康复团队应定期为残疾儿童开展个别化康复工作会议，一般来说包括在康复初期、中期和末期召开评估会议，共同制订儿童的个别化康复方案，评估康复效果，调整下一步的康复计划等。

四、残疾儿童康复的意义

残疾儿童与普通儿童身心发展的共性决定了两者有共同的基本教育需求。两者的差异性决定了要使残疾儿童达到与普通儿童一致或相近的目标，就必须及早开展教育康复，以最大限度地发挥潜能、补偿或代偿其缺陷。如能及早地给予残疾儿童适宜的教育康复服务，就可以促进其身体素质、认知能力、语言能力、社会行为能力及自理能力的发展；可以避免由缺乏早期经验导致的智力发展迟缓，避免或减少一些不当行为的产生，减轻家庭的负担，减少特殊教育的成本。[①] 及早介入教育康复的目的在于保障和促进残疾儿童早期发展过程中重要里程碑的实现，减小他们与普通儿童发展的差距。注重残疾儿童发展早期各个关键期的教育康复，则更能减少残疾儿童日后的学习、生活等困难，为将来参与社会活动、劳动和工作奠定基础。

要点回顾

本任务从"康复"的内涵出发，着重对残疾儿童康复的概念、领域进行了阐释，对残疾儿童康复的模式、途径与原则等进行了分析。围绕这些问题，本任务引用了国际和国内的政策文本，便于学习者从宏观的角度了解残疾儿童康复的意义和我国对残疾儿童康复工作的政策导向与要求。

学习检测

一、选择题

1. 特殊教育教师承担的残疾儿童康复工作可能涉及下列哪些领域？（　　　）

A. 职业康复　　　　B. 社会康复　　　　C. 教育康复　　　　D. 康复工程

2. 提供残疾儿童康复服务的主要途径是（　　　）。

A. 社区康复　　　　B. 机构康复　　　　C. 上门康复　　　　D. 家庭康复

二、简答题

1. 简述康复包含的五大领域。

2. 简述残疾儿童康复工作的 SOAP 模式。

三、论述题

残疾儿童康复的主要原则有哪些？

---

① ［美］威廉·L. 休厄德：《特殊儿童：特殊教育导论（第七版）》，孟晓等译，164～166 页，南京，江苏教育出版社，2007。

▶任务三
残疾儿童康复的发展历史与发展趋势

导入 ……▶

　　前面的相关研究和实践已经告诉我们：为残疾儿童提供康复服务对儿童、家庭和社会都具有十分重要的意义。从权利的角度来看，残疾儿童充分享有康复服务是每个残疾儿童的权利。那么，我国的残疾儿童康复事业是从何时开始的呢？随着我国经济、文化实力的不断增强，国家对残疾儿童康复事业的规划和要求有何变化？国际社会对残疾人相关事务的理念和做法又对我国的残疾儿童康复事业产生了怎样的影响呢？

　　本任务将结合全球残疾儿童康复事业的发展，回顾改革开放以来我国残疾儿童康复事业的发展成就和特点，进一步分析当前面临的困境和未来的发展机遇。

一、国际残疾儿童康复事业的发展

　　国际残疾儿童康复的思想、观念、主张、模式以及呈现出的时代特征和发展趋势等对我国残疾儿童康复事业的发展产生了深远的影响。

　　特别是进入 21 世纪以来，多项国际事件值得回顾。例如，《残疾人权利公约》是首个系统性保护残疾人人权的国际公约，我国是最早的缔约国之一。《残疾人权利公约》强调，缔约国应当采取一切必要措施，确保残疾儿童在与其他儿童平等的基础上，充分享有一切人权和基本自由，……并获得适合其残疾状况和年龄的辅助手段以实现这项权利。《世界残疾报告》建议各国政府及社会团体建立无障碍环境，发展康复、教育和支持服务，使残疾人充分参与社会生活，促进《残疾人权利公约》的实施。此报告是国际社会有关残疾问题的又一重要文件，对在世界范围内对残疾的相关问题达成共识、制定相关政策以及改善残疾人的状况均有十分重要的指导意义。在这样的国际环境下，我国在制定和落实残疾儿童康复事业发展规划时，必然要考虑在结合国情的同时，借鉴、接纳、吸收和表达这些国际主张，并采取相应的措施，以保障残疾儿童充分享有一切人权和基本自由。这些国际主张不仅有益于我国残疾儿童康复事业发展的深化和细化，而且有益于争取和营造促进我国残疾儿童康复事业有力发展的国际条件和舞台。

二、我国残疾儿童康复事业的发展

（一）我国残疾儿童康复事业的发展历程

新中国成立以后，国际所流行的儿童康复治疗理论和技术以不同的渠道被引入我国，并被逐渐推广应用。自此，残疾儿童康复就成为中国残疾人事业发展纲要中的重要内容和任务。最初，残疾儿童康复的重点为白内障复明手术、小儿麻痹后遗症矫治及聋儿语训。《中国残疾人事业"八五"计划纲要（1991—1995 年）》增加了低视力儿童助视器验配、智力障碍儿童康复训练等内容。"九五"期间，残疾儿童康复服务领域得以拓展，增加了肢体障碍儿童矫治手术、残疾儿童辅助器具装配等。"十五"期间，国家进一步推动残疾儿童工作，其中明确了应优先重视和实现残疾儿童"人人享有康复服务"这一目标。

"十一五"期间，国家加大了对贫困残疾儿童康复的救助，提出优先开展残疾儿童抢救性治疗和康复，使残疾儿童得到康复求助。2010 年，《关于加快推进残疾人社会保障体系和服务体系建设指导意见的通知》要求"支持对 0—6 岁残疾儿童免费实施抢救性康复"。

"十二五"期间，国家开展了大规模、全方位的残疾儿童康复工作，更加注重残疾儿童康复制度的建设，探索建立残疾儿童早预防、早筛查、早转介、早治疗、早康复的工作机制。

"十三五"期间，我国颁布了《残疾预防和残疾人康复条例》，全面阐述了如何保障残疾预防和残疾人康复的有效实施，为残疾儿童康复事业奠定了基础。该条例阐述了残疾预防、早期筛查及早期干预的相关内容；明确提出了建立残疾儿童康复救助制度，具体阐述了残疾儿童康复服务的保障措施。在此条例的基础上，我国印发了《国务院关于建立残疾儿童康复救助制度的意见》，着力保障残疾儿童基本康复服务需求，努力实现残疾儿童"人人享有康复服务"，使残疾儿童家庭获得感、幸福感、安全感更加充实、更有保障、更可持续。

"十四五"期间，我国印发了《"十四五"残疾人保障和发展规划》《国家残疾预防行动计划（2021—2025 年）》，对残疾人康复和残疾预防工作进行了部署。提出的重点任务之一是要提升残疾人康复服务质量，确保残疾儿童得到及时有效的康复服务。为加强残疾人康复服务，提升康复服务质量，推进《"十四五"残疾人保障和发展规划》顺利实施，我国印发了《"十四五"残疾人康复服务实施方案》，指出"十四五"时期，我国将进一步加强残疾人康复服务，提升康复服务质量，并明确提出，到 2025 年，有需求的持证残疾人和残疾儿童接受基本康复服务的比例达 85％以上，残疾人普遍享有安全、有效的基本康复服务。

上述制度的建立和完善都标志着我国残疾儿童康复事业的发展跨入了新时代。

（二）我国残疾儿童康复事业的发展特点

1. 康复机构增加，康复覆盖面提升

进入 21 世纪以后，我国儿童康复事业进入快速发展阶段。儿童康复机构从 20 世纪 80 年代仅有少数几所，迅速发展为遍布全国的不同层次、不同类型的康复机构。《2022 年残疾人事业发展统计公报》的数据显示，截至 2022 年年底，全国有残疾人康复机构 11661 个，40.7 万名残疾儿童得到了康复救助。相比于之前报告的数据，我国残疾儿童康复事业取得了长足进步。

2. 康复专业人才队伍不断扩大

《2022 年残疾人事业发展统计公报》显示，截至 2022 年年底，康复机构在岗人员达 32.8 万人，其中，管理人员 3.4 万人，业务人员 23.9 万人，其他人员 5.5 万人。相比于之前报告的数据有了显著增长。

3. 康复技术专业化水平不断提高

近年来，我国陆续颁布了一系列针对不同残疾类别儿童的康复指南、康复标准及康复从业人员的专业要求等政策文件。随着相关政策法规的实施，我国残疾儿童康复质量的提升所需的预防、筛查、诊断、治疗、康复等与教育相关的专业技术越来越丰富，尤其是以信息技术为核心的科技革命和技术创新，云计算、人工智能、大数据等科学技术的突破性进展，都对残疾儿童康复专业技术水平的提升产生了深刻影响。

4. 康复模式不断完善

随着全面康复、综合康复理念的推广和深入，康复模式从单纯的医院康复或集中式康复逐渐发展为医院康复、集中式康复、社区康复、家庭康复、学校康复等多种模式相结合，由此也产生了诸如教育康复、职业康复等多元化的康复理念。

5. 外部环境不断改善

(1)经济环境向好

随着我国整体经济总量的增长，社会经济环境发生了巨大的变化。一方面，中央和各级财政的投入逐年增加，2016年起全国实施困难残疾人生活补贴和重度残疾人护理补贴两项制度；另一方面，残疾人家庭的人均收入和支出逐年提高。

(2)政策法规环境改善

近年来，我国出台了一系列残疾儿童康复、教育等相关政策法规，为我国残疾儿童康复事业的发展创设了良好的政治环境，奠定了政策基础，残疾儿童的生存状况进一步得到改善，残疾儿童康复事业发展的机制正在逐渐完善。

(3)社会文化环境改善

改革开放以来，我国社会发生了深刻变革，人们关于残疾和残疾儿童的观念也发生了深刻的变化。新时代中国特色社会主义文化的着力推进，为残疾儿童康复事业的发展带来了更多机遇。

三、我国残疾儿童康复事业的发展困境与发展机遇

改革开放以来，我国残疾儿童康复事业尽管取得了显著成果，但依然面临着多重发展困境，如服务供给能力仍有不足。但是随着国家全面深化改革新征程的推进，我国残疾儿童康复事业必将迎来前所未有的发展机遇。

1. 回应与践行党和国家对发展残疾儿童康复事业的要求

党和国家关于残疾儿童康复事业发展的重大政策表述彰显了残疾儿童康复事业在经济社会中的重要地位。因此，残疾儿童康复事业需要回应与践行党和国家提出的要求，将其推向纵深发展。

2. 对残疾儿童康复事业进行结构调整以应对外部环境的变化

我国正在步入中高速发展的经济新常态，但经济区域发展不平衡。在经济发达地区，残疾儿童康复事业应着力提高财政投入的效益，进一步促进公平，创新康复理念、技术方法和管理体制，实现由投入要素驱动发展向康复创新驱动发展的转变；在经济欠发达地区，应进一步研究加大财政投入的扶持力度。此外，随着残疾儿童群体数量、残疾类别和程度等的变化，残疾儿童群体的康复需求发生了变化，因此，康复服务的结构、方式、相关政策等也应随之做出调整。

3. 实现残疾儿童康复事业的自我革新以满足其社会需求

当前我国残疾儿童康复事业的发展正处于经济社会和自身结构转型的双重变革时期，残疾儿童康复事业必须不断实现自我革新：转变传统康复观念；加快完善相关的法律保障；加大资金投入，完善残疾儿童康复服务供给体系；积极推动康复服务向政

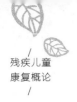
府主导、社会参与的多治理主体和多元结构的服务体制转型；加强康复专业人才培养，提升康复服务专业化水平；加速推进残疾儿童康复信息化进程，加强康复资源和技术的开发与利用，建立数据驱动的现代化残疾儿童康复服务新模式……只有不断自我革新，才能满足不断变化的残疾儿童康复的社会需求。

要点回顾 ⋯⋯▶

本任务放眼国际残疾儿童康复的大背景，聚焦我国残疾儿童康复事业的发展历程。通过本任务的学习，我们可以了解到改革开放以来我国残疾儿童康复事业所取得的巨大成就，增强对我国未来残疾儿童康复事业发展的信心；同时也应清晰地看到当前该领域所面临的机遇与挑战，认识到特殊教育教师所肩负的责任。

学习检测 ⋯⋯▶

一、简答题

1. 简述我国残疾儿童康复事业的发展特点。

2. 简述当前我国残疾儿童康复事业的发展机遇。

二、论述题

论述我国残疾儿童康复事业的发展历程。

项目二　残疾儿童的康复需求及其评估

导言

　　想要开展适宜的康复工作，需要首先了解残疾儿童有哪些康复需求，再根据这些康复需求制订康复训练计划。残疾儿童的康复需要遵循严格的工作流程，SOAP 模式中对主、客观资料的收集和功能评定/评估分析，都是在确定残疾儿童的康复需求。本项目首先引导学习者理解残疾儿童的康复需求，主要依据 ICF-CY 的理论模型，并将视角引入残疾儿童的教育康复需求，阐述残疾儿童教育康复的理论基础。其次，帮助学习者理解康复需求评估的含义，并解决为什么做康复需求评估和怎么做的问题。

学习目标

1. 了解残疾儿童康复的理论基础。
2. 了解不同领域下残疾儿童康复需求评估的方法。
3. 理解康复需求评估对残疾儿童康复的意义。
4. 掌握 ICF-CY 框架下残疾儿童的康复需求领域。

知识导览

```
                                              ┌─ 基于ICF-CY理解残疾儿童的康复需求
                      ┌─ 任务一  理解残疾儿童的 ─┤
                      │   康复需求              └─ 理解残疾儿童的教育康复需求
  项目二  残疾儿童的康复 ─┤
  需求及其评估            │                      ┌─ 康复需求评估概述
                      │                      │
                      └─ 任务二  残疾儿童康复 ──┼─ 康复需求评估的原因
                          需求的评估            │
                                              └─ 康复需求的评估内容和工具
```

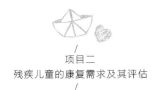

►任务一
理解残疾儿童的康复需求

导入 ······►

我是特殊教育学校的一名老师。开学后，我的班级来了一个8岁5个月的学生，他已经被诊断为患有智力障碍。在学校里，他总是制造麻烦，课堂上时不时地发出尖叫声，吃饭的时候只想着玩碗里的饭菜，老师说的话他基本不听，他也没有办法用语言表达自己的想法，如果不合他的意愿就会在地上打滚······听他的妈妈说，他也做过一些训练，可是训练效果都不是很好。我很想改善这种情况，可是，我该从哪里下手呢？

想要利用康复学解决实际中的问题，首先要具备康复学的相关知识。在现实中，如果遇到上述案例，作为未来的特殊教育教师，你会怎样去理解这位学生的康复需求？

残疾儿童康复的主要领域包括医学康复、教育康复、社区康复、职业康复和康复工程五大领域。一般来说，所有残疾儿童都可能具有上述不同领域的康复需求，但是不同类别的残疾儿童、处于不同发育阶段的残疾儿童，甚至是同一类别和相同年龄的残疾儿童的康复需求都可能会有所不同。因此，需要各个康复领域的专家共同对儿童的康复需求进行全面评估，在此基础上制订并实施个别化康复计划。

各领域的康复工作都是非常专业的。特别是医学康复领域的工作需要有相应的从业资格，如物理治疗师、作业治疗师、言语治疗师等资质。由于本教材主要面向的是高等职业院校特殊教育专业的学生，是为其未来胜任特殊教育教师职业做准备的，因此，本教材将在概述不同领域的康复手段和方法的基础上，重点从教育康复的视角来阐述不同类别的残疾儿童的身心发展特点及其康复需求，介绍可以为特殊教育教师所用的康复评估工具和主要的康复训练方法。本任务包括两部分内容：基于 ICF-CY 理解残疾儿童的康复需求和理解残疾儿童的教育康复需求。

一、基于 ICF-CY 理解残疾儿童的康复需求

当前，ICF 已被广泛运用于对个体身体功能和健康状态的评估中，并以此为依据

确定个体的康复需求。经过不断完善，ICF 框架下还专门设置了特殊的分类，即《国际功能、残疾和健康分类（儿童与青少年版）》(ICF for Children and Youth, ICF-CY)。ICF-CY 与 ICF 一样，总的内容可分为身体结构、身体功能、活动和参与、环境因素 4 个领域，每个领域又都包括众多类目。不同的是，ICF-CY 更契合儿童和青少年身心发展的特点，更具有针对性和指导性，也为残疾儿童康复奠定了理论基础，为残疾儿童的功能诊断、干预和评估提供了工具。

ICF-CY 的 4 个不同领域综合反映了儿童在不同年龄段的康复需求。例如，在儿童 6 岁之前，通过医学康复手段提高其身体功能的需求，通过教育康复手段提高其习得语言技能、感知觉能力和日常生活技能等的效果非常明显；而对于 14～18 岁的青少年，通过教育康复提升其认知功能、控制自身行为、复杂的人际交往等技能，通过职业康复、社会康复和康复工程手段提升其职业适应和社会适应、独立生活等技能的效果更为明显。

由于 ICF-CY 所包含的类目涵盖面广且内容复杂，因此根据不同的疾病，还可以编制不同的核心分类组合，以便更便捷地对个体进行康复评定。目前比较成熟的是针对脑瘫儿童的 ICF-CY 核心分类组合。[①] 通过脑瘫 ICF-CY 的核心分类组合可以看到，脑瘫儿童的康复需求不只是对儿童生理特征[身体结构（如脑的结构）、身体功能（如视觉功能、听觉功能、肌张力功能）]的评定，还涉及儿童的活动（如习得语言、步行、手的使用）和参与（如学校教育、人际交往、参与游戏）、所处环境中的障碍或有利因素（如社会的态度、交通运输服务、通信用产品和技术、公共建筑设计），并且不同年龄段脑瘫儿童的具体康复需求的侧重点也有所不同。这种看待残疾儿童康复需求的视角与项目一中提到的生物—心理—社会模式下的残疾观是一致的。

总之，作为未来的特殊教育教师，我们首先要将残疾儿童看作一个"全人"、一个发展的个体；其次要知道残疾儿童在不同发展阶段可能有不同领域的康复需求，这就需要各个领域的专家共同为残疾儿童提供全面的康复服务；最后要满足残疾儿童的教育康复需求，并能够为其提供适宜的康复支持服务。

二、理解残疾儿童的教育康复需求

（一）满足残疾儿童的教育康复需求是特殊教育教师的根本职责

教育康复是残疾儿童全面康复的重要组成部分和基本途径，是指通过教育与训练

---

① 李晓捷：《儿童康复学》，45 页，北京，人民卫生出版社，2018。

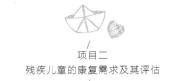

的手段，提高残疾者的素质和能力。[1] 我们对教育康复这一名词已有所了解，教育康复的对象首先是残疾儿童，通过教育康复补偿或提高的能力包括智力、日常生活的操作能力、职业技能以及适应社会的心理能力等方面。专门的特殊机构或普通机构、社区、家庭等都可以是教育康复的场所，形式有个别和集体方式。

与医学康复相比，教育康复首先以受教育的对象，即残疾儿童为中心，在融合康复学内容的同时，还需遵守教育规律、讲求教育方法。特别的课程、教材、教法、教学管理和设备等，是教育康复在康复手段和方法上的独特之处，要求实施教育康复的人员在了解基本康复原理的基础上，依据残疾儿童的兴趣、学习方式等个别化特点及教育教学的原理设计和组织活动，总之以教育教学的手段和途径促进残疾儿童在各个领域的康复。在领域上，除了补偿残疾儿童的身体结构缺陷和功能障碍之外，教育康复还应关注残疾儿童日常生活的操作能力、职业技能以及心理能力等多个方面，这与特殊教育的总目标是契合的。在原则上，除了康复所需遵循的及早康复原则等之外，特殊教育课程与教育教学的原则、特殊教育组织与管理的原则等也需被考虑在内。需要明确的是，医疗康复有着严格而明确的流程，需要有专业资质的人员来完成，这并非一般的特殊教育教师可以实施的。康复也需要在教育场域下进行，这就督促特殊教育教师学习教育康复的相关知识，为教育场域下的残疾儿童提供优质的康复服务。

医教结合理念是教育康复的一个支撑，不同疾病或同一疾病的不同损伤部位对学习能力的影响不同，各种疾病的转归和预后都有其客观规律。基于医院的康复治疗模式需要改变[2]，以及特殊教育对象的特殊性和复杂性，将特殊教育与康复相结合是必要的，同时也催生了教育康复这一途径。教育康复不仅源于特殊教育学科自身改革和发展的需要，而且源于残疾儿童的需要。仅仅依靠在特殊教育学校或机构接受特殊教育，可能无法满足残疾儿童补偿身体结构和功能缺陷的需求，而教育康复能同时满足残疾儿童教育和康复的两种需求。

在特殊教育场域下，家长及残疾儿童对教育和康复的需求、特殊教育教师自身实践和发展的需求，客观上促进了特殊教育学校课程和特殊教育教师队伍的专业化发展，我国特殊教育事业的相关政策文件也有相应的要求。2016 年颁布的三类特殊教育学校课程设置实验方案都包括教育与康复相结合的课程设置原则，并以康复训练课程的形式集中体现。在特殊教育学校中开展康复训练课程，特殊教育教师需要肩负起承担者

① 朴永馨：《特殊教育辞典（第三版）》，69 页，北京，华夏出版社，2014。
② 沈晓明：《我为什么提出"医教结合"理念》，载《现代特殊教育》，2013(3)。

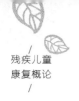

的角色。《关于加强特殊教育教师队伍建设的意见》等多个文件都提及了"具有复合型知识技能的特殊教育教师"，目的在于培养同时具有特殊教育专业知识和康复学知识的特殊教育教师。《教育部关于实施卓越教师培养计划2.0的意见》再一次提到培养具有复合型知识技能的卓越特教教师。因此，作为未来的特殊教育教师，我们不仅要掌握特殊教育专业知识和相关技能，而且应当理解并学会科学地评估残疾儿童的教育康复需求，了解多种残疾儿童的康复学知识，将其应用于实际，开展适宜的教育康复工作。

掌握在日常教育教学中可实施的教育康复需求评估工具及方法、教育康复手段和技术是特殊教育教师的职责所在，也是提升其专业化的必然要求。

（二）残疾儿童教育康复的理论基础[①]

1. 生物学基础：用进废退学说和功能代偿论

法国博物学家拉马克(Lamarck)在其著作《动物哲学》中提出了生物进化的观点。其中，他的"拉马克学说"，即器官的用进废退学说指出，当一个机体的一部分受到破坏，或者组织虽然未受损但生理机能有一定障碍时，机体会动用其他健全器官或组织的功能。在此过程中，某些经常被使用的健全器官或组织的功能就会日益增强，最终逐渐替代、弥补被损害的部分，从而使个体产生新的机能和联系。

功能代偿论与用进废退学说具有一定的相通之处，它认为生物器官具有功能补偿和代替的特性，当体内出现代谢、功能性障碍或组织结构受损时，机体会通过相应器官、组织的代谢改变、功能增强或结构形态变化来进行补偿或代偿。发挥代偿功能的器官在长期使用下功能也会日益增强。

用进废退学说和功能代偿论告诉我们，个体的最终发育状态并不完全取决于先天的因素，后天的生活环境和有针对性的能力训练也可以决定个体生长发育的弹性阈限。

2. 生态学基础：生态系统理论

心理学家布朗芬布伦纳提出的生态系统理论认为儿童的发展处于一个多层次环境关系的复杂系统中。影响儿童发展的环境从直接环境(如家庭、学校)到间接环境(如制度、文化)，由小到大分别包括微观系统、中间系统、外在系统、宏观系统和时间系统。教育应该贯穿和体现在各层级的生态系统环境中。残疾儿童的发展要关注各个层级环境的积极、和谐发展。

3. 心理学基础：行为主义学习理论和建构主义理论

心理学领域的许多理论都有助于我们理解残疾儿童教育康复的重要性和必要性。

[①] 梁巍：《残疾儿童康复教育概论》，19～30页，北京，北京出版社，2018。

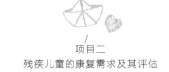

其中，行为主义学习理论和建构主义理论的指导性尤为明显。

行为主义学习理论认为，人类的思维是与外界环境相互作用的结果。特别是由班杜拉(Bandura)提出的社会学习理论强调观察和模仿学习，以及在此过程中儿童的自我调节对行为的获得的重要作用。教育康复的许多方法都需要儿童在参与康复的过程中观察、模仿、调控自己的动作或行为，最终获得身体功能、活动和参与度等的提升。

建构主义理论强调，学生是学习的主体；学生的学习是对真实情境的一种体验；师生之间、生生之间及学生和教学内容、教学媒体之间的相互作用对学生的知识建构非常重要；重视对学习环境的设计。这些主张对我们在教育康复过程中树立正确的残疾儿童观、更好地践行特殊教育工作者的角色、创设更有利于残疾儿童康复的环境等具有重要意义。

4. 教育学和特殊教育学基础

教育康复需要用教育学、特殊教育学的理论和方法来指导。有关教育学的一般性原理，特别是有关儿童早期教育、特殊教育的理论，是教育康复的教育学基础。教育的目的就是满足儿童的教育需求，适应个体发展和社会发展的要求。特殊教育学是教育学中不可或缺的部分，它将教育学理论中提出的"大教育观""儿童观""全人教育"等理念演绎得更为具体、生动。例如，"个别化教育"理念的提出和实施真正符合了因材施教，注重了每个儿童的特殊教育需要；起源于特殊教育的融合教育理念是促进残疾儿童社会融合的基础，而使残疾儿童平等、充分地参与社会生活、实现社会融合则是康复的终极目标。此外，教育康复训练的方法与医学康复有本质的区别，强调在教育的情境中，采用适宜的教育策略和方法，并常常与教育教学内容本身紧密联系在一起。

5. 康复学基础：医教结合和全面康复理念

随着社会的发展和科学技术的进步，现代医学已经能够对残疾儿童的许多功能缺陷进行补偿和重建。但是在补偿和重建之后，残疾儿童往往面临学校教育的需求和感知觉、运动及认知等方面的康复训练需求。采用传统的、单一的医学康复训练难以满足儿童的教育需求，而学校教育训练又难以达到医学康复的要求。在此基础上产生的医教结合理念强调将医学康复与教育康复结合起来对儿童进行综合康复，在教育过程中渗透康复训练，在康复训练中融合教育理念，将两者有机融合，构建多重障碍、多重干预的残疾儿童综合康复体系。

全面康复理念强调综合采用医学干预、功能训练、教育干预、行为矫治等专项技术来满足残疾儿童的多样化康复需求，帮助其实现全面康复。因此，医教结合理念也

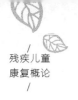

是全面康复理念的一个组成部分。

认识与理解医教结合和全面康复理念有助于我们认识残疾儿童教育康复与其他康复需求之间的关系，也有助于特殊教育工作者更好地在教育情境中充分利用和挖掘不同的康复资源。

 | 延伸阅读 |

教育康复是所有教育部门的任务

为实现残疾儿童"人人享有康复服务"的目标，社区学校和教育部门之间开展良好的合作势在必行。在发展中国家，大多残疾儿童并未进入学校学习，因此必须采取措施来保证这些适龄儿童有获得教育的机会。在这项工作中，社区学校起到了核心作用。教育部门可以通过促进常规学校系统内的社区学校更具包容性，从而为以社区为基础的康复工作做出重要贡献。例如，此举使课程内容和教育方法更加适合所有儿童，而不是希望他们去适应呆板的课程。为了给儿童提供素质教育，学校可能需要寻求帮助来改变教学方法。在学校系统内，很多有知识、有技能的人可以和社区学校共享。例如，某些只传授学生专门知识的专业学校及其在校的老师，可以作为社区学校的教师资源。已具包容性的学校可以帮助其他学校学习如何满足所有儿童的需要，平等友好地对待所有儿童，并成为模范学校。

普通的学校系统要对所有适龄儿童的教育负责，尤其要注意残疾女童的教育，而这点往往会被某些社区忽略。社区是重要的合作者，因为社区是建立具有包容性的学校（对所有儿童开放的学校）最合适的地方。需要特别帮助有多重残疾或严重残疾的儿童，依靠现有水平的外部帮助，让他们在特殊学校里接受教育。在学校系统里，特殊学校将是常规学校的重要合作伙伴，同时也是促进开放型教育的资源。

为了促进人人享有教育，教育部门应为常规和专业老师提供基本和在职培训，以使其适应具有包容性的学校里的新职位，同时还要保证教室、设施和教育材料到位。教育部门要负责残疾儿童的平等教育和教育评估，而这在很多城市里被看作医疗部门的责任。需要强调的是，残疾儿童不能被当作普通的有病儿童来对待，他们和其他儿童一样，也有自己的需要和志向。

要点回顾

本任务主要围绕理解残疾儿童的康复需求展开，首先依据 ICF-CY 框架对残疾儿

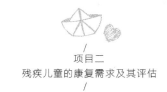

童在不同年龄段、不同分类上的教育康复需求进行了简单阐述，然后了解了残疾儿童教育康复的理论基础。

学习检测 ······▶

一、选择题

1. ICF-CY 的内容分为哪几个领域？（　　　）

A. 身体结构　　　　　B. 活动和参与　　　　C. 身体功能　　　　　D. 环境因素

2. 残疾儿童教育康复的理论基础包括哪些？（　　　）

A. 生物学基础　　　　　　　　　　　B. 康复学基础

C. 心理学基础　　　　　　　　　　　D. 教育学和特殊教育学基础

二、简答题

1. 简述基于 ICF-CY 框架的脑瘫儿童康复需求有哪些。

2. 简述全面康复理念包括哪些内容。

三、论述题

试述教育康复与医学康复的联系。

▶任务二
残疾儿童康复需求的评估

导入 ······▶

在前面我们已经分别基于 ICF-CY 和教育康复的理论基础理解了残疾儿童的康复需求和教育康复需求，并将视角聚焦到残疾儿童的教育康复上。

俗话说："对症下药。"那么对康复而言，无论是医学康复还是教育康复，往往都要先评估残疾儿童的康复需求，才能对他们进行康复训练。那么，什么是康复需求评估？为什么要先对残疾儿童进行康复需求评估？又如何对残疾儿童进行康复需求评估呢？这些问题都将在本任务中得到解答。

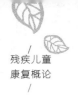

一、康复需求评估概述

（一）康复需求评估的定义

从字面上看，康复需求评估注重残疾儿童在生理和心理发展上的需求，而不仅仅以个体当前身体结构和身体功能的水平状态为关注点。鉴于本书的受众，本书将康复需求评估定义为结合临床检查和个体身体结构、身体功能、活动和参与的定性及（或）定量评估的结果，对个体的教育康复目标、教育康复计划以及教育康复环境等进行评估的过程。在本书中，康复需求专指残疾儿童在教育场域下的教育康复需求，目的是为残疾儿童提供更好的教育康复环境、教育康复课程计划等。实施康复需求评估的方法包括观察法、访谈法，以及利用量表进行的定量评估方法等。

（二）"康复评定"与"康复需求评估"在本书中的界定

在康复医学的范畴下，多使用"康复评定"这一名词。康复评定是指在临床检查的基础上，对病、伤、残患者的功能状况及其水平进行客观、定性和（或）定量的描述（评价），并对结果做出合理解释的过程。康复评定，又称功能评定。功能是指为达到一定目的而进行可以调控的活动的能力，这种能力是维持日常生活、学习、工作（或劳动）以及社会活动所必需的基本能力。[1]

"康复评定"属于康复医学的范畴，需要有专业资质的工作人员，如康复医师、康复治疗师等，而特殊教育教师若不具备相关资质，就不能进行康复评定的操作。从基础上看，两者都需要医学诊断所提供的证据，而康复需求评估则更加关注残疾儿童在身心发展和教育过程中的需求。从目的上看，康复评定的目的在于为残疾儿童制订康复治疗计划、为评定康复治疗效果提供客观依据；而教育中的康复需求评估的目的在于通过对残疾儿童当前各项能力的观察和评价，确定残疾儿童所接受的教育康复中，哪些能力需要加强、适用于哪种教学手段、应该制订什么样的教学目标等，以期更好地为残疾儿童提供适宜的教育。也就是说，教育中的康复需求评估更加重视评估的结果对儿童未来教育计划的制订和执行的影响，更加关注儿童在教育中的需求。

实际上，任何教育领域的康复需求评估都离不开医学领域的康复评定，医学康复评定的结果为教育康复需求的评估提供了重要的基础和参考信息。因此，在后文中，你也会看到，诸如身体结构、身体功能评估中的很大一部分都来源于医学康复

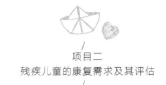

评定，但一般来说这不是特殊教育教师开展评估的内容。

（三）康复需求评估的原则

1. 明确评估目的

在进行康复需求评估之前，评估者应首先明确评估目的是什么。明确评估目的可以减轻评估者的压力，避免对个体的评估过于广泛而缺乏针对性，避免不必要的工作量；明确评估目的还有利于提高评估结果对教育康复工作的支持力度，越是有针对性、越深入的评估，越能将教育康复的深度增加，更大程度地提高残疾儿童某一方面的能力。

2. 从多个途径、用多种指标收集资料

想要了解残疾儿童的康复需求，应当广泛地收集资料，从而准确判断和解释残疾儿童当前最迫切的康复需求和康复目标。收集的资料包括残疾儿童的临床检查结果、标准化的心理测验结果、家长提供的日常生活表现以及特殊教育教师对残疾儿童观察和分析的结果等。

3. 灵活地、用各种方法收集资料

在心理评估中使用的观察法、访谈法、成长记录袋法和测验法等方法同样可以被运用到康复需求评估中。由于不同的方法具有各自的优点和局限性，因此，一定要用多种方法相互印证、相互补充。

4. 在选择康复需求评估的工具时，要注意以下几个方面

①选择信度、效度高的评估工具。

②根据实际情况选择具体的评估方法，可以选择访谈法、观察法或者量表评估，如在评估肢体障碍儿童对环境的需求时，利用观察法即可得出结论。

③根据障碍的诊断选择有针对性的评估内容，不同类别的残疾儿童有着不同的身心发展特点和需求，在选择评估工具时，评估者应准确把握其特点。

④选择与国际接轨的通用方法，在同类的评估工具中，有些是在世界范围内使用多年的标准化工具，而有些只在某些国家或地区抽取了常模，在选择时应选择国际通用的、有权威性的工具，或选择已被我国学者翻译、本土化的工具。

⑤在使用工具进行评估时，要考虑到残疾儿童对时间的耐受程度。[1]

---

① 恽晓平：《康复疗法评定学（第二版）》，21页，北京，华夏出版社，2014。

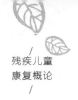

5. 康复需求评估要动静结合

"动静结合"是指将动态评估与静态评估相结合。动态评估是指通过评估儿童在评估者的提示、反馈、引导下行为改变的状况，来评估儿童的学习潜能。[①] 静态评估则是一种传统的评估方式，即评估儿童当前的身心发展状态。在进行康复需求评估时，特殊教育教师不仅要看到符合残疾儿童当前水平的教育康复需求，而且应当以发展、动态的眼光看到其未来的可能性，在补偿其缺陷的同时开发其潜能。

6. 遵守职业道德

评估的结果必然会形成一系列的决策，作为评估者的特殊教育教师，要意识到决策对残疾儿童发展的重要性并谨慎对待，对自己的工作后果负责；认识到相关事物的局限性，没有完美的评估工具，也没有完美的评估者。因此在评估时，应当认识到这些局限性，不做自己无法胜任的工作。评估的结果对残疾儿童来说是个人隐私，评估者应当对资料保密，保护残疾儿童的权益。[②]

二、康复需求评估的原因

（一）康复需求评估是残疾儿童获得适宜教育康复的前提

要想为残疾儿童提供优质的教育康复服务，就要先对残疾儿童的康复需求进行评估，从而确定教育康复服务从何下手、如何下手。康复需求评估是为残疾儿童制订适宜的教育康复计划的基础和前提。只有基础打好，才能有序地实施计划，让残疾儿童真正受益于教育康复过程。例如，在一项对特殊教育学校脑瘫学生特殊需求分析的研究中，研究者对我国40所特殊教育学校脑瘫学生的基本情况进行了调查，提出对脑瘫学生进行全面而准确的评估非常重要，只有发现他们存在的问题，才能为其制订科学合理的个性化教育康复计划。[③]

 | 案例分享 |

小A是一名盲校学生，今年6岁了，被诊断为先天盲、智力低下，由一位阿姨

---

① 韦小满、蔡雅娟：《特殊儿童心理评估（第二版）》，39页，北京，华夏出版社，2016。
② 韦小满、蔡雅娟：《特殊儿童心理评估（第二版）》，39页，北京，华夏出版社，2016。
③ 范佳露、王辉：《特殊教育学校脑瘫学生特殊需求的分析》，载《中国康复医学杂志》，2012(8)。

在学校陪读。元老师观察后发现小 A 有很多问题行为，如果阿姨不满足他的要求，他就会大喊大叫，严重的时候还会在地上打滚，不肯起来。在一些游戏活动中，小 A 十分安静，从不和其他同学交流，也只有在被要求时才会和阿姨讲话，而且只能简单地蹦出一两个词来。元老师认为，小 A 可能还患有孤独症。只要小 A 出现大声哭闹、打滚的行为，元老师就会使用各种方式制止他。但是，经过一段时间的努力，小 A 的问题行为还是没有减少。元老师十分疑惑，到底问题出在哪里呢？

最近，学校里来了一位特殊教育专家，元老师迫不及待地向这位专家讲述了小 A 的情况，并请他到班上对小 A 进行观察。在两天的观察后，这位专家说需要给小 A 提供沟通的辅助工具，并进行相应的训练。元老师虽然不明白为什么要进行沟通训练，但还是照做了。在个训课上，元老师在特殊教育专家的指导下对小 A 开展了沟通训练，帮助小 A 学会了如何用辅助工具来表达他喜欢的食物和玩具。后来，小 A 逐渐能够用语言表达出他想要的东西，大哭大闹的行为也减少了。这时元老师才明白，原来小 A 所得的并不是孤独症，也不是情绪与行为障碍，他的问题行为是因为他没有掌握适宜的沟通技能。元老师感叹，进行准确评估多么重要啊！

（二）康复需求评估能够帮助教育者对教育康复计划进行及时调整

康复需求评估并不是在教育康复开始前进行一次即可，而是要贯穿教育康复过程的始终。在教育康复计划实施的每个阶段，都应当适时地进行评估，对教育康复计划做出阶段性调整。例如，运动功能康复训练是一个较漫长的过程，其总目标由若干个阶段目标构成，这就需要在康复训练开始之前对儿童做系统化评估，并在运动康复训练过程中将评估贯穿始终。

基于评估调整教育康复计划的流程如图 2-1 所示。

（三）康复需求评估体现出对残疾儿童需求的尊重

"特殊教育需要儿童"一词体现出人们对于个体差异的尊重，而康复需求评估也是一样。将评估落脚在"需求"上，而并非仅仅停留在个体当前的身心发展和各种能力水平上，正是基于对不同个体不同需求的关注。这让评估不再是一种外在的评价，而是站在残疾儿童个体的角度思考他们的需要。

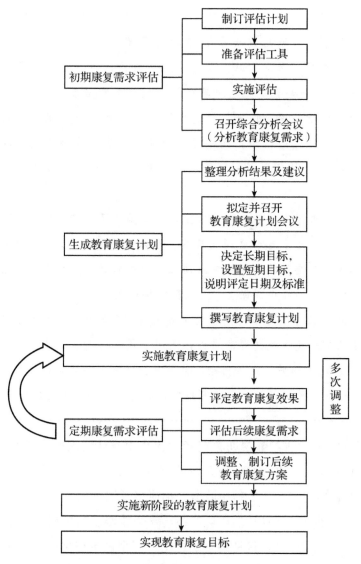

图 2-1　基于评估调整教育康复计划的流程

三、康复需求的评估内容和工具

　　任务一对 ICF-CY 进行了概述，我们知道了 ICF-CY 提出了以身体结构、身体功能、活动和参与、环境因素 4 个领域为核心的儿童青少年身体功能诊断和评估框架，使之更具有针对性和指导性，也为残疾儿童康复奠定了理论基础。因此，本部分将围绕 ICF-CY 中提出的身体结构、身体功能、活动和参与、环境因素 4 个领域对特殊儿

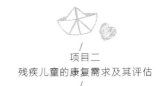

童康复需求的评估内容和工具进行简单介绍。

（一）身体结构领域

身体结构领域的评估依赖医学诊断。

一方面是对儿童的医学检查。要对神经系统的结构，与眼、耳有关的结构，与消化、代谢和内分泌系统有关的结构，与泌尿和生殖系统有关的结构，与运动有关的结构以及与皮肤有关的结构等进行检查，以判定儿童的器官、组织是否完整。

另一方面是对儿童的发育评定。身体的发育表现为各系统、器官和组织的分化完善及功能上的成熟。由于儿童处在发育和生长的过程中，不同年龄段的儿童身体各系统的发育状况也不尽相同。例如，儿童出生时脊柱呈轻微后凸，随着抬头(约 3 个月)、会坐(约 6 个月)、能走(约 1 岁)，相继出现颈椎前凸、胸椎后凸及腰椎前凸的状况，使脊柱形成生理性弯曲。[①]

身体结构的医学诊断和发育评定不仅可以在儿童出生后进行，而且可以在儿童出生前进行。例如，在孕期进行定期产检，以保证胎儿的正常生长和发育。

（二）身体功能领域

在 ICF 体系中，身体功能领域与身体结构领域的各维度相对应，涉及神经功能、感觉功能、发声和言语功能等 8 种功能。由于本书关注残疾儿童的教育康复需求，因此本部分主要阐述感知功能评估、运动功能评估、言语功能评估和心理评估。

1. 感知功能评估

感觉是人们认识世界的开端，是维护正常心理活动的重要保障；知觉是在感觉的基础上产生的，没有感觉就没有知觉，也就没有对客观事物的认识。感知功能涉及视觉、听觉、触觉、嗅觉、味觉、本体觉、前庭觉、时间知觉、空间知觉及运动知觉等。[②] 这里主要介绍视觉评估和听觉评估。

(1)视觉评估

对于视觉评估，可以从主观评估(对儿童的视觉行为进行观察)、客观检查(医学的视力检查)入手。这里重点介绍可以由特殊教育教师开展的主观评估。

主观评估包括近视力评估、远视力评估、颜色观察和视野评估。例如，观察儿童在一定的距离能否看清从窗前经过的人、能否看清从窗前经过的人的衣服的颜色等，还可以观察儿童是否能够区别颜色，是否在走路时经常碰到旁边的物体等，主要凸显

① 朱家雄、汪乃铭、戈柔：《学前儿童卫生学(第三版)》，24 页，上海，华东师范大学出版社，2015。
② 王辉：《特殊儿童教育诊断与评估(第三版)》，105 页，南京，南京大学出版社，2018。

儿童日常用眼的能力。

在早期，还可以对儿童的视觉行为进行观察，如儿童是否过分地揉眼睛，是否喜欢用单眼，是否有怕光的现象，能否区别色彩，能否区别房间内有无光线，是否斜眼看事物，是否在屋内移动并经常跌倒，等等；对眼睛症状的观察也是早期鉴别的一种，如有无眼睑浮肿、眼睛是否无法直视、瞳孔是否大小不一、眼球的活动是否过多等。

客观检查主要指医学的视力检查，包括远视力检查、近视力检查、低视力检查和视野检查。常用的工具有国际标准视力表、标准对数视力表等。实物检查法、视野卡片检查法等也是常用的检查方法。

对视障儿童而言，除了进行种种医学检查，并采取配镜、矫正、灯光和其他辅具等手段之外，还需对其残余视力的使用情况进行记录。

视知觉的评估还有一些心理测验，如视知觉发展测验(development test of visual perception，DTVP)，由弗罗斯蒂(Frostig)等人编制，目的在于评估儿童的视知觉动作统合能力。1993 年，哈米尔(Hammill)等人进行了修订，简称 DTVP-2。2013 年，哈米尔等人修订并发表了第三版，即 DTVP-3。

(2)听觉评估

①医学检查，听力康复的基础是准确判断听力损失的性质和程度。听力检测的方法有很多种，如言语测听、纯音测听、小儿行为听力测试、游戏测听、视觉强化测听等。现代科学技术可以对新生儿及婴幼儿进行早期听力筛查和诊断，分为两个阶段：初步筛查过程(初筛)，即新生儿出生后 3~5 天住院期间的听力筛查；第二次筛查过程(复筛)，即出生 42 天内的婴儿初筛没"通过"或初筛"可疑"，或已通过但是属于听力损失高危儿，需要进行复筛。[①]

②教育评估。对听障儿童而言，听力障碍分类标准表是听障儿童教育鉴别评估的基础工具。听觉能力和语言能力教育鉴别评估标准表是目前我国听障儿童早期康复教育实践领域比较成型和成熟的评价手段与方法。其中，在听觉能力上的评估方法包括自然环境声识别、语音识别、数字识别、声调识别、单音节词(字)识别、双音节词识别、三音节词识别、短句识别、选择性听取 9 个方面。[②]

2. 运动功能评估

运动功能是残疾儿童参与日常生活活动的基础，也是教育康复领域中一个重要的

---

① 杜晓新、黄昭鸣：《教育康复学导论》，27 页，北京，北京大学出版社，2018。

② 梁纪恒：《特殊儿童早期鉴别、评估与干预》，105~107 页，北京，中国轻工业出版社，2015。

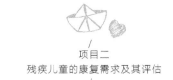

功能板块。运动功能是指身体某一组织或者器官在运动过程中所能发挥的作用。[①] 残疾儿童的康复需求评估主要强调儿童由先天性疾病或一些生理病因，以及其他残疾(如视障)导致的运动活动的异常，身体在某种或者多种运动形式上存在的功能障碍。

对残疾儿童运动功能的评估包括 10 个方面：①头部控制，特指脑瘫儿童(4 个月以上)；②翻身，在仰卧、侧卧、俯卧间的体位变化过程(7 个月以上)；③坐，保持独立坐 3 分钟(8 个月以上)；④爬，双手、双膝支撑爬行 3 米(10 个月以上)；⑤站，全脚掌着地站立 1 分钟(12 个月以上)；⑥转移，在床、轮椅、椅子、便器等之间移动(18 个月以上)；⑦步行，独自步行 6 步以上而不跌倒(20 个月以上)；⑧上下台阶，连续上下每级高约 10 厘米的 6 级台阶(2 岁以上)；⑨伸手抓物，伸手抓握物体(5 个月以上)；⑩捏取物体，用手指捏取直径约 1 厘米的小物体(10 个月以上)。[②]

上述 10 个方面是对粗大运动功能、精细运动功能、知觉—运动功能和感觉统合能力的综合评估。下面将从 4 个维度分别进行介绍。

(1)粗大运动功能评估

常用的粗大运动功能的评估工具有 Peabody 运动发育量表和粗大运动功能评定量表(gross motor function measure scale，GMFM)。

Peabody 运动发育量表中的粗大运动分测试可以反映儿童大肌肉系统应对环境变化的能力，也就是在非移动状态下维持姿势稳定和移动的能力，以及接球、扔球和踢球的能力。该分测试包括反射、姿势固定、移动、物体控制四项分测试。该测试结果用粗大运动商来表示。[③]

粗大运动功能评定量表是目前广泛使用的、用于评估脑瘫患儿粗大运动能力的工具。该量表有 88 个评估项目，包括卧位和翻身、坐位、爬和跪、站立、行走和跑跳五个领域。施测题项数量依据年龄而有所不同，对 12 个月以下的婴儿施测量表中的 48 个项目；对 13～24 个月的幼儿施测量表中的 80(32＋48)个项目；对 24 个月以上的正常儿童施测量表中的所有项目。

(2)精细运动功能评估

常用的精细运动功能的评估工具有 Peabody 运动发育量表和精细运动功能评定量表(fine motor function measure scale，FMFM)。

① 杜晓新、黄昭鸣：《教育康复学导论》，181 页，北京，北京大学出版社，2018。
② 梁纪恒：《特殊儿童早期鉴别、评估与干预》，170 页，北京，中国轻工业出版社，2015。
③ 杜晓新、黄昭鸣：《教育康复学导论》，192 页，北京，北京大学出版社，2018。

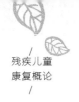
Peabody 运动发育量表是测试儿童运用手指、手以及上臂抓握物体、搭积木、画图和操作物体的能力。它既包括对精细运动能力的评估，也包括对粗大运动能力的评估，适用于 0～6 岁儿童。该量表中的精细运动分测试包括两项测试：抓握测试和视觉运动统合测试，从而得出精细运动商值。商值越高，说明儿童的抓握和视觉运动整合能力越强，反之越弱。

精细运动功能评定量表包括视觉追踪、上肢关节活动能力、抓握能力、操作能力和手眼协调能力五项分测验，测验难度依次增加。[1]

（3）知觉—运动功能评估

知觉—运动功能评估的一个常用工具是简明知觉动作测验（quick neurological screening test，QNST）。该测验具有较高的信度和效度，主要被用于评估与儿童学习有关的神经系统的整合能力，如韵律感、空间组织与身体平衡能力等。该测验简单易行，施测时间 20～30 分钟，评估对象为 6～12 岁儿童。[2]

常用的视知觉—动作统合测验是班达视觉动作完形测验（bender visual motor gestalt test，BVMGT），是班达为区分脑损伤与非脑损伤患者而编制的，适用于 5～11 岁儿童。该测验包括 9 个图案，是为说明完形心理学原理而设计的图形，并依据改变形状、旋转、缺乏统整性和固着四类错误计分。

2003 年，布兰尼根和德克尔对 BVMGT 进行了修订，并发布该测验的第 2 版——BVMGT-2。第 2 版增加了 7 张图片，由 1 个核心测验（临摹测验）和 3 个补充测验（回忆测验、动作测验、知觉测验）构成。

（4）感觉统合能力评估

学者郑信雄根据艾尔斯（Ayres）的研究成果编制了儿童感觉统合能力发展评定量表。1994 年，北京大学精神卫生研究所对此量表进行了修订，用于测查儿童感觉统合能力的发展水平。该量表包括五项内容：大肌肉运动及平衡能力，触觉过分防御及情绪不稳，本体感觉不佳、身体协调不良，学习能力发展不足或协调不良和大年龄特殊问题。适用于 6～11 岁儿童，由儿童父母或知情人根据其最近 1 个月的情况填写。[3]

艾尔斯于 1975 年编制并发表了南加利福尼亚感觉统合测验（southern california sensory integration tests，SCSIT），用于评估儿童的感觉和动作技能，适用于 4～11

① 杜晓新、黄昭鸣：《教育康复学导论》，191 页，北京，北京大学出版社，2018。
② 杜晓新、黄昭鸣：《教育康复学导论》，190 页，北京，北京大学出版社，2018。
③ 杜晓新、黄昭鸣：《教育康复学导论》，193 页，北京，北京大学出版社，2018。

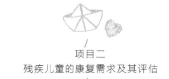

岁儿童。该测验由 7 个独立的分测验组成，分别为艾尔斯空间测验、南加利福尼亚图形—背景视知觉测验、南加利福尼亚动觉和触觉测验、南加利福尼亚动作准确度测验、南加利福尼亚知觉—动作测验、南加利福尼亚眼球震颤测验和颈部反射抑制姿势测验。

3. 言语功能评估

(1)言语功能的康复评估

言语的产生涉及三大系统，即呼吸系统、发声系统和共鸣系统。这三大系统包括五个言语功能模块，即呼吸功能、发声功能、共鸣功能、构音功能和语音功能[①]，对残疾儿童言语功能的康复评定围绕这五个模块展开。

言语功能的评估方式有定量评估和定性评估，评估方法包括主观评估和客观评估。在对残疾儿童的言语功能进行评估时，应将这两种方法结合起来，以达到全面、高效评估的目的。

失语症是与语言功能有关的脑组织的病变，造成患者对人类交际符号系统的理解和表达能力损害，因此，康复医学中常对失语症进行鉴别诊断。国内常用的失语症检查有北京医科大学第一临床医院神经内科编制的汉语失语症检查、中国康复研究中心根据日本标准失语症检查改编的失语症检查，以及河北省人民医院康复中心改编的波士顿诊断性失语症检查(第 2 版)汉语版。[②]

(2)言语功能的康复需求评估

了解儿童的语言能力包括对儿童的语言理解能力和语言表达能力的评估，可以考虑的项目：听词语指点物、图或做相应的动作；模仿说词语和句子；看物、图、动作说词语；给指定的词语配对；看图画或动作说句子；用词造句；看情节图画或动作表演进行叙述；朗读儿歌或短文；主题对话。[③]

在日常生活中，教师可留意学生是否存在说话的音质、音调、音量或共鸣与个人的性别或年龄不相符的情况；说话是否有明显不自主的重复、延长、中断，难以发出首语、急促不清的情况；语言的语形、语义、语汇、语法、语用的发展及语言理解或语言表达方面，是否与同龄人有明显的偏差。

4. 心理评估

教育领域的心理评估与医学领域的心理评定没有本质的区别。心理评估一般由受

① 杜晓新、黄昭鸣：《教育康复学导论》，49 页，北京，北京大学出版社，2018。
② 励建安、黄晓琳：《康复医学》，117 页，北京，人民卫生出版社，2016。
③ 梁纪恒：《特殊儿童早期鉴别、评估与干预》，261 页，北京，中国轻工业出版社，2015。

过专业训练的心理学工作者通过使用专业技术和工具，获得对个体全面或某一心理现象的相关信息，对个体当前的心理功能做全面、系统和深入的客观描述，或对个体行为和心理功能进行预测的过程。[①] 在康复心理学视域下，又有"康复心理评定"这一名词，它是指运用心理学的理论和方法，对因疾病或外伤造成身体功能障碍者或残疾人的认知功能、情绪、行为和人格等心理状况进行量化、描述和诊断。[②]

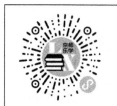

延伸阅读：认知、智力、情绪与行为的心理测验工具

教育领域的心理评估是指为了提供适宜的教育服务，评估者根据心理测量的结果和其他多方面的资料(如医学检查、日常的观察记录、个人的生长发育史、个人病史、家族病史、个人受教育的经历)，对被评估者的心理特征、发展水平及存在的问题做出判断、解释的过程。[③]

可见，无论是教育领域的心理评估还是医学领域的心理评定，都关注心理测验的工具和方法。当然，除了心理测验之外，心理评定还有其他方法。例如，观察法，利用评估者的感觉器官对被评估者的心理特征或行为表现进行评定；访谈法，评估者通过有目的的访谈收集被评估者的心理特征和行为表现等。

（三）活动和参与领域

ICF-CY 将人的功能状态分为身体结构与身体功能、活动和参与三个方面，康复医学中也会对患者的日常生活活动能力进行评定。让残疾儿童适应生活、融入社会是特殊教育的目的之一，因此，有必要对残疾儿童的活动和参与的需求进行评估，以确定这两个方面的康复计划。

日常生活活动是指人们为了维持生存、适应环境而每天必须反复进行的、最基本、最具有共性的活动。[④] 狭义的日常生活活动仅包括衣食住行和个人卫生等一系列保障基本生存的活动；广义的日常生活活动还包括与他人交往的能力和社会活动能力等。残疾儿童的日常活动除了自理、运动、交流之外，还应当包括在学校进行的一系列活动。

ICF-CY 中的参与是指个体投入一种活动情境中，代表功能的社会层面，是人主观性的体现。ICF-CY 将活动和参与的评估划分为学习和应用知识，一般任务和要求，交流，活动，自理，家庭生活，人际交往和人际关系，主要生活领域，社区、社会和

---

①　吴军：《烧伤康复治疗学》，67页，北京，人民卫生出版社，2015。

②　李建军、桑德春：《康复医学导论(第二版)》，59页，北京，华夏出版社，2012。

③　韦小满、蔡雅娟：《特殊儿童心理评估(第二版)》，16页，北京，华夏出版社，2016。

④　吴敏：《康复护理(第二版)》，上海，60页，同济大学出版社，2015。

公民生活九个方面。在对残疾儿童的活动和参与进行康复需求评估时，可以将日常生活活动能力评估和 ICF-CY 的框架有机地结合起来。

对残疾儿童活动和参与的康复需求评估可以灵活地运用观察法和访谈法。访谈可以和残疾儿童的家属完成，了解儿童吃饭、穿衣、如厕等自理能力的情况，儿童在社会交往、游戏、阅读等活动中的表现，在日常生活中有无出现活动和参与的问题，等等。特殊教育教师对残疾儿童的观察更多是在教育环境下，观察其同伴交往、课堂参与程度、运动能力、吃饭等行为表现。

此外，还有一些对日常生活活动能力和适应性行为的评估量表可以参考，如 AAMR 适应性行为量表修订版、儿童适应性行为量表及文兰适应性行为量表等，这些都将儿童的活动和参与包括在内。

（四）环境因素领域

在 ICF-CY 框架下，残疾儿童对环境因素的需求可以分为辅助技术获得与使用需求(包括学习、娱乐休闲、交通、日常生活)、所处的物理环境建设和改造需求(包括学校校舍、家庭、社区)、社会关系网络支持的需求(家人、同伴)及教育、卫生等公共服务政策的需求四个层面。

对环境因素的评估，主要依赖多场景的观察、多人员的访谈。相对微观的场景可以是与个体直接相关的班级、学校、家庭、社区场景，以及在这些场景中产生关联的人群；宏观的场景则可以是社会、经济、政策等。在评估微观环境因素的过程中，要注意避免评估的主观性，这一方面来自残疾儿童个体对不同环境的喜好程度不同，另一方面来自相关人群，如家长在提供资料时可能会夹杂一些主观判断，还有一方面来自评估者本身，可能会对儿童短期内的表现做出一定程度上的误判，如今天孩子心情不好，不想用筷子吃饭，但他平时都用筷子吃饭，若教师只根据一时的表现判断他需要接受使用筷子的训练，则是没有意义的。这就要求在评估残疾儿童对微观环境的康复需求时，要利用多种途径、多个相关个体收集资料，并进行对比分析；在对当前状态做出结论的同时，还要考虑到残疾儿童对未来环境的需求，为其未来发展做准备。

ICF-CY 的理论框架是在生物—心理—社会模式下的产物，这也在提醒着特殊教育教师，仅从身体结构与身体功能、活动和参与的角度考虑残疾儿童的康复需求是远远不够的，一定要考虑到环境的支持。对残疾儿童来说，友好的环境能够给予他们丰富的资源、刺激、安全感，为他们进行各种活动提供便捷性、创造更多可能。因此，尽管对宏观环境的贡献可能很小，但作为特殊教育工作者，为残疾儿童提供适宜其学习和发展的微观环境，是我们必然要担起的使命。

| 延伸阅读 |

儿童视觉功能及相关环境因素、活动和参与的评估

下面是儿童视觉功能及相关环境因素、活动和参与的评估示例。

视障对儿童从事各种活动的影响情况调查记录表

姓名_____   班级_____   日期_____

➤ 选填正确的答案代码：

　　0 ＝ 不受局限　　　1 ＝ 轻微局限　　　2 ＝ 中度局限

　　3 ＝ 严重局限　　　4 ＝ 极有限的可能　　5 ＝ 根本不可能

➤ 采用盲人(B)或低视(LV)补偿技术措施情况：

　　6 ＝ 尚未掌握任何补偿技术

　　7 ＝ 熟悉了解补偿技术，并得到部分代偿

　　8 ＝ 正在学习，但尚未掌握

　　9 ＝ 代偿能力良好

	0～5 / 6～9
A. 在沟通交流、获取信息和社会交往方面	
1a. 感识面部表情(在通常距离)	_____ / _____
b. 辨识发音口形	_____ / _____
2a. 沟通交流手势	_____ / _____
b. 手语(在通常距离)	_____ / _____
3. 再次辨认家庭成员、朋友、护理人员	_____ / _____
4. 读书、看报	_____ / _____
5. 看电视、电影	_____ / _____
6. 使用图书馆	_____ / _____
7. 使用电脑	_____ / _____
8. 打电话	_____ / _____
9. 与家庭成员的接触	_____ / _____
10. 与朋友的接触	_____ / _____

11. 与更大年龄组孩子的接触和交往 ＿＿＿＿ / ＿＿＿＿

12. 其他＿＿＿＿＿＿ ＿＿＿＿ / ＿＿＿＿

B. 在定向和行走方面

1. 在家里和院子里 ＿＿＿＿ / ＿＿＿＿

2. 在左邻右舍或再远一些的市区/城镇里 ＿＿＿＿ / ＿＿＿＿

3. 散步、徒步漫游 ＿＿＿＿ / ＿＿＿＿

4. 长途旅行、国外旅游 ＿＿＿＿ / ＿＿＿＿

5. 参加排练(体育、舞蹈、乐队、戏剧) ＿＿＿＿ / ＿＿＿＿

6. 参加文化活动、参观展览或展销会 ＿＿＿＿ / ＿＿＿＿

7. 其他＿＿＿＿＿＿ ＿＿＿＿ / ＿＿＿＿

C. 在实用生活技能方面

1. 个人卫生 ＿＿＿＿ / ＿＿＿＿

2. 家务事 ＿＿＿＿ / ＿＿＿＿

3. 在家中或餐馆用餐 ＿＿＿＿ / ＿＿＿＿

4. 清扫居室 ＿＿＿＿ / ＿＿＿＿

5. 花钱和购物 ＿＿＿＿ / ＿＿＿＿

6. 保持衣物整洁 ＿＿＿＿ / ＿＿＿＿

7. 其他＿＿＿＿＿＿ ＿＿＿＿ / ＿＿＿＿

D. 在要求近距离较长时间持续用眼的事情方面

1. 阅读 ＿＿＿＿ / ＿＿＿＿

2. 书写 ＿＿＿＿ / ＿＿＿＿

3. 较细致的家务活 ＿＿＿＿ / ＿＿＿＿

4. 较细致的学校功课 ＿＿＿＿ / ＿＿＿＿

5. 爱好、业余活动 ＿＿＿＿ / ＿＿＿＿

6. 其他＿＿＿＿＿＿ ＿＿＿＿ / ＿＿＿＿

注：如果受测儿童在任何一项中的功能更多地被视障之外的某种残障所妨碍，可在此项后面注明。例如，"书写：影响主要来自运动机能障碍"或"长途旅行：主要受到智力障碍的限制"。

要点回顾 ……▶

　　本任务首先对康复需求评估的概念进行了界定，并对康复评定与康复需求评估进行了区分，明确了康复需求评估的原则；其次阐述了对残疾儿童进行康复需求评估的意义所在；最后根据 ICF-CY 的框架对康复需求评估的领域、内容及评估方法和工具进行了介绍。

学习检测 ……▶

　　一、选择题

　　1. 以下哪些指标是残疾儿童康复需求的环境因素？（　　　）

　　A. 法律　　　　　　　B. 家庭　　　　　　　C. 政策　　　　　　　D. 班级

　　2. 康复需求评估时常用的资料收集方法有（　　　）。

　　A. 观察法　　　　　　B. 访谈法　　　　　　C. 成长记录袋　　　D. 测验法

　　二、简答题

　　1. 请简述康复需求评估的原则。

　　2. 请简述康复评定与康复需求评估的异同点。

　　三、论述题

　　1. 请你假想一名残疾儿童，并对他的各种情况进行介绍，包括姓名、性别、年龄、障碍类别等信息。

　　2. 如果对这名假想的儿童进行康复需求评估，你会怎样进行？

项目三　残疾儿童康复技术

导言

康复是不是意味着将疾病完全治愈(即痊愈)呢?

实际上康复和痊愈不同：后者是指治疗后健康恢复到患病以前的状态；而前者是指残存功能和潜在能力在治疗和训练后获得最大限度的发挥，是以"功能"为导向的，使康复者能够在生活、学习、工作的环境中达到最佳功能状态。

教育康复是整合教育与康复的手段和方法，为兼具教育和康复两种需求的特殊儿童提供服务的一门交叉学科，是特殊教育学和现代康复医学相结合的产物。[①]在教育康复的过程中，不用刻意去区分以教育为主还是以康复为主，重点在于将教育和康复的理念综合、恰当地运用到训练过程中。康复与教育贯穿在生活、学习的各个方面，通过适合的康复技术，制订教育康复方案，对残疾儿童的发展起到重要作用。

教育康复与康复治疗既有相同之处，又有明显的区别。其一，教育康复主要在特殊教育学校、福利机构、儿童教育康复机构中实施，服务对象为特殊儿童；康复治疗则在医院、医疗康复机构中实施，服务对象以成人为主。其二，目前我国的教育康复教师大多不具备康复医师或康复治疗技师的职业资格，而是通过培训学习并掌握基本的康复训练方法和技术，将训练融入儿童的学习和生活的各环节中，将康复目标与教育目标进行有机融合；而康复治疗则需要康复医师和康复治疗师在有医疗康复资质的机构中实施，通过应用躯体功能评定、精神情绪功能评定、言语功能评定和社会生活能力评定对伤残者进行综合评定，再应用物理治疗、作业治疗、言语治疗、心理治疗等技术，使其功能恢复到可能达到的最大限度。

因此，本项目侧重介绍特殊教育教师能够在特殊教育学校、福利机构、儿童教育康复机构等中实施的康复技术。

---

① 杜晓新、黄昭鸣：《教育康复学导论》，4 页，北京，北京大学出版社，2018。

学习目标

1. 掌握康复技术的概念。

2. 掌握常用的康复技术的分类。

3. 掌握物理治疗、作业治疗、言语治疗、心理治疗的概念。

4. 能够运用物理治疗技术、作业治疗技术对残疾儿童进行教育康复。

5. 了解常用的言语治疗技术和心理治疗技术，并能够配合专业人士进行教育康复。

6. 理解游戏治疗、音乐治疗、美术治疗的概念。

7. 掌握残疾儿童辅助器具的概念和种类。

8. 能够在教育中运用常见的残疾儿童辅助器具。

知识导览

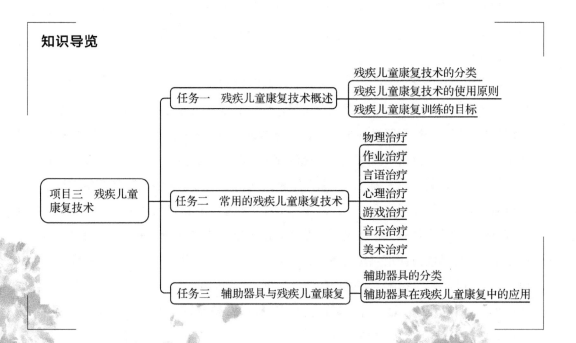

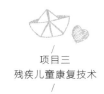

►任务一
残疾儿童康复技术概述

导入 ·····►

对残疾儿童来说，什么是最重要、最需要解决的问题？

答案很难一言以蔽之，不同的儿童在当下最需要解决的问题是不同的，但是对于将来，最重要的是提高生活质量、尽可能独立地参与社会活动、更好地融入社会。

对于普通儿童来说，进食、洗漱、如厕这些仿佛都是自然而然就学会了的生活技能；但是对于残疾儿童来说，这些技能可能是一座座需要不懈努力才能翻越的高山。

对于普通儿童来说，进入学校和同龄的儿童一起学习，掌握知识和技能，参加考试，最后参加工作，走向社会，这些都是自然而然的；但是对于残疾儿童来说，如果不进行康复，缺乏相应的支持，以上这些他们可能终其一生都无法实现。

残疾儿童的康复离不开相应的支持系统，而康复技术则是支持系统中最为重要的因素之一。

残疾儿童康复技术是指由康复训练人员，包括医师、康复技师、教育康复教师、心理治疗师、音乐治疗师、美术治疗师等专业人员，对残疾儿童进行功能康复所运用的各种技术手段的总称。

一、残疾儿童康复技术的分类

残疾儿童康复技术近年来不断发展，受到现代系统生物学、遗传学、脑神经科学和发育儿科学的影响，并不断与其他学科，如教育学、心理学的技术相融合。残疾儿童康复技术可按技术手段、技术实施对象、技术实施场所进行分类。

按技术手段分类，残疾儿童康复技术可分为现代残疾儿童康复技术(如物理治疗、作业治疗、言语治疗)和传统残疾儿童康复技术(如针刺、按摩、灸法、泡浴)。

按技术实施对象分类，残疾儿童康复技术可分为听力康复技术、言语康复技术、视觉康复技术、运动康复技术、心理康复技术等。

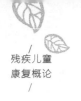

按技术实施场所分类，残疾儿童康复技术可分为医疗康复技术、教育康复技术、社会康复技术等。

二、残疾儿童康复技术的使用原则

儿童康复与成人康复不同。儿童不是缩小版的成人，他们一直都处在身心发展的过程中，残疾带来的负面影响不仅包括受损功能本身的直接影响，而且包括对儿童身心发展产生的影响。儿童的年龄越小，受到的影响就越明显。因此，残疾儿童康复技术的使用需遵循以下原则。

（一）针对性

康复技术的选用应在 SOAP 模式的指导下，在对残疾儿童进行功能评定/评估分析后，确定残疾儿童康复需求，再选用适合的康复技术进行有针对性的康复。

（二）适时性

全面了解和掌握残疾儿童生长发育过程中不同阶段从量变到质变的现象、规律及影响因素，残疾儿童康复训练应建立在遵循其自然生长发育规律的基础上，关注婴儿期、幼儿期、学龄前期、学龄期不同时期的训练重点，抓住残疾儿童生长发育的关键期，适时、及时地进行康复训练。

（三）连续性

任何康复技术所产生的效果都不是一蹴而就的，都需要持续训练才能达到预期效果。如果不能保持一定频率的连续训练，必然会影响训练的效果，甚至导致前期康复训练成绩倒退，错过残疾儿童生长发育的关键期。

（四）主动性

残疾儿童康复技术的使用应在遵循该技术的原理和关键点的基础上，符合所面对的残疾儿童的群体特点，注重个体的性格特征和兴趣点，与残疾儿童的生活、学习相融合，采用游戏等乐于接受的形式，激发残疾儿童在活动中的主动参与、主动探索，促进他们生理和心理的发展，避免重复刻板的训练活动，防止残疾儿童产生厌倦感和抵触心理。

（五）实际性

残疾儿童自身的情况复杂，所处的支持环境也常常十分复杂，学校、机构、家庭的康复设施设备往往达不到理想状态，在制订残疾儿童康复计划时应考虑到相关因素。当设施设备难以满足康复需求时，应遵循实际性原则，因地取材，根据本地区、本机

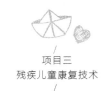

构的实际情况进行康复计划的开发及设施设备的改装、改进。

（六）综合性

残疾儿童的康复不能寄希望于某一康复技术来解决所有问题，康复团队的紧密合作是康复取得理想效果的首要条件。应定期进行残疾儿童康复工作会议，对残疾儿童进行评估，对前一阶段的康复效果进行评定，选择适合的技术，制订或调整下一步的康复计划，保证各种技术综合、有序地使用。

三、残疾儿童康复训练的目标

（一）促进残疾儿童的生长发育

1. 促进运动和神经系统的生长发育

对残疾儿童的肌肉、关节进行牵伸、活动、松动等训练，以及进行翻、坐、爬、走、跑、跳等运动训练，能够缓解痉挛，防止肌肉萎缩，提高和增强其肌肉力量和耐力，扩大关节的活动范围，促进肌肉、骨骼的生长，改善和提高其平衡与协调能力，提高神经系统的调节能力。

2. 增强体质

康复训练能够有效提高残疾儿童的心肺功能，促进其全身血液循环，增强其内分泌系统的代谢能力，全面增强其体质，促进其生长发育，增强其运动能力。

（二）减少或避免日常生活和学习中的不良伤害

1. 促进动作的灵活性、稳定性和准确性

对残疾儿童上肢、下肢由简单大动作向复杂小动作的训练，以及强调肢体远端关节的精细动作、多关节共同运动的协调控制训练，能够提高残疾儿童的双手、手眼等的协调能力，增强动作的灵活性、稳定性和准确性。

2. 提高动作控制能力

康复训练能够促进残疾儿童运动功能、感觉功能、移动功能、认知功能、感觉运动统合功能等方面的发育，改善残疾儿童的运动、平衡、协调、统合能力，逐渐改善他们粗大动作和精细动作的质量，提高对自身动作的控制能力，减少或避免日常生活和学习中的不良伤害。

（三）提高记忆力、注意力和思维能力

通过康复训练，残疾儿童在训练过程中，能够提高注意力，增强记忆力，改善认知功能，提高理解表达能力，拓展思维能力。康复训练应特别关注残疾儿童生长发育

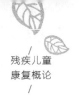

的关键期，并与之密切结合。

（四）促进心理发展和社会适应能力

1. 促进残疾儿童的心理发展

康复训练可以锻炼残疾儿童的毅力，增强其生活信心；在主动选择活动的过程中，他们能够增强独立感，发展兴趣爱好，并从成果中获得愉悦和满足；通过文娱活动，他们能够在康复的同时放松心情、陶冶情操。

2. 促进残疾儿童的社会适应能力

通过日常生活训练，使用改善的环境设施以及辅助器具，残疾儿童能够提高翻身、坐起、移动、进食、洗漱、如厕、穿衣、行走等生活方面的能力，发展日常生活活动技巧，逐步具备独立生活的能力。参与集体社会性活动，能够培养残疾儿童的交往能力、社会适应能力，提高其参与社会活动的积极性，使他们力所能及地参加一些社会劳动工作，为最终融入社会奠定基础。

◤ 要点回顾 ⋯⋯▶

本任务对残疾儿童康复技术进行了概述。通过本任务的学习，学习者能够对康复技术的分类、使用原则，以及康复训练的目标有整体认识。

◤ 学习检测 ⋯⋯▶

一、选择题

1. 对肌力不足的儿童使用按摩技术进行康复，属于（　　）。

A. 物理治疗　　　　　　　　　　　B. 运动康复技术

C. 传统残疾儿童康复技术　　　　　D. 现代残疾儿童康复技术

2. 因地取材、因材施教，体现了残疾儿童康复技术的（　　）原则。

A. 适时性　　　　B. 综合性　　　　C. 主动性　　　　D. 实际性

二、判断题

1. 选用残疾儿童康复技术时宜选用某一种技术，实施时再选用另一种技术。（　　）

2. 使用残疾儿童康复技术时应特别关注残疾儿童生长发育的关键期。（　　）

三、论述题

请查阅资料，结合一个实际案例对残疾儿童康复技术的使用原则进行论述。

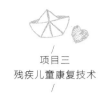

▶任务二
常用的残疾儿童康复技术

导入 ·····▶

小利，男，5岁，是一名脑瘫儿童。该儿童早产，出生体重2.4 kg，产后有窒息史。该儿童肌力不足，肌张力高，站立时容易摔倒，走路跟跄，不能做蹲起的动作。右上肢腋下夹紧，肘关节常屈曲，右手呈痉挛鸡爪状，不能持物。有语言表达障碍，多动，情绪不稳定，容易发怒，不能自己进食，需家长喂食。

面对小利的情况，我们需要采用哪些康复技术对其进行康复呢？

常用的残疾儿童康复技术包括物理治疗、作业治疗、言语治疗、心理治疗、游戏治疗、音乐治疗、美术治疗等。

一、物理治疗

（一）物理治疗的概念

物理治疗(physical therapy, PT)包括物理因子疗法和运动疗法。

1. 物理因子疗法

物理因子疗法是利用电、光、声等人工物理因子进行治疗，以减轻炎症、缓解疼痛、改善肌肉松弛、抑制痉挛、改善局部血液循环等。常用的物理因子疗法见图3-1。

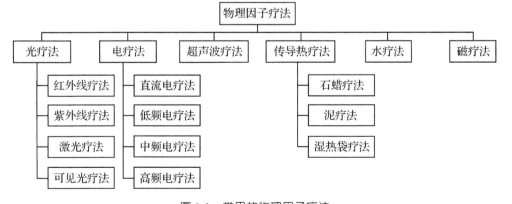

图 3-1　常用的物理因子疗法

2. 运动疗法

运动疗法是通过手法操作、器械锻炼、医疗体操等形式，使用主动的和(或)被动的运动方式以改善或代偿躯体或脏器功能的治疗方法，起到恢复患者丧失(或减弱)的运动功能，增强肌肉力量，改善平衡与协调能力，提高运动耐力，改善不正常的运动模式，防止肌肉萎缩、关节挛缩、骨质疏松、局部或全身畸形的作用。

常用的运动疗法包括肌力和肌肉耐力训练、关节活动度训练、平衡和协调性训练、步行训练、心肺功能训练、关节松动技术等。

（二）物理治疗的常用技术

要熟练掌握物理治疗的各种技术，需要了解人体运动系统、神经系统的解剖结构、生理功能以及运动特点，进行系统专业的学习培训。特殊教育、教育康复等相关专业的学生可以在了解残疾儿童特点的基础上，在教育活动过程中适当运用物理治疗技术，可以"寓康于教"，起到事半功倍的效果。

1. 肌力训练

肌力是指肌肉一次收缩所产生的最大力量。中枢神经损伤、周围神经损伤、肌源性疾病、失用性肌肉萎缩均可导致肌力下降。肌力训练需根据肌力大小进行设定，如表 3-1 所示。

表 3-1　肌力与训练方法

肌力大小	训练方法
0 级	被动运动
1～2 级	等长训练、助力训练
3 级	主动训练、助力训练、等长训练、等张训练
4～5 级	主动训练、抗阻训练等

2. 平衡训练

平衡是指物体所受到的来自各个方向的作用力与反作用力的大小相等，使物体处于一种稳定的状态。人体的平衡是指自身在静态时能够维持生理姿势，在运动以及受到外力作用时能够迅速调整并恢复到稳定姿势的能力。肢体残疾、视力残疾、听障儿童等可因躯体、视觉、前庭障碍以及中枢整合能力障碍出现失衡的状态。

平衡训练可以与肌力和耐力、关节活动度等训练相结合，必须与儿童自然的生长发育规律相吻合。

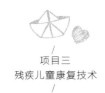

3. 协调训练

协调能力关系到各种动作完成的质量。动作完成的是否准确、稳定、灵活、迅速，完成过程中是否有肢体的震颤、抖动，都表现了动作的协调性。协调性与精细动作的完成息息相关，可以通过由简单到复杂、由慢到快等重复性训练来提高。训练中应注意低龄儿童的情绪，避免其产生厌倦甚至抵触心理，宜结合游戏来进行。

 | 案例分享 |

一、肌力训练案例

小明，男，5岁，右侧肘关节下缺失，肩前屈肌群肌力3级。

训练方法：健侧卧位，患侧上肢放于体侧，训练者一手托起小明的上臂，另一手轻扶于其肩前进行引导，进行肩关节屈曲运动。每组8次，每次训练做3～5组，根据肌力情况进行调整。

二、平衡训练案例

小丽，女，1岁5个月，视障儿童，全盲无光感，可在家长的扶持下站立，松手后可稳定站立。

训练方法：

1. 坐位训练。小丽在训练者的扶持下取端坐位，待稳定后训练者放手使其独坐，可在小丽手中放一个玩具，以免她烦躁、恐惧。训练者可轻推小丽，使其摇晃，训练其平衡反应。

2. 肘膝位训练。小丽在训练者的扶持下取肘膝位，待稳定后训练者放手使其独立。训练者可轻推小丽，使其摇晃，训练其平衡反应。也可帮助小丽从四点位转化成三点位，进行训练。

3. 高跪训练。小丽在训练者的扶持下取高跪位，上身挺直，稳定后训练者放手使其独跪。训练者可轻推小丽，使其摇晃，训练其平衡反应。也可帮助小丽进行高跪位、半跪位之间的姿势转换，并练习高跪位行走。

4. 站立训练。小丽在训练者的扶持下取站立位，待稳定后训练者放手使其独站。训练者可轻推小丽，使其摇晃，训练其平衡反应。

需要注意的是，上述训练方法可依次进行，待坐位训练稳定后进行肘膝位训练，再依次进行高跪训练、站立训练，不可急于求成。在训练中，可结合儿童喜欢的玩具，如大球、小推车等进行。训练应在儿童心情愉悦的情况下进行，有儿童熟悉的人员在场，同时要注意不可贸然推儿童，以免儿童紧张、恐惧。

三、协调训练案例

小安，女，2岁5个月，视障儿童，单眼视力0.1。小安活泼好动，但是在取食物和小玩具时经常会出现掉落的情况。

训练方法：着重训练小安的上肢协调能力和方向性动作练习，采用游戏的方式，可结合认知活动进行。

1. 拍肩游戏：训练者和小安一起有节奏地进行拍肩游戏，用右手拍左肩，左手拍右肩，训练者以口令带领小安，逐渐加快速度，待小安习惯后，还可以进行节奏的改变、拍的部位根据口令发生变化（如拍肩、拍膝、拍足等）。

2. 虫虫飞游戏：训练者和小安一起唱《虫虫飞》歌谣，并配合相应的动作，逐渐练习双食指对指的准确性，以及手指准确的指向性。可逐渐加快速度，以及改变指向部位，训练小安对口令反应的速度和准确性。

虫虫虫虫飞（食指靠拢再分开），飞到嘴巴上（食指一起指嘴巴）。

虫虫虫虫飞（食指靠拢再分开），飞到鼻子上（食指一起指鼻子）。

虫虫虫虫飞（食指靠拢再分开），飞到眼睛上（食指一起指眼睛）。

虫虫虫虫飞（食指靠拢再分开），飞到耳朵上（食指一起指耳朵）。

虫虫虫虫飞（食指靠拢再分开），虫虫不见上（双手一起放到背后）。

二、作业治疗

（一）作业治疗的概念

作业治疗（occupational therapy，OT）是通过指导康复者参与选择性、功能性活动，针对其功能障碍，最大限度地降低残疾程度，达到增强独立生活能力、环境适应能力及社会参与能力的目的。[①]

作业治疗包括功能性作业疗法、日常生活活动训练、认知与感知作业治疗、心理作业疗法、辅助器具或技能使用等（见图3-2）。通过模拟或实际练习日常生活、娱乐、工作中的各项活动，提高日常生活活动能力、社会参与能力、技能辅助能力等，最终

---

① 严兴科：《康复医学导论》，99页，北京，中国中医药出版社，2017。

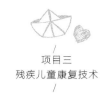

改善生活质量。

作业治疗适用于由中枢神经系统疾病、肌肉骨骼与关节障碍、外伤、认知障碍、心理障碍、发育障碍、精神障碍等造成的肢体残疾、智力残疾、精神残疾、视力残疾等儿童。

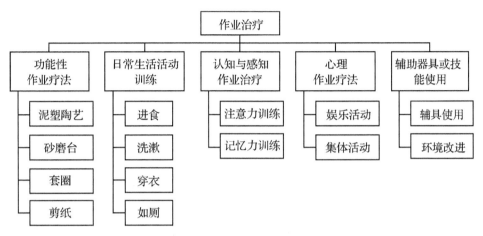

图 3-2　作业治疗的内容

（二）作业治疗的常用技术

作业治疗进行时应注意残疾儿童的主动参与性，根据儿童的疾病情况、体力、兴趣等有针对性地调整其训练，关注儿童的身心发展规律。方案要因地制宜、因地取材，根据家庭、学校、机构的实际情况制订。在训练进行时注意对儿童的保护。

作业治疗技术在实际应用中可根据其康复的功能目的进行分类，主要包括改善上肢及手部运动功能的作业训练、维持和改善关节活动度的作业训练、改善协调性的作业训练、使用辅具的作业训练、促进社会交流能力的作业训练。

1. 改善上肢及手部运动功能的作业训练

改善运动功能的作业治疗需要与物理治疗相结合，对儿童的肌力、肌张力进行测定，对儿童可完成的姿势进行评定，促进正常的俯卧、肘膝、坐、立位姿势的形成和保持，促进手臂与肩胛带的动作分离，增强肩胛带的自主控制，为上肢的精细动作的发展奠定基础。

2. 维持和改善关节活动度的作业训练

关节活动度训练要首先掌握各关节的正常活动范围，力求达到最大的活动度，为之后的独立运动的发展奠定基础，防止关节挛缩变形。观察评定儿童头部、肩关节、肘关节、腕关节、掌指关节、指间关节、髋关节、膝关节、踝关节的活动度。在此基础上，选择合适的体位，诱发儿童达到受训关节的最大活动度。

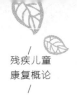

3. 改善协调性的作业训练

通过双手协调、手眼协调等作业训练，根据活动的不同阶段，不断训练完成的正确性和速度，可结合儿童的身心发展过程，与生活技能训练、认知训练等相结合。

4. 使用辅具的作业训练

在不断锻炼，增强独立、减少辅助的同时，根据儿童的实际情况，对环境进行改善，适当使用辅具，增强儿童完成日常生活、学习的能力及独立的信心。例如，带有吸盘的碗可以避免在儿童进食时从桌上掉落，套在腕部的"C"形夹可以帮助手指残疾的儿童使用餐具，书写自助器可以帮助残疾儿童书写。

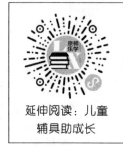

延伸阅读：儿童
辅具助成长

5. 促进社会交流能力的作业训练

残疾儿童需要不断提升自身融入社会、参与社会活动、与他人沟通交流的能力，在作业训练中，需要适时地走出家庭、走入社会、参与交流。例如，和其他儿童共同完成某项训练或在游戏中合作，或通过电话与他人进行交流，或进行模拟购物训练，或到超市购置物品，或在家长的带领下乘坐交通工具等，这些训练都可以为残疾儿童融入社会提供帮助。

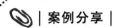 | 案例分享 |

改善协调性的作业训练

小红，女，11个月，患先天性视网膜发育不良，左眼无视力，右眼视力由于无法配合视力检查，但可对约 50 cm 处的直径为 10 cm 的物体进行追踪。小红性格活泼，粗大动作发育较好，喜走，很少爬行，可以用手拿起较硬的食物放入口中，但有时会掉，捏取较软的食物时会捏碎。

训练方法：

1. 双手协调能力训练：练习撕纸游戏，双手协调向相反的方向用力，将纸撕开，再用双手的食指捏住纸撕成小块，开始先用软纸如卫生纸，之后可以逐渐用皱纹纸、报纸等，注意不要让孩子吃到嘴里。

2. 手眼协调能力训练：将食物（如小馒头）放到透明的罐子里，告诉小红食物在罐子里，让她自己把手伸进去拿食物，然后将食物放入口中，逐渐让她一手固定罐子，一手从罐子里拿东西并送入口中。

3. 玩具训练：套圈、玩形状轮、穿珠子训练等。

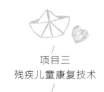

三、言语治疗

（一）言语治疗的概念

言语治疗（speech therapy，ST）是对脑部损伤、小儿脑瘫及一些先天语言缺陷等引起语言交流障碍的患者进行评价、言语或语言矫治的方法。[①] 常见的言语或语言障碍有听觉障碍（语言获得之前和获得之后）、语言发育迟缓、构音障碍以及吞咽障碍等。

言语是在中枢神经系统的控制下，通过外周发音器官复杂而精确的运动而产生的语音；语言则是人类社会中约定俗成的以语音/符号为物质外壳，由词汇和语法两部分组成的符号系统。言语障碍主要是由大脑中负责控制协调唇、舌、软腭等构音器官肌肉运动的区域受损及（或）呼吸系统、发声系统和共鸣系统产生障碍而引发的。语言障碍是由大脑中负责语言的各个中枢（语言中枢、感觉中枢、书写中枢、阅读中枢）障碍导致的语言信息接收障碍、语言表达（含口头语言、书写、肢体语言等）障碍而引发的。

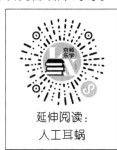

延伸阅读：
人工耳蜗

普通儿童从"听见"到"学会说话"似乎是一件顺理成章的事情，那么是不是只要接收到声音的讯号，就能自然而然地产生语言，并表达出来呢？请大家认真阅读后面的内容。

（二）言语治疗的常用技术

言语治疗技术需要根据残疾儿童的障碍特点进行评估后使用。

听觉障碍儿童需要使用听觉训练（如听觉觉察、听觉分辨、听觉识别、听觉理解等训练）、唇读训练、口语训练、嗓音训练、手语训练等。

语言发育迟缓儿童的训练包括注意辨别和记忆训练、发声诱导训练、词语表达训练、语句训练、交流训练、言语代偿训练等。

构音障碍儿童的训练包括松弛训练、构音器官运动训练、构音训练等。

吞咽障碍儿童训练包括吞咽器官运动训练（如下颌面腮部训练、口周肌肉运动训练）、口腔感觉训练、近视训练等。

延伸阅读部分将介绍几种简单可行的言语治疗技术，根据残疾儿童的实际情况开展有针对性的训练。

---

① 严兴科：《康复医学导论》，99 页，北京，中国中医药出版社，2017。

| 延伸阅读 |

呼吸控制训练和口腔控制训练

一、呼吸控制训练

呼吸控制训练属于构音器官运动训练的基础性训练，是对呼吸气流量和呼吸气流的控制，是正确发音的基础、构音的动力，也是语调、音节形成的基础。

正确坐姿：坐位，踝关节、膝关节、髋关节均保持90°，头中立位，躯干挺直，双肩水平位。

对年龄大、认知能力强的儿童，可用语言引导其"用鼻子深吸气，让肚子鼓起来，憋住，用嘴呼出去"，同时可将儿童的手放在腹部让他感受。对年龄小的儿童，可采用游戏的方式，吸气后轻轻捏住他的鼻子，憋气3秒后放开。待儿童适应后，可逐渐延长憋气时间。对呼气能力弱的儿童，可在呼气末轻压儿童的胸部和腹部，帮助其呼气。

如果儿童不能分别用口或鼻进行吸气、呼气，训练者可以轻捏住儿童的口，让其用鼻吸气，然后捏住儿童的鼻，让其用口呼气。可结合发音练习，用口呼气时发"s""f"的音。

二、口部控制训练

口部控制训练是针对闭口不能或口周肌肉控制不良，导致构音或吞咽障碍的残疾儿童的训练。

1. 控制口唇闭合训练。

(1)对无法主动闭合口唇的残疾儿童，训练者可帮助其进行被动运动，提高其口轮匝肌的肌力。

(2)使用冰块或小刷子轻触儿童的口唇处。

(3)让儿童通过吸管练习吹气和回吸，可在吸管前放置颜色鲜艳的纸条，让儿童能够观察到气流吹动纸条，待力量增强后，可让儿童吹哨子、喇叭等带声响的玩具，提高他的兴趣。

(4)儿童闭合口唇，反复做鼓腮运动，避免漏气。

(5)训练者用手指轻压儿童口唇周围，让儿童做开口的动作，增加阻力，锻炼口部肌力。

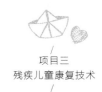

2. 噘嘴与咧唇训练。

(1)儿童做撮紧唇部然后噘嘴的动作,维持3～5秒,然后做咧唇的动作,让口唇尽量大地打开,同时咬紧上下牙齿。

(2)噘嘴但不过分撮紧唇部,发"wu"的音,然后咬合上下牙,发"yi"的音。反复进行练习,让发音逐渐清晰、稳定。

四、心理治疗

(一)心理治疗的概念

心理治疗是指应用心理学的理论和技术,用语言和非语言的治疗模式,有目的、有计划地减轻其情感障碍和其他精神症状,改善其不能适应环境的行为模式,促进人格的成长和发展。[①]

残疾儿童因导致残疾的疾病本身在生长过程中所受到的挫折较大或有身心创伤,可能存在不同程度的情绪障碍与行为异常,需要心理治疗。心理治疗人员通过观察、试验、谈话以及心理测试对儿童进行评估,再制订治疗方案,通过心理咨询、行为疗法、认知疗法等改善儿童的精神心理状态,增强其康复意识和信心,提高其适应学习与生活环境的能力。

受年龄、认知水平、语言表达能力等的影响,残疾儿童不会自行要求进行心理治疗,他们在评估和治疗过程中的沟通能力不足,同时又处在心理飞速发展的时期,极易受到周围环境和人员的影响。因此,残疾儿童的心理治疗具有其特殊性,也对治疗人员提出了很高的要求,同时还需要全体家庭成员、保育人员、护理人员以及教师的共同参与。

(二)心理治疗的常用技术

残疾儿童心理治疗的形式主要有单独、家庭与集体治疗几种形式。单独的治疗形式有助于观察儿童在家长不在场时的行为表现;有父母以及所有家庭成员参与的家庭治疗有助于观察儿童与父母及其他家庭成员的行为和关系、了解障碍的原因;多名儿童共同参与的集体治疗有利于观察儿童之间的交往行为,促进社会学习,促进儿童之间的相互

---

① 李晓捷:《实用儿童康复医学(第二版)》,98页,北京,人民卫生出版社,2016。

理解和帮助。

心理治疗的常用技术有行为治疗、集体治疗、认知治疗、家庭治疗、箱庭疗法等。

①行为治疗是将治疗点放在可观察到的外在行为或可具体描述的心理状态上，充分运用学习的原则，改善非功能性或非适应性的心理与行为。根据儿童的行为确定正性或负性反应量，给予相应的刺激。常用的方法有正性强化法、代币制、示范法、负性强化法、惩罚法、消退法、系统脱敏法、实践脱敏法、冲击疗法、厌恶疗法等。

②集体治疗是将选择好的儿童安排在一个小组内，定期进行引导、启发和帮助的治疗性聚会，也是使儿童逐渐具备社会责任、适应社会的一种方法。

③认知治疗重在矫正儿童扭曲的、不当的、不合理的、消极的信念或想法，从而使情感与行为得到相应的改变。

④家庭治疗将整个家庭作为对象，重点关注家庭各个成员之间的关系，解决导致儿童心理障碍的家庭问题，调节儿童的心理状态。

⑤箱庭疗法又称沙盘疗法，通过对儿童从玩具架上任意挑选玩具进行摆放后的作品的分析，分析儿童的心理特点，同时减轻儿童的焦虑和压力。

 | **延伸阅读** |

沙盘游戏对孤独症的干预效果

沙盘游戏对孤独症的干预效果主要体现在改善其社会交往、语言沟通及行为问题等方面。首先可以改善孤独症儿童的核心症状，提升其社会交往能力，如可以通过团体沙盘游戏，使孤独症儿童和普通儿童组成团体，通过普通儿童的带教，以及儿童之间语言、目光、行为等的互动，促进孤独症儿童的朋辈沟通以及社会理解能力的提升。其次可以通过沙盘游戏中对沙具的认识、与咨询师以及其他儿童的语言交流等，有效增加孤独症儿童的词汇量，提高其沟通能力。还有很多研究表明，经过这种治疗，孤独症儿童在治疗前出现的刻板行为、毁物、冲动、多动、焦虑等情况能够得到有效缓解。

五、游戏治疗

游戏是儿童期的重要活动，在儿童的生长发育过程中起着重要作用，不仅可以满足儿童活动的需要，而且可以促进儿童的身心健康发展。游戏治疗就是开展儿童

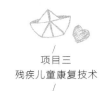

乐于参与的游戏活动，使儿童能够处于愉悦、兴奋的状态，发展动作能力，促进身体发育，提高认知能力，发挥想象力和创造力，培养意志力，同时还能够加强团队合作能力。

游戏治疗首先应关注不同残疾儿童的障碍特点，如脑瘫儿童可能具有异常姿势与行为、感觉障碍、认知障碍等，视障儿童可能具有视知觉发育障碍、运动能力不足、平衡协调能力不足等；其次应关注不同残疾儿童的个体差异，即使是同一类型的残疾，每一个残疾儿童也都有其独特的特点，性格兴趣也各不相同；最后在设计游戏时，也要参考同龄普通儿童游戏能力的发育规律，不断提升残疾儿童的游戏能力。

 | 延伸阅读 |

传递游戏

1. 适用人群：脑瘫儿童、视障儿童、肢体障碍儿童等。

2. 游戏方法。

(1)让儿童面对面坐两排，根据儿童的情况调整距离。

(2)家长坐在儿童身后帮助儿童稳定身体，保持平衡，用语言或手势等对儿童进行动作引导。

(3)让儿童将手中的球推向对方，看谁推得又准又快，可以依次推球，还可以由一方发出指令，根据指令推球，亦可配合音乐节拍推球，或指定某个颜色的球推球。

3. 目的：以游戏的方式创设活泼轻松的环境，改善儿童的沟通能力，提高肩、肘关节的屈伸运动与双手协调运动的能力，以及对颜色、质地等的认知能力。

六、音乐治疗

音乐治疗是通过儿童的音乐体验和治疗师与儿童由音乐而建立、发展起来的良好治疗关系，帮助他们解决生理、心理方面的障碍的治疗方法。该疗法主要被用于有脑部损伤、脑瘫、语言障碍、听觉障碍、孤独症等的残疾儿童的康复。[1]

音乐是通过音的高低、长短、强弱、音色及节奏等要素按照一定的规律组合起来

---

① 李晓捷：《实用儿童康复医学(第二版)》，219页，北京，人民卫生出版社，2016。

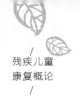
的特殊符号，其中节律、旋律是音乐的关键。音乐可以直接引发人们的情感体验，对心理产生强烈的感染和影响，对情绪和行为起到调节作用。对于残疾儿童，音乐治疗可以促进其大脑的发育，加强儿童记忆的持久性、准确性，还可以增强儿童的注意力，提升儿童的抽象思维能力。良性的音乐可提高大脑皮质的兴奋性，改善儿童的情绪，减轻紧张、忧郁、焦虑等不良的心理状态。通过合奏、合唱等合作性音乐活动促进儿童社会交往能力的发展，为语言交流障碍的儿童提供交流的方法，也为儿童提供相互交流、分享愉悦的机会。

音乐治疗根据参与者的参与形式可分为主动音乐治疗和被动音乐治疗；根据参与者的数量，可以分为集体音乐治疗和个体音乐治疗。

常见的音乐治疗技术主要有 RBT（rhythm-based therapy）、奥尔夫音乐疗法、接受式音乐疗法、体感震动音乐疗法及传统五行音乐疗法等。RBT 是以节奏为基础的音乐疗法，发现儿童身心适应的节奏，并帮助儿童通过音乐重建有节奏的运动方式；奥尔夫音乐疗法是将唱、动、奏三种音乐表现融为一体，启发儿童在音乐旋律下即兴表演，强调手段的丰富性、灵活性和生动性；接受式音乐疗法强调治疗师根据儿童的现场表现进行音乐创作并进行即兴表演，从而对儿童进行有针对性的治疗；体感震动音乐疗法将音乐中的信号经过物理换能转换为震动，通过触觉、振动觉使身体松弛，并改善大脑情绪、认知、听觉、言语等方面的功能，缓解紧张情绪；传统五行音乐疗法遵循中医五行学说理念，通过音乐恢复儿童五脏功能的平衡，使其康复。

七、美术治疗

美术治疗是一种以绘画、雕塑等视觉艺术为治疗媒介，由受过专业训练的治疗者实施，通过开展美术创作、作品分享等活动达到心理诊断及治疗目的的方法。美术治疗的产生是心理学、教育学、艺术学等多学科相互影响与作用的结果，其发展受到心理学、心理治疗流派，以及社会学、哲学思潮的影响。[1]

美术治疗通过治疗师观察分析残疾儿童的美术作品，并指导残疾儿童尝试进行美术活动，从而对残疾儿童的视觉、触觉、知觉的综合感知能力进行干预，协助他们培养对事物性质、规则和特点的判断力，增强他们表达的准确性，发展其思维能力，促进其生理和心理的平衡发展，并使他们在完成作品的过程中获得成就感和愉悦感，培养其社会交往能力。对于表达能力较弱或缺失、发展滞后、运动能力较弱等难以进行

---

① 周红：《美术治疗的发展：回顾与展望》，载《华东师范大学学报（教育科学版）》，2014(1)。

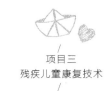

复杂表达、交流的重度残疾儿童，美术治疗也是他们沟通交流的可行方式。

美术治疗进入我国后，一些美术治疗师也在尝试进行治疗的本土化，如利用中国画欣赏与"意象"绘画法进行美术治疗。随着科技的进步，将计算机及其辅助音频、视频软件的运用当作美术创作工具的可能性也在探讨之中。这些都为美术治疗的发展提供了广阔的空间。

| 案例分享 |

在任务二学习的最后，大家可以再回顾一下本任务的导入中小利的案例。残疾儿童的情况往往和小利一样，表现是多系统、多方面的，因此不能单纯用某一种技术进行康复。针对小利的情况，我们应该怎么办呢？希望大家能从下面小利的训练方案中得到一些启发。

一、肌力训练

下肢和上肢的肌力训练，采用主动训练和抗阻训练。例如，小利仰卧，伸直下肢，双下肢进行交替抬高，进行股四头肌肌力训练，训练师可在其大腿前面适当施加阻力，小利与其对抗，进行抗阻运动。

二、上肢训练

1. 小利俯卧于地板上，首先以双肘部及双前臂贴近地板，与上臂呈90°，支撑身体。

2. 在上述动作稳定后，让小利用左上肢支撑身体，用右上肢向前够取放置在身体前面的玩具，训练者帮助固定肩胛带，帮助其伸直肘关节。

3. 让小利俯卧在大龙球上，做双臂伸直、外展、后伸的动作。

三、手指训练

1. 放松前臂及手部肌肉，用软刷擦刷手臂、手及手指。

2. 在放松的基础上，把手指插入黏土中，用大拇指和其他手指将黏土撑开。

3. 在放松的基础上，将橡皮筋套在小利的五个手指上，练习以五指背撑开橡皮筋。

四、其他训练

1. 步行训练。

2. 交流训练。

3. 心理治疗。

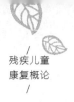

要点回顾 ……▶

本任务对残疾儿童常用的康复技术进行了简要介绍，重点对物理治疗、作业治疗、言语治疗和心理治疗等康复技术进行了阐释。

学习检测 ……▶

一、选择题

1. 肌力分为(   )级。

A. 3 级　　　　　　　B. 4 级　　　　　　　C. 5 级　　　　　　　D. 6 级

2. 作业治疗包括功能性作业疗法、(   )、认知与感知作业治疗、心理作业疗法、辅助器具或技能使用等。

　　A. 粗大运动训练　　　　　　　　　B. 日常生活活动训练

　　C. 平衡协调训练　　　　　　　　　D. 关节稳定性训练

3. 改善运动功能的作业治疗是(   )。

　　A. 为了增强肌力　　　　　　　　　B. 为了降低肌张力

　　C. 为了增强平衡　　　　　　　　　D. 为精细动作的发展奠定基础

4. 心理治疗中的代币制属于(   )的一种。

　　A. 认知治疗　　　　B. 行为治疗　　　　C. 游戏疗法　　　　D. 箱庭疗法

二、判断题

1. 运动疗法就是通过残疾儿童主动运动锻炼达到改善或代偿躯体或脏器功能的治疗方法。(   )

2. 听障儿童可因前庭功能障碍而影响平衡能力的发展。(   )

3. 作业治疗技术不仅针对精细动作的完成进行改善，而且对残疾儿童的心理发展具有促进作用。(   )

4. 促进手臂与肩胛带的动作分离是上肢运动协调稳定的重要基础。(   )

5. 美术治疗的目的是让残疾儿童掌握绘画技巧，成功地完成美术作品。(   )

三、论述题

1. 请简述物理疗法的内涵。

2. 请查阅资料后结合实例对作业疗法的内涵及康复目标进行论述。

四、案例分析题

小峰，男，12 岁，患脑部肿瘤。术后，小峰常无法顺利说出日常生活中的某些原

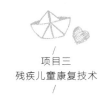

来非常熟悉的物品的名称。例如，对于"豆腐"，他知道是一种白色的、质地柔软的、好吃的菜品，可以煮着吃，也可以炒着吃，却不知道它的名称是什么。小峰的这种表现是什么问题？应如何进行康复？

▶任务三
辅助器具与残疾儿童康复

导入 ⋯⋯▶

2022年3月4日至13日，我国北京和张家口承办了第13届冬季残疾人奥林匹克运动会。冬季残疾人奥林匹克运动会体现了残疾运动员自强不息、热爱生活、热爱运动的精神，对于有视力、听力、肢体等方面残疾的运动员来说，他们怎样才能进行比赛呢？当然离不开经过特殊装配的运动辅助器具，如轮椅冰壶中运动员使用的轮椅。

在残疾人的生活、学习中，辅助器具已然成为他们有效参与社会、实现高质量生活的保障。

辅助器具是指功能障碍者使用的、特殊制作的或一般可得到的用于以下目的的产品(包括器械、仪器、设备和软件)：有助于提高参与性；或对身体功能(结构)和活动起保护、支撑、训练、测量、替代作用；或为防止损伤、活动受限、参与限制。辅助器具的范围不包括药品、植入器及非技术解决办法，如他人辅助、导盲犬、唇读等。

辅助器具强调能够帮助残疾人克服自身损伤造成的困难，以及环境障碍造成的困难。有效使用辅助器具，可以发挥残疾儿童的潜能，进行补偿或代偿原有的活动功能，解决他们在日常环境中遇到的困难，改善他们的生活和学习质量。

一、辅助器具的分类

辅助器具因人而异、种类繁多。为了便于查询、应用和管理，常采用以下几种分类方法。

（一）按照适用人群分类

按照辅助器具的适用人群分类，即视力残疾辅助器具、听力残疾辅助器具、言语残疾辅助器具、肢体残疾辅助器具、智力残疾辅助器具、精神残疾辅助器具。这种分类方法较容易被理解，但对于器具本身来说分类并不唯一。

（二）按照使用环境分类

ICF 提出了用于生活、移动、交流、教育、就业、文体、宗教不同环境下使用的辅助器具，同时又在二级分类中提出了居家和公共环境下的无障碍建筑辅助器具，这样整合起来也就是在 9 种环境下的辅助器具。这种分类方法容易被理解、使用方便，但对于器具本身来说分类也并不唯一。

（三）按照使用功能分类

根据《康复辅助器具　分类和术语》(GB/T 16432—2016)，可将 815 类辅助产品分为 12 个主类及相应的次类和支类。这种分类方法最为完善，而且通过代码能反映出各类辅助器具在功能上的联系和区别，利于统计管理。但残疾人在选用查找时可能会面临困难，因为这种方法在国内并未被广泛应用。

二、辅助器具在残疾儿童康复中的应用

（一）辅助器具在残疾儿童康复中的作用

针对残疾儿童的发展需求，辅助器具在其康复中的作用主要体现在以下几个方面。

①替代和补偿残疾儿童丧失的功能。例如，助听器、人工耳蜗可补偿听觉功能，助视器可补偿视觉功能，假肢可替代原有肢体补偿站立、行走功能。

②提高运动功能，减少并发症。假肢、助行器可提高残疾儿童站立、行走、运动等的功能，改善血液循环，防止心肺功能减弱、压疮等并发症的发生。

③提供保护、支持，防止伤害。防护镜可以避免青光眼儿童的眼球受到碰撞后产生二次伤害；矫形支架为骨折处提供保护；坐姿椅、角椅帮助儿童维持独自和良好的坐姿；矫形器为关节稳定、肢体位置的保持提供条件。

④提高儿童的生活自理能力。辅助叉、辅助勺帮助儿童自行进食，容易握住的杯柄、牙刷把等可以让儿童的生活更为自如。

⑤提高儿童的学习交流能力。书写板、绘画桌、握笔器帮助肢体障碍儿童书写、绘画；头部控制杆可通过头部运动帮助手部不能自如操作的儿童使用电脑或书写；闪光门铃让听障儿童知道有人来访。

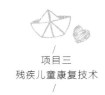

（二）辅助器具的应用特点

对残疾儿童的康复来说，辅助器具在应用中有以下特点。

①广泛性。辅助器具不是可有可无的，而是所有残疾儿童都需要的，是残疾儿童提高生活质量、避免受到伤害的必需品。

②个体差异性。即使是需要同一类的辅助器具，由于残疾儿童个体的残疾情况、身体发育情况、使用需求、地区环境、经济条件等诸多方面的不同，个体适用的辅助器具也是不同的。

③及时性。辅助器具的使用越早越好，及早使用可减缓残疾的进一步加重，防止二次伤害，促进心理和生理发展的需要，对残疾儿童来说尤为重要。注意及时性还应包含及时更换，儿童因其生长发育，身心需求的变化较大，辅助器具也要随之而发生变化。

（三）常用的残疾儿童辅助器具

残疾儿童辅助器具的选配属于辅助技术服务的核心。需要由专业人员对儿童的身体状况、使用需求等进行专业评估后配备。在选配前还应对儿童及其家长进行系统的训练，为辅具的正确使用奠定基础。配备后需要对儿童使用的情况进行定期评定，对辅具进行定期维护，并根据需求再进一步调整，以提供最佳使用体验。因此，辅具器具的选配也被称为"辅具适配"。下面按残疾类别简单介绍不同障碍类别儿童常用的辅助器具。

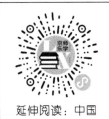

延伸阅读：中国
国际福祉博览会

①肢体障碍儿童常用的辅助器具：上肢假肢、下肢假肢、矫形器、轮椅、脑瘫轮椅、爬行架、手杖、助行器、站立架、移乘板、生活自助器具、洗浴椅、座便椅、绘画桌、书写板等。

②视障儿童常用的辅助器具：盲杖、助视器、望远镜、专用滤镜、盲文板(笔)、阅读机、语音手表等。

③听障儿童常用的辅助器具：助听器、人工耳蜗、闪光门铃、震动闹钟等。

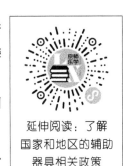

延伸阅读：了解
国家和地区的辅助
器具相关政策

④智力障碍儿童常用的辅助器具：防走失腕表、触摸式电脑、沟通板等。

此外，还有许多辅助器具同时适用于不同类别的障碍儿童。

残疾儿童
康复概论

要点回顾 ……▶

本任务对残疾儿童康复中的重要因素——辅助器具进行了介绍。通过本任务的学习，学习者应知道辅助器具的外延非常广泛，也应充分意识到辅助器具对残障儿童康复的重要意义和价值。特殊教育教师知道并能够为学生及其家长提供必要的辅助器具资源是非常重要的。

学习检测 ……▶

一、选择题

1. 下列不属于辅助器具分类方法的是(   )。

A. 按照适用人群   B. 按照使用环境

C. 按照使用目的   D. 按照使用功能

2. 小豆是一名孤独症儿童，他喜欢用图卡表达自己的需求，如"喝水""吃饭"等，这属于(   )。

A. 补偿功能   B. 提高交流能力

C. 保护功能   D. 提高运动功能

二、判断题

1. 辅助盲人出行的导盲犬，是辅助器具的一种。(   )

2. 低龄残疾儿童因为在不断生长发育，所以不必及时配备辅助器具，以免浪费。

(   )

三、论述题

请查阅资料，以一个残疾儿童的辅助器具为例，说明其作用。

项目四　视觉障碍儿童的康复

导言

　　视觉障碍儿童是我国特殊学校的教育对象之一，我们对这一群体并不陌生，但对其特点及康复需求缺乏全面的认知。本项目将带领大家了解视觉障碍儿童康复的基本概念和操作性知识，以便更好地应对视觉障碍儿童的教育康复需求。

学习目标

1. 理解视觉障碍的概念、分级，能够辨析视力、视功能与视觉障碍。
2. 正确看待视觉障碍儿童的身心发展特点，树立正确的视觉障碍儿童观。
3. 掌握视觉障碍儿童的康复领域。
4. 知道视觉障碍儿童的康复评估工具。
5. 掌握视觉障碍儿童康复训练的方法与注意要点。

知识导览

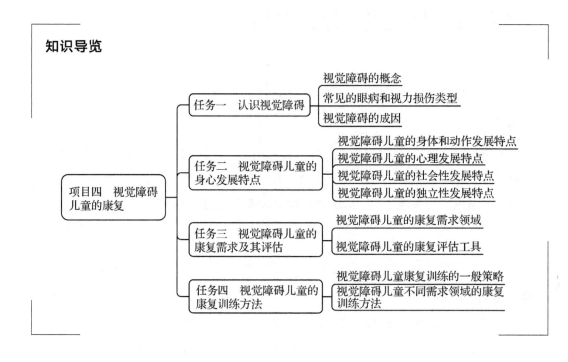

项目四 视觉障碍儿童的康复

任务一　认识视觉障碍
- 视觉障碍的概念
- 常见的眼病和视力损伤类型
- 视觉障碍的成因

任务二　视觉障碍儿童的身心发展特点
- 视觉障碍儿童的身体和动作发展特点
- 视觉障碍儿童的心理发展特点
- 视觉障碍儿童的社会性发展特点
- 视觉障碍儿童的独立性发展特点

任务三　视觉障碍儿童的康复需求及其评估
- 视觉障碍儿童的康复需求领域
- 视觉障碍儿童的康复评估工具

任务四　视觉障碍儿童的康复训练方法
- 视觉障碍儿童康复训练的一般策略
- 视觉障碍儿童不同需求领域的康复训练方法

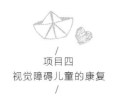

▶ 任务一
认识视觉障碍

导入 ·······▶

"盲""弱视"是社会大众对视觉障碍的泛称。实际上，"盲"仅仅是视觉障碍的一类，是视力损伤程度较重的一类，很大一部分"弱视"儿童严格来说并未达到视觉障碍的法定标准。

为了弄清楚由视力损伤程度不同造成的不同类别的视觉障碍，需要首先明白视觉障碍的概念和标准是什么，哪些因素会导致视觉障碍，进而科学地认识视觉障碍儿童。

一、视觉障碍的概念

（一）视觉障碍的定义

视觉障碍在我国的相关政策文件中多被称为"视力残疾"，是指由视觉系统的障碍导致的视觉功能受损并且不可矫正至正常水平。

第二次全国残疾人抽样调查提出的视力残疾的定义是：由于各种原因导致双眼视力低下并且不能矫正或视野缩小，以致影响其日常生活和社会参与。视觉障碍包括盲和低视力两种视觉损伤状态。

《中国残疾人实用评定标准(试用)》将视力残疾定义为，由于各种原因导致双眼视力障碍或视野缩小，通过各种药物、手术及其他疗法而不能恢复视功能者(或暂时不能通过上述疗法恢复视功能者)，以致不能进行一般人所能从事的工作、学习或其他活动。

结合上述定义可知，视觉障碍包括视力、视野、视功能 3 个核心要素。视功能又称眼功能、眼机能，在临床医学上的广义定义为运用眼睛观察事物的能力，包括形觉、色觉、光觉、调节和集合等，是一个综合性的指标。视功能可以通过功能性视力这一指标来衡量。功能性视力是指在日常的各种活动中有目的地使用视觉技巧的能力。[1]

---

[1] 蒋建荣：《视障儿童功能性视力训练活动示范教学指导》，3 页，北京，北京出版社，2018。

（二）视觉障碍的分级

世界卫生组织(WHO)发布的《国际疾病分类》(第11次修订本)(ICD-11)将视觉障碍(又称视力损害)分为两组，即近视力损害和远视力损害。

近视力损害是指利用现有矫正方法，视敏度低于N6或M.08。

远视力损害可分为以下四级。

①轻度：视敏度低于6/12(0.5)。

②中度：视敏度低于6/18(0.3)。

③严重：视敏度低于6/60(0.1)。

④盲症：视敏度低于3/60(0.05)。

我国目前对视力残疾的分级标准与ICD-11有所差异。《中国残疾人实用评定标准(试用)》提到的视力残疾的分类标准如表4-1所示。

表4-1　视力残疾的分类标准

类别	级别	最佳矫正视力
盲	一级盲	＜0.02～无光感；或视野半径＜5度
	二级盲	≥0.02～＜0.05；或视野半径＜10度
低视力	一级低视力	≥0.05～0.1
	二级低视力	≥0.1～＜0.3

注：1. 盲或低视力均指双眼而言，若双眼视力不同，则以视力较好的一眼为准。

2. 如仅有一眼为盲或低视力，而另一眼的视力达到或优于0.3，则不属于视力残疾范围。

3. 最佳矫正视力是指以适当镜片矫正所能达到的最好视力，或以针孔镜所测得的视力。

4. 视野＜5度或＜10度者，不论其视力如何均属于盲。

上述WHO和我国的视力残疾的分类标准主要是医学诊断标准，没有对视功能进行评估，因此对视觉障碍儿童(以下简称视障儿童)教育康复的指导意义有限。因为现实生活中的功能性视力——生活视力反映的是一种功能状态，其表现最终归结于实际生活环境中视功能的发挥。视功能的好坏往往不以量化指标来衡量，更多是通过分析在不同环境条件下功能性视力发挥的水平，进而对视功能情况进行定性的分析。[1] 有研究表明，视力检查结果不一定与功能性视力成正比。视力值较好的儿童有可能在实际生活中的用眼能力反而不如视力值较差的儿童。这种现象充分说明医学诊断标准不能客观而全面地反映儿童的功能性视力状况。加之儿童的视觉发育是一个不断发展的

---

① 张琳：《视障儿童综合康复训练活动示范教学指导》，55页，北京，北京出版社，2018。

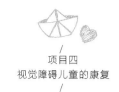

过程，单次的医学诊断不能代表儿童未来的视力状况。从临床实践上分析，人们也越来越认识到生理视力并不是视障儿童，特别是低视力儿童的最佳诊断标准，而由视力损伤、不利环境造成的活动和参与受限才是诊断的根本标准。[①] 这也充分体现了 ICF-CY 的理念。

由此可见，在教育康复领域，相关人员不仅要基于视力和视野的这一量化标准来对视障儿童的视觉水平做出基本的判断，而且要基于儿童的视功能情况来制订更为具体的训练目标、内容和方法。因此，从某种角度来讲，深入了解儿童的视功能水平对特殊教育教师而言更为重要。

二、常见的眼病和视力损伤类型

（一）常见的眼病

根据医学调查，白内障、青光眼、视网膜病和角膜病是全球主要的致盲眼病。在我国，中度视力障碍、重度视力障碍和全盲流行率均低于全球水平，但是在 1990—2019 年，我国中度和重度视力障碍人群的流行率增长速度均超过其他 G20 国家。[②]

视觉的形成包括三个关键环节：一是光线的接收；二是光线的感受；三是视觉信号的传导。不同的环节出现问题会导致不同的眼病。

一是影响光线的接收的眼病。主要包括角膜炎、葡萄膜炎、白内障、玻璃体混浊、屈光不正、弱视等。

二是影响光线的感受的眼病。主要包括视网膜血管性疾病、视网膜色素变性、黄斑变性、早产儿视网膜病变、视网膜脱离、视锥细胞发育不良等。

三是影响视觉信号的传导的眼病。主要包括视神经乳头炎、球后视神经炎、视神经萎缩、青光眼、视神经肿瘤、肿瘤压迫视神经等。

（二）常见的视力损伤类型

不同的眼病造成的视力损伤也有所不同，常见的视力损伤主要包括以下几种类型。

①视力下降。视力下降导致视物模糊，直接影响视觉效果。

②视野缺损。视野缺损包括中心视野缺损、周边视野缺损、偏盲等不同类型；视

---

① 张悦歆、李庆忠：《视觉康复指南》，56 页，北京，国家图书馆出版社，2009。

② Xu T L，Wang B S，Liu H，et al.，"Prevalence and Causes of Vision Loss in China from 1990 to 2019：Findings from the Global Burden of Disease Study 2019，"*The Lancet Public Health*，2020(12)，pp. 682-691.

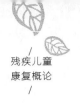

野缺损的部位和程度不同，对学生学习和生活的影响也不同。

③对比敏感度下降。很多视障学生都存在对比敏感度下降的问题，他们在分辨有阴影或多色彩的事物时存在困难，甚至难以识别面部表情和辨认事物的具体位置。

④眼球运动问题。主要表现为眼球震颤、双眼交替注视、复视等，难以控制眼球的运动，难以追踪一个运动的物体，难以准确地拿到想要的东西。

⑤图像处理的问题。视觉器官完好，但由于大脑视觉皮质受损，不能理解所看到的事物。

⑥色觉障碍。色觉障碍按其轻重可分为色盲和色弱，常见的为红绿色盲。

⑦怕眩光。入眼光线在眼内散射造成视觉质量的下降。

三、视觉障碍的成因

视觉障碍的成因主要分为生理病理因素和环境因素。生理病理因素包括先天和后天因素，环境因素包括家庭和社会环境因素。

（一）生理病理因素

1. 先天因素

随着医学的进步和科学技术的发展，许多眼病都可以通过预防或及时治疗而避免形成视觉障碍，但是许多遗传性眼病仍然是医学需要攻克的难关。目前基因检测技术越来越多地被运用于遗传性眼病的诊断中。在多种遗传性眼病中均发现不同比例的基因病变，特别是全色盲、眼底黄色斑点症、视网膜色素变性、Leber 先天性黑矇、眼发育缺陷 5 种遗传性眼病的基因病变均达到 50％以上。[1]

导致视觉障碍的先天因素还包括胎儿先天发育不良，主要是母亲在妊娠期药物中毒、营养不良或患有其他疾病及因难产而使胎儿缺氧等，致使胎儿先天发育不良，引起视觉中枢或眼球发育不良或其他眼疾。

2. 后天因素

视觉器官的疾病、全身疾病(如糖尿病)、心理因素(如突然经历重大挫折导致严重甚至病态的情绪反应)、外伤，以及步入老龄段是导致视觉障碍的主要后天因素。

---

① 中国眼遗传病诊疗小组、中国眼科遗传联盟：《眼遗传病基因诊断方法专家共识》，载《中华实验眼科杂志》，2018(7)。

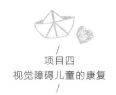

（二）环境因素

家庭和社会环境因素是影响视觉障碍程度的重要的环境因素。

一方面，家庭是视障儿童的第一所学校，儿童先天性或后天性病理因素能否及时得到最大限度的干预从而减轻或消除障碍，主要在于父母是否具有积极的态度和科学的知识。在病理因素相对确定的情况下，家庭成员的态度和行为将直接影响视障儿童的障碍程度以及康复的效果。[①] 另一方面，无障碍的社会物理环境、人文环境和心理环境也是影响视觉障碍的重要因素。正如 ICF-CY 理念所倡导的那样，许多障碍是环境不利使个体活动和参与受限造成的。

要点回顾 ......▶

基于本项目的学习目标，本任务的要点为：在理解视觉障碍概念的基础上，了解视觉障碍不仅是指视力水平的好坏，而且要参照其周围的环境重点了解其在真实环境中使用视觉的效率，以及在生活、学习的环境中视觉发挥的效能有无障碍及其障碍方面表现在哪些方面。在把握概念要点的基础上全面解读影响视觉障碍的因素。

学习检测 ......▶

一、选择题

1. 结合视觉障碍的概念，视觉障碍包括视力、视野、(　　　)3 个要素。

A. 环境　　　　　B. 视觉　　　　　C. 视功能　　　　　D. 色觉

2. 基于世界卫生组织发布的 ICD-11 的规定，视觉障碍可以分为近视力损害和(　　　)两大类。

A. 远视力损害　　　　　　　　B. 色觉异常

C. 视功能损伤　　　　　　　　D. 视野缺损

3. 根据本任务内容可以推断出，如今(　　　)成为影响视觉障碍的重要因素。

A. 病理因素　　　　B. 环境因素　　　　C. 先天因素　　　　D. 心理因素

---

① 李晶：《视障儿童家长培训教材》，4 页，北京，北京出版社，2018。

二、判断题

1. 视力好的儿童不一定有好的视功能。（　　）

2. 只要社会创设无障碍的环境，视障儿童就可以无障碍地参与社会活动，家庭因素无关紧要。（　　）

3. 如果一个人的视野半径＜10度，但最优眼视力优于0.3，那么他就不属于视力残疾范围。（　　）

三、论述题

特殊教育工作者应该如何看待视觉障碍的界定和分类？

▶任务二
视觉障碍儿童的身心发展特点

导入 ·····▶

人们常常会通过诸多媒体平台了解到一些关于视障人士令人惊奇的故事。例如，某选手竟然通过拍手听声波就能识别人体的高矮、胖瘦等形体特征。因为这些令人惊奇的故事，人们往往觉得视障人士的听觉能力、语言能力、触觉能力等似乎都异于常人。然而，这些能力真的是与生俱来的吗？视障儿童有什么样的身心发展特点？应该如何看待这些特点？这是我们亟须全面解读的内容。

一、视觉障碍儿童的身体和动作发展特点

视障儿童与普通儿童一样，身体发育遵循由上至下、由近及远、由大到小、由低级到高级、由简单到复杂的规律。

与此同时，其身体和动作的发展又与普通儿童存在一定的差异。相关研究发现，视障儿童的各项动作和运动技能发展水平均低于普通儿童1～24个月不等，近年来的研究大部分仍然得出了相似的结论。[1] 虽然视觉缺陷与动作发展没必然的联系，但对动作的发展存在显著的消极影响；而动作发展的缺陷又对儿童其他领域的发展产生

---

① 张悦歆、刘郑青、钱志亮：《视障儿童动作与运动技能发展研究述评》，载《中国特殊教育》，2018(8)。

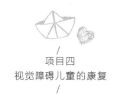

不良影响。

视觉刺激不足使视障儿童依靠身体动作主动去探索环境的机会减少，进而使其动作机能的发育受到阻碍。同时，视障儿童无法像普通儿童那样通过视觉模仿学习动作，或者通过视觉信息矫正身体动作，因此运动能力不能随着机体的成熟而自然地发展，可能会出现身体和动作发展不协调或延迟的状况。

（一）粗大动作发展的特点

视障儿童翻身、爬、坐、站、走等粗大动作技能获得的时间与普通儿童相比存在延迟的状况。此外，视障儿童还不同程度地存在关节活动度范围异常、肌力下降、低肌张力、姿势异常、平衡能力差、感觉统合失调等问题，而这些问题又会加大粗大动作技能发展的困难。

视障儿童的肌力水平偏低主要表现在身体上半部分。手、胳膊、颈部、肩部和躯干等肌力薄弱随之影响上肢和手部的精细运动技能；肌力下降还会导致视障儿童参加体育活动时容易疲劳、耐力不足。

肌张力是维持身体各种姿势和正常活动的基础。视障儿童肩部、腰部、臀部等部位的肌张力较低，容易出现低头、双肩下垂、弓腰、圆背等姿势；臀部、腿部肌肉松弛，甚至出现不良步态。

良好的平衡能力需要视觉、前庭觉和躯体感觉（包括皮肤的触觉、压觉和本体觉）的参与。视觉缺陷导致平衡力受到影响，使部分儿童害怕身体的运动；许多视障儿童还会潜意识地调整自己的行为，出现诸如宽支持面（两足间距大，外八字脚）、蹭步等僵硬的步态，以代偿平衡能力的缺陷。视觉缺陷所导致的空间知觉问题也会影响视障儿童对肢体空间位置的调整，进而影响平衡能力的发展。

感觉统合是大脑将从身体各个感觉器官传来的感觉信息进行多次组织分析、综合处理后对身体内外环境的变化做出的适当反应，并促使整个机体和谐、有效运作。视障儿童如果缺乏身体运动，就会导致身体的前庭感觉、本体感觉和触觉输入严重不足，特别是在需要视觉参与的手眼协调、双侧协调活动中，感觉统合能力就显得更为落后。

（二）精细动作发展的特点

通过手眼协调发展精细动作对视障儿童而言也是很困难的，取而代之的往往是耳手协调或依靠触觉。但很多事物在一般情况下都没有声音，一些事物的触觉特性也不明显，且听觉和触觉信息的精确性远低于视觉，所以视障儿童精细动作的发展需要依赖更多的练习。

（三）可能出现的一些刻板行为

视障儿童的刻板行为被看作一种自我刺激行为。有的学者认为刻板行为的出现是为了提高感官刺激水平[1]；有的学者认为是社会剥夺的结果，由于个体与社会的互动不足，所需的刺激得不到满足从而转向自我刺激。[2]

视障儿童的刻板行为既包括身体不同部位的小动作，如揉/压眼睛、持续晃头、手指在眼前不停晃动等，也包括一些身体的大动作，如身体持续有节奏地摇摆或转动[3][4]；此外，还包括由于早期干预缺乏而使视障儿童渐渐形成的手脚不协调、低头垂背、弓腰驼背等不良的身体姿态和步态。视障儿童常见的刻板行为是挤压眼睛，对眼球的挤压会给他们带来特殊的刺激体验，特别是患有视网膜疾病的儿童最常出现挤压眼睛的行为。

一般来说，除了严重发展性障碍的儿童之外，刻板行为会随着儿童的成长发育而相应减少。[5] 同时，大量的身体活动有利于抑制刻板行为模式，视障儿童早期如果缺乏身体的活动刺激将导致刻板行为的持续存在；进行早期干预、采用行为矫正方法、开展定向行走训练都有利于减少或消除视障儿童的刻板行为。值得注意的是，一些刻板行为或自我刺激行为可能会对儿童造成身体的伤害，如果不及时矫正，则可能发展成自伤行为。

二、视觉障碍儿童的心理发展特点

以下案例体现的是部分视障儿童可以因为其他感官的代偿而具有超常的感觉功能。可见，因视觉通道受阻，视障儿童的感知觉和其他心理可能会呈现出特定的发展特点。

---

① Reynolds R C & Fletcher-Janzen E，*Encyclopedia of Special Education：A Reference for the Education of Children，Adolescents，and Adults with Disabilities and Other Exceptional Individuals*，Hoboken，Wiley，2007.

② Warren D H，*Blindness and Early Childhood Development*，New York，American Foundation for the Blind，1984.

③ Molloy A & Rowe F J，"Manneristic Behaviors of Visually Impaired Children,"*Strabismus*，2011(3)，pp. 77-84.

④ Warren D H，*Blindness and Early Childhood Development*，New York，American Foundation for the Blind，1984.

⑤ Molloy A & Rowe F J，"Manneristic Behaviors of Visually Impaired Children,"*Strabismus*，2011(3)，pp. 77-84.

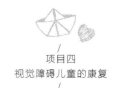

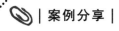 **案例分享**

能用鼻子辨别颜色的盲童

1999 年秋天，美国夏威夷大学美术学院的伊瓦院长、英国著名画家朱利亚和法国及德国等国的 9 位画家到享有"世界盲画第一人"称号的曾柏良家拜访时，当场请一位盲童作画。这位盲童毫不怯场，左手在宣纸上定位，右手握笔，画了公鸡、麻雀、兰花和绿树等。在她作画时，伊瓦故意把白色和黑色颜料调换了位置，谁知她用鼻子一闻，感觉颜料的气味和浓淡不对，嚷着要找出捣乱者，惊得伊瓦赶紧把颜料换回原来的位置。待她画毕时，9 位画家还如痴如醉地看着她的画，过了许久才连声称赞："天才，十足的天才小画家！若不是亲眼看见，绝不相信这些画是一个 3 岁盲童所作。"临别之时，9 位画家把这位盲童即席而作的几幅国画全部取走，说是拿回国去珍藏。

这位盲童就是 4 岁起便到 10 多个国家进行绘画表演的党向南（曾柏良的养女）。

（一）感知觉的发展特点

感知觉是相对简单的心理过程，但却是高级的、复杂的心理活动的重要基础。没有感知觉，外部刺激就不可能进入人脑，更不可能有记忆、想象、思维等高级心理活动的发生。视觉是个体重要的感知觉之一，该通道受阻后，其他感觉尤其是听触觉功能运用的频率和程度增加。这种"听触觉功能为主，视觉功能为辅"的感觉运用特点，使得视障儿童的感知觉及其加工的信息可能呈现出"不全面、缺乏整体性"的特征。[①]

有些视障儿童的其他感觉代偿功能能得以充分的利用和发挥。例如，案例里用嗅觉辨别颜料的党向南，还有用声波来定位的选手等，就是常说的"双重特殊学生"，即在某些领域超常，但同时在某些领域又存在障碍的个体。值得注意的是，感知觉的灵敏性都是通过大量的感知觉练习与经验积累形成的，并且不是所有视障儿童的其他感知觉功能都超常。

（二）概念的发展特点

个人习得概念的过程以感觉、知觉和表象为基础，通过分析综合、抽象概括等思

---

① 李志刚、张悦歆：《盲校义务教育实验教师教学用书：综合康复》，5 页，北京，人民教育出版社，2019。

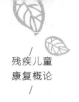

维活动，从个别到一般，从具体到抽象，逐渐把握一类事物的本质。因此，概念习得的过程实质上是一个学习过程，也是一种重要的思维活动。

普通儿童不断从他们的经验和与周围环境的相互作用中，利用视觉线索自然而然地得到大量有用的知识储备，进而习得概念。对于概念的形成，视障儿童虽然与普通儿童一样遵循阶段规律，但是由于视力损伤，缺少了像普通儿童那样偶然学习的机会[1]，其概念发展的每个阶段都有不同的具体表现，概念的形成和发展存在困难，进而影响其认知发展水平。对于一些儿童来说，有的概念，如色彩，甚至终生都无法形成。

（三）注意的发展特点

视障儿童的触觉和听觉的注意能力有所增强，但注意的分配和稳定性等品质发展不平衡。相较于盲生而言，低视力学生往往存在"想看又看不清"的状况，更易被模糊的视觉现象转移注意力，所以在低年级阶段，盲生的有意注意质量高于低视力学生。[2]

（四）记忆的发展特点

视障儿童的记忆以听觉和触觉记忆为主，根据儿童视觉障碍程度的不同，记忆过程中儿童的视觉表象缺失或不完整。5岁是影响视觉信息记忆的关键期，5岁以前失明的儿童的视觉表象容易消失，5岁以后失明的儿童的视觉表象会有一定程度的保留。对于基本无视觉表象记忆的全盲儿童而言，其机械识记能力较强，低年级的视障儿童尤为如此。但是，随着年龄的增长和经验的积累，视障儿童的短时记忆和长时记忆及工作记忆均能发展至正常水平。[3]

（五）思维的发展特点

思维是借助语言、表象或动作实现的，对客观事物的概括或间接的认识，是认识的高级形式，主要表现在概念形成和问题解决的活动中。思维活动需要基于大量的感知觉和记忆活动所提供的丰富信息，对其进行分析、综合、比较、抽象和概括。视障儿童因为视觉表象缺乏，就可能在推理过程中形成错误的概念，进而影响分类、归纳、概括与抽象等能力的发展。但是视觉表象的缺失或不完整又会给视障儿童的思考和想象带来了许多遐想的空间。只要提供有针对性的指导，他们的思辨能力也可以发展至和普通儿童一样的水平。

---

① ［美］威廉·L. 休厄德：《特殊儿童：特殊教育导论（第七版）》，孟晓等译，432页，南京，江苏教育出版社，2007。
② 邓猛：《视觉障碍儿童的发展与教育》，74页，北京，北京大学出版社，2011。
③ 邓猛：《视觉障碍儿童的发展与教育》，75～77页，北京，北京大学出版社，2011。

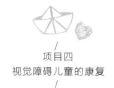

（六）语言的发展特点

总的来说，视障儿童的语言发展水平与普通儿童无明显差异。但是语言是抽象的，属于第二信号系统，语言的发展建立在第一信号系统(如声、光等具体的感觉刺激)的基础之上。因此，部分视障儿童的语言发展又呈现出一些特点，如有的出现语言表述的内容与现实脱节的现象，有的出现书面语与口语脱节的现象，还有的可能出现发音不准的现象。

三、视觉障碍儿童的社会性发展特点

社会性集中反映了儿童情绪、意志、人格及社会适应的情况。社会性发展促使儿童成为具有社会作用的主客体，所涉及的内容成为儿童社会性发展的依据，直接反映儿童的社会适应能力水平。社会适应能力是指个体独立处理日常生活与承担社会责任达到其年龄和社会文化条件所要求的程度，也就是适应自然环境和社会环境的有效性。[①] 视障儿童的社会性发展有其特殊性，主要表现在以下几个方面。

（一）自我认知的发展受限

自我认知的发展对儿童的社会性发展意义重大。

自我认知主要包括儿童的自我认识评价和自尊水平。自我评价较低的个体容易产生不良的情绪，如焦虑恐惧、受挫退缩等。自尊是在社会比较过程中获得的，视障儿童在将自身与普通儿童进行比较的过程中，有时会因为自身的视觉缺陷而做出不恰当的比较，从而更容易出现自卑的情绪，主要表现为社会适应、同伴关系、生理健康和情绪稳定性等维度上的自尊水平较低。父母教养方式、社会支持、视力状况、是否有过普通幼儿园就读经历和负性的生活事件(如遭受侮辱、嘲笑、人际关系受挫)也是影响视障儿童自尊的因素。

自我概念属于自我认知的范畴。视障儿童存在视觉缺陷，无法或难以观察周围环境，致使其自我概念的发展和完善表现出差异性，自信心和自我表现的欲望偏低。但是，随着年龄的增长、社会交往活动的增加以及知识的不断丰富，儿童的自我概念可以得到不断发展和完善。

（二）情绪调节和自我控制能力的发展受限

由于一些人对视力残疾者仍存在偏见，视障儿童倾向于低水平的自我认识和评价，进而使情绪发展受到负面的影响，情绪易波动，易出现消极情绪。一旦视障儿童感觉社

---

① 江琴娣：《视觉障碍儿童适应行为特点的研究》，载《心理科学》，2003(2)。

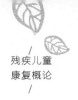

会对其期待的水平低或者因为自身生理障碍而自卑，就会对周围环境缺乏安全感，容易产生焦虑、无助等消极情感，而且常常处于紧张状态。[1] 由于行动和交流上的障碍，视障儿童常常有多疑和自卑的人格特征。[2] 这种情绪和人格特点使得他们自身在多数情况下的人际交往过程中，敏感度和焦虑水平都有所提高。[3]

不同年龄段的儿童在自我控制能力水平上的表现不尽相同。儿童的自我控制能力主要是在不断的学习过程中获得的，而这种学习过程往往需要视觉的参与。例如，自我控制能力在一定程度上受到社会交往中视觉反馈和强化的影响，儿童从他人的表情中识别情绪，进而学习如何控制自我的言行。对于视障儿童而言，视觉反馈信息的缺乏，会在一定程度上影响其自我控制能力的发展。

（三）社会交往行为的发展受限

有的视障儿童在社会交往行为的发展方面存在一些缺陷，如社会行为规则和交往技巧缺乏、交往范围和对象受限、交往内容和形式贫乏等。严格来说，这些缺陷不是由视觉缺陷直接造成的，而是由社会乃至家人对待视障儿童的态度所致的。如果家庭没有为儿童创造参与社会交往和社会活动的机会，儿童与他人沟通和交往的机会不多，没有恰当的鼓励和引导，那么他们就会缺乏习得社会交往行为的机会，交往的内容和信息也会较为贫乏，参与集体活动的积极性和热情不高。长期将会影响视障儿童社会交往能力的提高，影响其社会性发展。

此外，研究发现视障儿童的社会性发展还受到视觉损伤的程度、发生时间等因素的影响。全盲儿童的社会性发展低于低视力儿童；视障产生的时间越早，面临的心理问题越难解决；先天性失明的人较成年后失明的人，其社会适应水平更低。[4]

四、视觉障碍儿童的独立性发展特点

这里所说的独立性主要是指独立生活技能。独立生活技能主要是指自己料理个人生活、自己管理自己的能力，是个体能够独立在社会上生活所需的最基本的能力，反映出个体日常生活技能的水平；同时也是儿童适应自然、适应社会的表现。普通儿童在其生活、成长的过程中，在父母的引导下，通过对家庭成员及周围人群的视觉观察

---

① 文娟：《视障中学生和普通中学生人格特质、家庭教养方式的比较研究》，硕士学位论文，西南大学，2016。

② 方俊明：《视障教育理论初探》，载《中国特殊教育》，2002(1)。

③ Lee H C, "The Mental Health Level of the Students with Visual Impairments According to the Degree of the Participation in Exercises," *The Korean Journal of Visual Impairment*, 2011(1), pp. 71-94.

④ 张悦歆、肖书恒：《视障儿童心理健康研究述评》，载《中国特殊教育》，2020(2)。

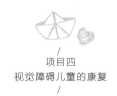

与模仿，自然地学到一些基本的日常生活技能，逐渐学会生活自理；而视障儿童生活自理能力的发展则存在不同程度的阻碍。

（一）视觉模仿的缺乏会影响视障儿童日常生活技能的发展

视觉缺陷与独立生活技能的获得并没有必然的联系，但对独立生活技能的发展存在显著的或潜在的消极影响。由于视觉存在缺陷，视障儿童在观察和模仿方面的能力受限，学习生活自理知识和技能的条件及机会缺乏，无法或很难通过无意识的视觉观察和模仿来学习日常生活技能。如果家长凡事包办代替，将会更加影响儿童独立生活技能的发展，从而进一步影响儿童适应社会的能力。

（二）动作发展的困难会影响视障儿童日常生活技能的发展

视障儿童动作发展的特点，如粗大动作不协调、精细动作发展缓慢等，均可导致他们在学习基本生活技能时较为困难，生活自理能力的发展延迟。全盲儿童学会自己吃饭、刷牙、自理大小便等技能的时间相比于普通儿童都有不同程度的推迟。

（三）概念形成的困难会影响视障儿童日常生活技能学习的效率

视障儿童有时根据不同的感觉通道得来的事物的某一特征或部分特征进行分析、推理，因此常会产生混乱或错误的判断。所以，视障儿童在日常生活技能的习得过程中经常会出现意想不到的错误，影响日常生活技能学习的效率。

要点回顾 ⋯⋯▶

本任务比较全面地讲述了视障儿童的身心发展特点。在身体和动作发展特点部分，我们重点了解了因为视觉通道受阻或者缺失，视障儿童在探索环境或动作发展的过程中，相较于普通儿童，需要更多的时间来完成动作任务，因为动作等发展显示出一定的迟缓性，并有可能伴随一些刻板行为。在心理发展特点部分，我们了解了要科学看待听觉、触觉及味觉等功能，不过分夸大其功能的异常，要结合功能补偿等理念来正视视障儿童所展示出来的"天才"一面。在社会性发展特点部分，我们了解了视障儿童自我认知、情绪调节和自我控制能力等的发展的主要特征。在独立性发展特点部分，我们了解了视觉模仿的缺乏等对视障儿童日常生活技能的发展的影响。

学习检测 ......▶

一、选择题

1. 由于视觉障碍，视障儿童的动作发展会出现( )现象。

A. 快速发展　　　B. 迟缓发展　　　C. 匀速发展　　　D. 退行性发展

2. 社会性是一个综合的概念，包含自我认知、情绪调节和自我控制能力及社会交往行为。视障儿童的社会性可以通过其( )活动过程呈现出来。

A. 社会交往　　　B. 自我评价　　　C. 情绪疏导　　　D. 自我反思

二、判断题

1. 视障儿童所表现出的刻板行为，根据视障儿童身体和动作发展程度的不一样，呈现不一样的特点。( )

2. 视障儿童能够很快地听出是谁在说话，这么好的听觉功能是其天生就具有的。( )

3. 视障儿童的语言表达能力没有问题，所以不需要对其进行专门的社会交往技能训练。( )

三、论述题

结合视障儿童的身心发展特点及特定的案例，论述在对视障儿童进行独立性发展训练时，需要注意什么。

▶任务三
视觉障碍儿童的康复需求及其评估

导入 ......▶

目前国内针对孤独症儿童、听觉障碍儿童、脑瘫儿童及智力障碍儿童康复的机构较多，但针对视障儿童康复的机构很少。很多人认为，视障儿童的康复只需要眼科治疗、佩戴助视器即可。但实际上视障儿童的康复需求远不止于此。特别是视障儿童的发展早期，需要关注的康复需求涉及动作、言语、感知觉、社会交往、生活技能等多个方面。

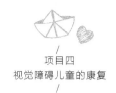

一、视觉障碍儿童的康复需求领域

视障儿童的康复需求是由其身心发展的特殊性决定的。按照《盲校义务教育课程设置实验方案》，教育部于 2016 年颁布了相应的课程标准。其中综合康复、定向行走、社会适应三门课程和信息技术的部分课程内容与视障儿童的康复需求相对应。这些课程也被称作"康复类课程""特殊课程"（specialized curriculum）或"扩展核心课程"（expanded core curriculum，ECC）。哈特伦（Hatlen）于 1996 年明确提出了 ECC 的概念。他指出，盲、低视力及兼有其他残疾的视障儿童的教育康复需求已经远远超出了读、写、算术等传统教学的范畴。为了使他们在学校、社区及职业生涯中取得成功，应该对其进行多领域的补偿性教育。哈特伦提出的视障儿童 ECC 包括九个领域[1][2]，每个领域对应的是视障儿童不同的康复需求。

表 4-2 将 ECC 与《盲校义务教育综合康复课程标准（2016 年版）》《盲校义务教育定向行走课程标准（2016 年版）》进行了对照，可以明确我国视障儿童康复类课程领域的划分及与 ECC 的联系和区别。

表 4-2　我国视障儿童康复类课程领域与 ECC 康复领域对照表

ECC 领域	ECC 的主要内容或目标	我国盲校康复类课程领域	我国盲校康复类课程的主要内容或目标
补偿性学习技能	旨在让视障儿童具备基本的学习技巧和能力。它包括使用盲文、大字课本及其他触觉材料的技能等。	综合康复之认识初步模块	建立基本概念，初步认识自我，熟悉学习、生活环境，认识自然和社会中常见的事物，为学习打下基础。
独立生活技能	包括人们独立生活所需的相应技能。与社会交往技能一样，视障儿童如果没有经过系统学习就很难获得相应的技能。该领域课程的主要内容包括个人卫生、餐饮、钱财管理、时间安排、着装等。	综合康复之作业治疗模块；社会适应有所涉及	通过目的性和针对性的作业活动，强化上肢、手部的肌力，提高双手的协调性、灵活性、精细动作能力和日常生活技能。

① Hatlen P，"The Core Curriculum for Blind and Visually Impaired Students，Including Those with Additional Disabilities，"*Psychology*，1996(1)，pp. 25-32.

② Lohmeier K，Blankenship K，& Halten P，"Expanded Core Curriculum：12 Years Later，"*Journal of Visual Impairment & Blindness*，2009(2)，pp. 103-112.

ECC 领域	ECC 的主要内容或目标	我国盲校康复类课程领域	我国盲校康复类课程的主要内容或目标
感觉能力的促进	最大限度地使用剩余视力、听觉、触觉及其他感官对视障儿童来说非常重要，但这些感官的能力需要系统的训练。该领域课程的主要内容包括视觉、听觉和触觉的学习，寻求帮助和自信，个人能力、感知觉能力的促进，助视器的使用等。	综合康复之感知觉补偿模块	通过参与感知觉训练活动，发挥听觉、触觉和嗅觉的代偿功能，补偿视觉缺陷。
使用科技和辅助技术的能力	科技对视障儿童的沟通交流、学习和扩展其认知范围都有重要意义，使视障儿童获得很多以往非视觉无法获取的信息。辅助技术使视障儿童的学习更为便捷。该领域课程的主要内容包括媒体意识、科技的概念、重要辅具的选择、信息的获取、媒体的使用等。	综合康复之视觉康复模块；信息技术	了解自身眼病及基本护理常识，学会使用适合自身的辅具，掌握视觉技能，能够使用基本的视觉补偿策略提高功能性视力。
定向行走技能	定向行走是视障儿童的基本需求和权利，是保障视障儿童最大限度地独立活动，探索、认识并享受世界的重要能力。该领域课程的主要内容包括身体感知、空间感知、方向感知等。	定向行走	发展学生的感知觉，掌握与定向行走相关的基本概念、基本知识和基本技能；实现安全、有效、独立、自然地行走；形成积极进取、乐观开朗的生活态度，提升生活品质，主动参与社会活动，促进身心全面发展。

ECC 领域	ECC 的主要内容或目标	我国盲校康复类课程领域	我国盲校康复类课程的主要内容或目标
社会交往技能	视障儿童很难在无形或偶然的情形下习得社会交往技能，而是需要系统地、有步骤地学习和模仿。该领域课程的主要内容包括社会概念、身体功能、集体游戏、眼神交流、语气和语调等。	社会适应有所涉及	盲校社会适应课程从学生的实际困难和特殊需求出发，通过系统的补偿性教育，使学生认识到视力残疾对其社会化的影响，帮助他们形成积极的社会情感，提高基本的社会适应能力，主动参与社会生活。
自主决定能力	为了使视障儿童成功地参与社会生活，相关人员必须学习和具备多种特殊的知识和技能。该领域为哈特伦后期补充的课程，主要内容包括自我认知的训练、决策能力、解决问题的能力、确定目标的能力、维护自身权益、自我调节和控制、专注力等。	社会适应有所涉及	
娱乐和休闲技能	该领域课程强调先培养视障儿童有关休闲娱乐的意识和兴趣，再锻炼他们自主安排休闲娱乐的能力，这是需要终身学习的一种能力。该领域课程的主要内容包括兴趣爱好、运动、游戏、定向、健身等。	社会适应有所涉及	
职业教育	职业教育可为今后的职业提供非常重要的技能。该领域课程的主要内容包括职业兴趣的探索、了解自身强项、了解和认识不同职业、职业规划、入职准备、职位、职业道德等。	社会适应有所涉及	

续表

ECC 领域	ECC 的主要内容或目标	我国盲校康复类课程领域	我国盲校康复类课程的主要内容或目标
—	—	综合康复之心理健康模块	通过科学有效的心理咨询和辅导，摆脱心理困扰，提高心理健康水平，培养健全的人格和良好的个性心理品质。
—	—	综合康复之物理治疗模块	通过利用治疗师手法和多种训练器材进行姿势矫正训练、粗大运动功能训练和感觉统合训练，改善不良姿势，增强运动能力，提高身体的平衡和协调能力，减少或避免日常生活和学习中的不良伤害。

通过表 4-2 可以看出，虽然我国视障儿童康复类课程领域的划分和命名与 ECC 九大领域不完全一致，但是所包含的康复需求基本一致。视障儿童在不同年龄段的康复需求都集中在这九大领域，但在不同年龄段和不同康复领域的具体需求有所差异。

二、视觉障碍儿童的康复评估工具

视障儿童的康复评估，是指施测者(如康复教师、家长等)以团队合作的方式，采用各种测验或测量手段，收集视障儿童身心发展某些方面的信息和资料，并通过对所收集信息资料的分析、解释、推测和判断，推断出视障儿童能力的发展现状，从而制订符合儿童最近发展区理论的教育或康复训练计划的过程。其中评估工具是重要的媒介。这里将根据康复需求的不同领域，介绍几种常用的且指导性较强的综合评估与单项评估。

（一）综合评估

1. 俄勒冈评估表

目前国内特殊教育学校运用较多的是经国内翻译修订、适用于 0～6 岁视障儿童的俄勒冈评估表(Oregon project for visually impaired and blind preschoolers)。其基本的

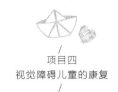

功能是为学前视障婴幼儿的教育康复提供评估与课程指导。它包括认知、语言、自理、社交、精细动作和粗大动作六大领域。国内 2006 年修订后的评估表包括认知、语言、社会交往、补偿技能(听觉、触觉、定向行走等)、自助(自理)能力、精细动作技能、粗大动作技能、视觉八大领域，每个领域的评估表划分为 0～1 岁、1～2 岁、2～3 岁、3～4 岁、4～5 岁、5～6 岁六个年龄水平。直至目前，该表在北京、上海、成都、南京、浙江、广州、青岛等地的盲校已得到了较为广泛的运用。①

2. 发展性筛选检核表

发展性筛选检核表是由美国柏金斯盲校教师团队结合教学经验和其他教学资源，以学生自我发展为参考标准的评估表。该检核表包括"发展性筛选检核表：定向行走""发展性筛选检核表：感觉统合""语言、认知及社交关系检核表"三个分表。其中，定向行走包括身体意识、概念发展、感觉技能、行走技能四大部分；感觉统合包括儿童在学校(或机构)中的表现、触摸/触觉输入、前庭/平衡等具体领域，不仅能够很好地逐条观察与评估儿童的具体行为表现，而且能根据评估结果直接规划下一阶段的教学任务，具有极强的实操指导性。②

（二）单项评估

1. 视功能评估

视功能评估以眼科检查报告的数据为基础，主要为视障教育教师提供更多关于视障学生视觉需求和用眼能力的数据，以便为其制订个别化教育计划。评估内容主要包括对光的需求、眩光敏感性、色彩反差需求、放大需求、视觉技能水平及对助视器的需求等。相应的评估方法多为非正式的评估或结构化的观察。例如，盲多重障碍儿童功能视力观察表主要针对学龄前视多障儿童，该观察表又分为家庭观察评估表和教师观察评估表两部分。运用教师观察评估表可做初步的教室观察，在此基础上结合家庭环境中的观察，可以进行家庭、学前教育机构环境之间的比较，如比较儿童的行为、家长与机构的投入、家校合作等情况。③

也有一些相对标准化的视功能评估工具，如 LEA 图形视力表、LEA 反差视力测试，都适用于测量视障儿童的视敏度。这两种评估工具需要儿童具有一定的形状配对和命名能力。此外，一般的视力测试方法可能不适用于视障婴幼儿和多重残疾的视障

---

① 张琳：《视障儿童综合康复训练活动示范教学指导》，52～53 页，北京，北京出版社，2018。
② 张琳：《视障儿童综合康复训练活动示范教学指导》，56～57 页，北京，北京出版社，2018。
③ 张琳：《视障儿童综合康复训练活动示范教学指导》，55 页，北京，北京出版社，2018。

儿童，而 LEA 格栅视力测试和 LEA Hiding Heidi 笑脸反差视力测试则更为适用。

2. 学习媒介的评估

学习媒介的评估可以帮助我们了解视障儿童喜欢的，同时也最有效的学习方式、学习风格、学习材料及文字类型等，特别是视障儿童究竟应该学习盲文还是印刷体。如果学习印刷体，则需要哪些调适(如放大倍数等)。

一般来说，视障教育教师通过在日常学习和生活中观察学生完成各种任务时的反应、对各种感觉信息的敏感度等，就可以大致了解视障学生对学习媒介的偏好。在确定了学生可以使用印刷体后，则可以采用一些能满足放大倍数需求的评估工具，如 LEA 放大倍数测试表，也可以采用汉字放大倍数测试表。

3. 心理健康评估

在视障儿童心理健康水平的评估与测量方面，国内外学者多使用症状自评量表(SCL-90)和心理健康诊断测验；也有学者使用专项量表对心理健康的不同维度进行评量，如使用儿童状态—特质焦虑量表考察视障儿童的焦虑水平，使用儿童抑郁量表测量视障儿童的抑郁水平。[①]

4. 社会适应评估

专门针对视障儿童编制的社会性发展测量量表有马-布(Maxfield-Buchholz)学前盲童社会成熟量表。该量表是在文兰社会成熟量表(Vineland social maturity scale)的基础上，根据视障儿童的特点改编而成的，校正后适用于测验视障儿童社会成熟的项目共计 7 个方面，即一般自理、行走、进食自理、交往、社会化、行走、职业(兴趣)。

关于视障儿童其他领域的评估，如认知发展、动作技能发展等的评估可参见本书中其他项目的相关内容。需要强调的是，许多成熟的评估工具并不是专门为视障儿童开发的，因此在使用时需要进行一定的调整。例如，有的评估工具缺乏视障儿童的常模，因此只能与普通儿童的常模进行对比；有的评估工具的条目需要视觉的参与，不适用于视障儿童，因此使用时需要删去或者采用替代的评估方式。

▶ 要点回顾

本任务首先结合《盲校义务教育综合康复课程标准(2016 年版)》等的内容，与国际视障教育公认的扩展核心课程(ECC)九大领域进行了对照，帮助学习者理解视觉障碍

---

① 张悦歆、肖书恒：《视障儿童心理健康研究述评》，载《中国特殊教育》，2020(2)。

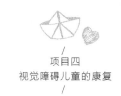

儿童主要的康复需求领域内容，然后介绍了一些专门针对视障儿童发展评估的工具供学习者参考。值得注意的是，在其他项目中介绍的某些评估工具同样也适用于视障儿童。

学习检测 ······▶

一、选择题

1. 视障儿童的康复领域，根据标准不一样，其领域数量也不同，如扩展核心课程一般包括(   )个领域。

A. 7　　　　　　　　B. 8　　　　　　　　C. 9　　　　　　　　D. 10

2. 俄勒冈评估表适用于(   )岁的视障儿童。

A. 0～3　　　　　　B. 4～6　　　　　　C. 0～6　　　　　　D. 3～6

二、判断题

1. 在对一名 5 岁的视障儿童进行评估时，如果不了解其发展情况，只选择用俄勒冈评估表就可以了，不需要采用别的方法。(   )

2. 很多评估表里的评估项目也可以被作为教学内容的参考。(   )

3. 在对视障儿童的视功能进行评估时，分别在家里和学校观察一次，记录其视觉使用的情况就可以了。(   )

三、论述题

结合课程标准的课程和视障儿童的康复领域，论述一般课程和这些康复领域之间的联系与区别。

▶任务四
视觉障碍儿童的康复训练方法

导入 ······▶

明明，男，5 岁。7 个月大时父母发现他的视力有问题，之后确诊为 Leber 先天性黑矇。目前双眼仅有微弱的视力，并伴有畏光、眼球震颤。

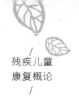

> 　　明明的各项粗大运动的发育均落后于同龄儿童，腿部肌力不足，肌张力略高。一岁半左右时才学会行走。目前明明可以在熟悉的室内环境中自由探索，但是不愿意在室外或者陌生的室内环境中独立行走。明明对其他孩子喜欢的秋千、摇摇车、海洋球等比较抵触，也不喜欢陌生的嘈杂环境。
>
> 　　这些情况让家长十分困惑，明明为什么会有这样的行为特点？应该如何对其进行康复训练呢？针对明明的情况，可以将康复训练重点放在通过大肌肉运动提高肌力上，让他通过学习定向行走的基本技能培养自信，通过增加体验机会增强对环境的认知。

一、视觉障碍儿童康复训练的一般策略

（一）重视以体育活动为媒介融入相应的康复内容

　　体育活动是让人受益的项目，人们在参与活动的过程中不仅可以提升身体素质，而且可以促进心理调适，锻炼自身的意志，视障儿童亦然。体育活动是一项综合的活动，可以使视障儿童获得肢体运动协调能力、促进多感官参与、有利于基本概念的获得与发展、促进其与同伴之间的交流等，而这些能力与视障儿童的认知能力、定向行走技能、社会交往技能等的发展息息相关。此外，视障儿童通过在体育活动中表现自己，获得成功，也会提升自我认同，发展社会交往与合作能力，进而促进心理健康水平。研究表明，未参加或很少参加体育锻炼活动的视障儿童比经常参加体育锻炼活动的视障儿童会表现出更高的恐惧水平和焦虑水平。[①]

（二）注重多种康复领域训练活动的结合

　　每个儿童都是一个完全的人，尽管针对不同领域的康复训练活动有所不同，但是许多康复活动实际上可以同时对儿童多个领域的功能有所促进。例如，在定向行走训练中首先需要辨别方位，这涉及方位概念的训练；其次需要教导视障儿童有效地使用环境线索，这些环境线索往往是通过声音、气味等感觉信息来传递的，这就涉及感知觉的康复训练。因此，开展康复训练时，不仅要设定一个主要康复领域和康复训练目标，而且要综合考虑此康复训练活动可能涉及的领域和可能发挥的功能，最大限度地

---

①　Lee H G，"The Mental Health Level of the Students with Visual Impairments According to the Degree of the Participation in Exercises," *The Korean Journal of Visual Impairment*，2011(1)，pp. 71-94.

使儿童在每项康复训练活动中充分调动多种能力的参与，达到综合的康复效果。

（三）注重团体治疗和社会体验来提升视觉障碍儿童的社会适应

视障儿童需要有计划和较多地参与到社交环境中，表达自己，提升信心，进而提升自己的社会适应能力。例如，可以借助社交媒体，现在的网络很发达，很多儿童都可以通过社交软件进行沟通，视障儿童亦然。研究表明，视障儿童在使用社交媒体过程中偏向于真实地表达自我，网络形象与现实生活中的形象相对一致，也就是说视障儿童在社交媒体进行社交活动时，比较注重自我身份的建构。[①] 但是视障儿童不能过分依赖虚拟的平台进行沟通，有时会产生小团体化，应该线上和线下相结合，与更多的普通儿童交流，进而提高社会适应能力。

二、视觉障碍儿童不同需求领域的康复训练方法

在任务三中我们学习了视障儿童主要的康复需求领域。尽管国内外关于需求领域的划分不同，但基本涵盖了 ECC 九大领域。在我国设置的视障儿童康复类课程中，物理治疗、作业治疗、心理健康等已有相对成熟的、适用于所有特殊儿童的方法体系。因此，本任务主要介绍专门针对视障儿童的认识初步、视觉康复、定向行走、社会适应四个领域康复训练的方法。

（一）认识初步训练

认识初步训练的核心要点是让视障儿童了解和认识周围的事物，形成基本的概念。这需要结合视障儿童的认知心理发展特点来设计特定的训练方法与环境。视觉缺陷使视障儿童的感知觉往往缺乏主动性；由于认知途径受限，他们在概念形成的过程中，与普通儿童相比需要更长的时间。在概念形成的过程中，视障儿童需要注意具体形象经验和真实情境体验的积累。根据不同概念的难易水平，可以灵活使用不同的方法。

建立基本的认知框架。根据视障儿童个体的已有水平，建立和发展一份个别化的关键性概念(词语)序列表，有计划地在儿童日常生活或社会活动参与中融入这些概念。这些概念包括关于身体、环境、物体一般性质的概念，关于时间、空间、动作、数量、符号、社交和情绪的概念等。

在自然情境体验中掌握概念。自然情境中的体验能为视障儿童提供最为直观、具体的感受，为概念的理解提供现实而形象的基础。在为儿童个体建立个别化的概念认

---

① 吴雪：《视障儿童社交媒体使用与身份认同——基于浙江省盲人学校的个案研究》，硕士学位论文，浙江传媒学院，2020。

知框架的基础上，我们有意识地在儿童日常生活、学习活动情境中运用这些概念，有助于儿童将抽象的概念与形象具体的经验相结合。

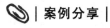 | 案例分享 |

今天我感受到了大自然的脸

2018 年 5 月 16 日，在全国助残日到来之际，北京市气象局、市残疾人联合会、市外宣办联合开展面向视障儿童群体的"气象避险走进特殊教育学校"活动。58 名儿童学生分别参加了人造云雾试验、气象大西游动画片、堆雪人等体验活动。视障儿童通过互动体验的方式，感受到了阴、晴、雨、雪，增强了对大雾、泥石流、下雪等多种自然现象的认识。一名北京市盲校的学生说："体验太神奇了，我仿佛摸到了大自然的脸。"

在家庭环境中，父母可以灵活地借助日常生活中的小事来帮助视障儿童形成概念。

 | 案例分享 |

视障儿童的技能是怎样"炼"成的？

"我"经常带着孩子做些简单的家务，这不仅能培养孩子的动手能力、做家务的技能，而且能让他积累很多经验，真正掌握一些概念。例如，在给孩子洗澡的时候，我会边洗边和她说话、唱歌，像玩游戏一样，如"这是眼睛、宝贝的眼睛，这是你的小脸蛋，我们洗一下你的小鼻子，还有这个小嘴巴，来，把手举起来……"这样孩子就渐渐地认识了自己的身体部位，还经常伸手摸"我"的脸，模仿"我"说的话。又如，带孩子收拾衣服的时候，"我"首先会教他先用手摸一摸衣服的质地，分辨不同质地的布料分别叫什么，如"这种摸起来很粗糙、硬硬的是牛仔布，这种很光滑、很柔软的是棉布"；其次还会教他通过比较不同牛仔裤的大小、长短来辨别哪一条是爸爸的，哪一条是妈妈的，哪一条是自己的，以此帮助他建立形状、大小的概念；最后在教他叠衣服的时候，要教他依据纽扣、拉链、帽子等辨别衣物的前后、上下，这也是方位的概念。就这样，孩子在日常生活中很快就明白了很多抽象的词（概念）到底是什么意思。

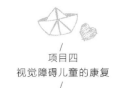

教师和家长还可以购买或制作可触摸绘本(见图4-1)来帮助视障儿童理解概念。绘本阅读可以极大地促进视障儿童学习和理解概念。对视障儿童而言,一方面可以听绘本,另一方面可以通过剩余视力看绘本,通过触觉摸读绘本,因为看和触摸是更加主动的学习行为。一边看和触摸一边听,可以帮助视障儿童将多种感觉信息同时关联起来,将抽象的语词概念与实际的事物形象结合起来,同时也可以激发视障儿童的阅读兴趣。[①]

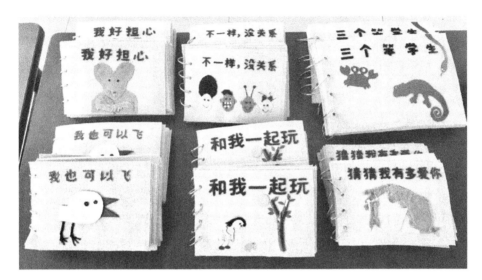

图4-1　自制可触摸绘本

(二)视觉康复训练

视觉康复是指采取各种有效措施改善视觉功能,减轻视力残疾对个体所造成的影响。绝大部分视障儿童都有或多或少的剩余视力,但个体利用剩余视力的程度及剩余视力发挥的功能水平千差万别。这也是视觉康复应解决的主要问题和其意义所在。开展视觉康复训练,提供各种"看"的机会,让视障儿童在康复活动中获得丰富的视觉经验,提高功能性视力的同时,提高视障儿童的用眼兴趣,促进其心理的健康发展;使视障儿童尽早了解各种辅助器具和助视策略,帮助其接受、掌握并灵活运用适合自身的辅助手段,争取早使用,早受益;使视障儿童学会视觉观察,形成视觉记忆,提升大脑皮层视神经元对影像的处理过程,提升他们的视觉技能,从而提高视障儿童的生活自理能力,改善生活质量,提高学习的效果,培养乐观、自尊、自信、自理、友善、团结的优良品质,使视障儿童的身心得到全面发展,更好地参与和融入社会生活。

---

① 张悦歆、杜建慧、张秋兰等:《可触摸绘本在视障儿童教育中的应用》,载《现代特殊教育》,2018(17)。

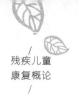
1. 视觉康复训练的主要内容

视觉康复的主要内容包括三大部分。一是常见眼病的了解和护理，主要帮助视障儿童初步了解自身眼病的特点，掌握自身眼病的基本护理方法。二是常见辅具的应用，包括了解常用辅具的种类和特点，掌握适合自身辅具的方法，了解基本的辅具保养知识和保管方法。三是视觉功能的发展与促进，包括视觉认知训练和视觉技能训练两个方面。视觉认知训练部分基于视觉发生和发展的规律，从认识光、色、形开始，培养视障儿童的视觉意识，再逐步培养视障儿童的视觉辨别、视觉记忆和视觉联想等视觉认知能力；视觉认知能力是视觉能力产生的基础。视觉技能训练部分则侧重用眼能力的提高，如视觉注意、固定注视、视觉辨别、视觉搜寻、视觉跟踪、视觉追踪、旁中心注视、眼球运动等。

2. 视觉康复训练的策略

(1)注重物理环境的创设

视觉认知训练的核心是注重物理环境的调适。尽量选择安静的房间，房间内的光线和照明可以调节控制，色彩搭配要合理。例如，在进行对光的感知和注意训练时，可将室内布置为暗室，以便更好地利用光源；光源的选择也应多样，很多色彩、造型、功能各异的光源均可被用于训练，如带状灯、水柱灯、渐变灯、造型灯(如星星、月亮、太阳、蝴蝶)、闪烁灯等。

在进行色觉训练时，应充分考虑视障儿童的反差视力，选择适宜的色彩搭配。在进行形状认知训练时，也应充分考虑需辨识物体的颜色与所呈现位置背景的色彩反差。

有条件的学校还可配备光箱，教师带领学生在光箱上进行光、色、形相结合的视觉康复训练活动(见图 4-2)。

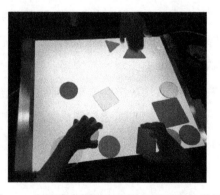

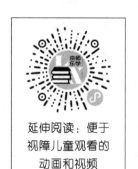

延伸阅读：便于
视障儿童观看的
动画和视频

图 4-2　在暗室中使用光箱进行视觉康复训练

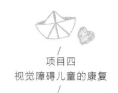
（2）以游戏任务为载体，创设游戏情境，增强活动的趣味性

单纯以不同的视觉技巧为目的的用眼训练是枯燥的。要保证视障儿童参与视觉康复的积极性，就必须使康复训练变得有趣。因此，以游戏或带有一定挑战性的任务为载体，创设游戏和任务情境，可以最大限度地调动视障儿童参与康复训练的积极性，提升训练效果。

游戏法对低年级儿童比较适用。任务法则更适用于年龄稍大的儿童和能力要求比较高的训练项目，如视觉追踪、视觉搜寻、视觉辨认与记忆等训练。例如，对于整体与局部的记忆训练活动，可以设置原图再现的任务，即通过对原图与缺损图片的观察，让视障儿童将缺损图片还原为原图，以锻炼视障儿童的视觉记忆及手眼协调能力。

开展康复训练活动的材料往往取材于普通儿童常用的玩具材料，但在选择具体材料时需要充分考虑视障儿童的视觉偏好。开展活动任务之前需要提前准备好训练的材料，创设训练的环境，任务指令要尽可能直观、明确。

 | 案例分享 |

1. 以色彩识别为主的视觉康复训练

一、活动目标

能将不同的色彩准确命名并分类。

二、活动准备

单色图卡或色块、光箱。

三、活动内容

1."排队伍"：老师摆放第一张色卡或第一个色块，要求视障儿童挑选手中的相同色卡跟随其后摆放。

2."找朋友"（适用于两名或两名以上视障儿童）：要求一名视障儿童先摆放一张色卡或一个色块，其他视障儿童找出手中同色的摆放在其周围。

3."一家人"：约定某个固定位置为某个颜色的"家"，无论大小和形状，只要颜色相同就是"一家人"，让它们各自回"家"。

四、活动拓展

1. 彩色积木：可以从多块积木中找出与指定颜色不同的积木，或从多块积木中找出两块颜色相同的积木。如果是亚克力或塑料等透光材质的积木，还可以配合光箱进行训练。

2. 图片：用纯色的彩色图片练习区分颜色；用杂色的图片练习分辨图片的主色调；用自制的色卡练习区分相似色。

3. 彩色珠子：用穿珠子游戏练习分辨相近色。给每人分一筐彩色珠子，要求先按照颜色分类，再把相同颜色的珠子穿在一起，或者按一定的色彩排列规律穿珠子。

五、活动建议

建议先评估并了解视障儿童易分辨的颜色和不易分辨的颜色，在活动中从视障儿童易分辨的颜色开始，待操作熟练后逐步添加不易分辨的颜色(在能辨别的基础上添加，但不宜太多种)。即使不能成功分辨，也以鼓励为主。最后用易分辨的颜色结束活动。

2. 图画色彩填充

一、活动准备

照明良好的环境、桌椅、彩色马克笔、填色图画册。

二、活动过程

1. 调整环境的照明，使视障儿童的视觉达到最清晰、最舒适的状态。

2. 教视障儿童使用马克笔填涂，并指导其认识不同的颜色。

3. 取出填色图画册，让视障儿童辨认图案上的物体是什么，说出图案对应的物体颜色。

4. 为视障儿童示范填色，要求尽量不要将颜色涂在边框之外。

5. 视障儿童进行填色练习，要求尽量均匀填色，不超出边框。

三、活动建议

1. 根据视障儿童的视力情况，制作大小合适、难度适中的填色图画册。建议填色图案的边框使用黑色粗线条以突出图案轮廓，便于视障儿童辨认。

2. 填色图形应该从易到难。刚开始训练时可以填涂三角形、正方形、五角星等简单的图形，后期训练时可以使用房屋、花卉、卡通人物等较复杂的图形。

3. 填色训练时要对视障儿童有一定的要求，如填色部分不能超出边框，要均匀、美观。在训练过程中，鼓励视障儿童耐心、认真、专心地完成填色。

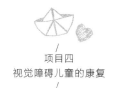

（三）定向行走训练

 | 案例分享 |

克服心理障碍是独立出行的第一步

小程出生时因为早产右眼失明，7岁时左眼又因外伤失明。10岁的小程系统参加了定向行走技能的学习。第一天下午的活动是去王府井大街体验老北京文化，当他和伙伴们拿着盲杖走在路上时，心里还有一些忐忑：路人会不会用异样的眼光看我？事实并没有，路人不仅不会歧视，而且会很热心地上前帮忙。这大大增强了他的自信，让他感觉拿着盲杖出门并不是一件丢人的事。在接下来的日子里，小程继续参与并完成了"爬八达岭长城"等任务。在执行任务的过程中，他不断突破自己，使用导航，借助各种声音的提示，向路人询问路况等，为自己的成长之旅画上了圆满的句号。

从上述案例中我们不难看出，视障儿童的定向行走训练是一个长期的、综合性的能力提升过程。所有视障儿童包括其家长在接受定向行走训练之前，首先要做的就是心理建设，正视自己的视觉障碍现状，理解定向行走技能对个人适应社会生活的重要性。在训练的过程中，可以参考以下训练方法。[1]

1. 高强度辅助策略

高强度辅助策略主要针对低龄和视多障儿童。对于这些儿童，要多用积极的、鼓励的策略，扮演支持性角色，激发他们探索学习的兴趣，并使其养成独立的个性，鼓励低龄儿童自己发现问题，需要帮助时再辅以帮助。视障儿童初学各项分解动作时，依次介入"手上手"（学生的手放在教师的手上面感觉教师的手的活动）、"手下手"（教师的手放在学生的手上面指导学生的手的活动）、小步子教学策略等，减少学生受挫的机会，克服恐惧，逐渐获得自信、掌握技能。

2. 游戏教学法

针对视障儿童的年龄特点，游戏教学能很好地提高视障儿童参与训练的兴趣。例如，在学习建立心理地图时，开展拼地图游戏。将视障儿童分组进行比赛，使用一些不同形状的积木，分别代表学校不同的建筑物，让视障儿童在课桌上根据建筑物的实际

---

① 张健：《盲校定向行走课程资源开发与建设——以上海市盲童学校为例》，载《现代特殊教育》，2017(23)。

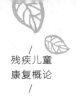

分布情况摆放，看哪一组摆得又快又准确。还可以适当增加游戏难度，如确定以某一栋楼为中心，摆放它周围的建筑物。这种方法不仅可以很好地训练视障儿童建立心理地图的能力，而且可以增强视障儿童的方向感、空间意识以及触觉辨认形状的能力等。

3. 模拟操作法

最初学习各种技巧时，视障儿童可以先模拟实际生活中的情境，在比较简单的环境里练习，熟悉技巧，避免因为简单的重复练习产生厌烦的情绪，也更容易理解可以在什么情况下使用这种技巧。例如，学习导盲随行过狭窄通道时，可以先将教室里桌椅摆放成仅能通过一个人的窄道来行走，然后再模拟过人行道时对面来了很多人的情境，还可以使用这种技巧在盲道上或者低矮的长条凳上走"独木桥"等。

4. 环境体验法

视障儿童掌握了基本技巧后，就可以在学校内较为陌生的环境中独立行走，探索以前没有到过或摸过的地方。在保证安全的前提下也可以在校外实际交通环境中开展训练，如校外人行道、公园、乘坐公共交通工具等。

5. 强化体验法

当学生具有相当的定向能力后，教师就可以结合持杖行走的技巧，进行强化训练。在对初、高中学生的个别化训练中，可以进行"放鸽子"的强化训练，即在相对陌生的环境中行走。例如，在练习到超市购物时，可以让他们在初步了解超市大致情况的基础上，自己通过独立定向、求助的方法完成购物的任务。

（四）社会适应训练

社会适应主要包括视障儿童对生活、学习、人际及职业等多个领域的适应，要求教师有计划地训练其在特定环境中的行为、言语、情绪管理等能力。无论在家庭，还是在学校或康复机构，都可以尝试以下训练方法。

第一，情境体验或案例榜样法。教师通过表扬和讲解优秀视障儿童参与社会活动的具体行为和成就，促进他们很好地参与各种情境下的社会适应训练。在实际生活适应教育活动中，教师可以使用相应的小道具，为视障儿童营造仿真的环境。教师可以在图书角摆放各个类别的图书，在课堂中将书店的一角展现出来，为视障儿童创设良好且轻松的环境氛围。教师不仅可以创设模拟的书店环境，而且可以设计模拟的选书、购书活动。例如，教师提出选书的要求和标准，让学生通过实践去学习挑好书的技巧。

第二，坚持良好的家校合作，目标一致地促进视障儿童的社会适应。视障儿童进入学校环境后，面临着更多的适应性挑战，如学校适应、同伴交往适应等。这时家长

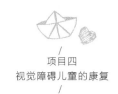

和学校只有通力合作，约定共同的教育原则，才能达到提高视障儿童社会适应能力的目的。

第三，鼓励视障儿童积极参与各种家庭、学校和社区活动，让他们在活动中培养自己的社会交往规则与意识。

 | **案例分享** |

在参与中提升社交技能

2016 年，一个来自深圳的盲童小姑娘（琳琳，6 岁，全盲）在视障儿童家长微信群中出名了。每个家长都说她是个人见人爱的孩子，然而这离不开琳琳妈妈多年来的培养。在琳琳 1 岁多理解力开始萌芽的时候，妈妈就开始教她做一些力所能及的事情。比如要洗澡的时候让她去阳台把澡盆拿过来，收衣服的时候让她帮忙把衣服拿回客厅的沙发上（几件几件地拿，多跑几次）等。这样的活动既让孩子认识到了身为家庭成员的责任感和参与感，又在完成任务后体验到了成就感。

可见，教育过程中的任何一个细小环节都可以成为很好的教育契机，都将潜移默化地影响孩子。利用好教育契机，能够增强其自信心，促进其更勇敢地、自如地与他人交流。这也是琳琳受欢迎的重要原因。

要点回顾 ……▶

本任务主要讲述了视觉障碍儿童康复训练的一般策略及方法等。该部分注重案例的引用和训练过程的讲述。在对视障儿童进行认识初步和视觉康复训练时，要针对特定的训练目的，选择合适的环境和训练材料。在定向行走和社会适应训练的过程中，要注意家校合作，在不断调适与引导中，辅以相应的策略来帮助视障儿童适应环境。

学习检测 ……▶

一、选择题

1. 可以通过情境体验或案例榜样法发展视障儿童的（　　　）。

A. 视觉功能 　　　　　　　　　　B. 认知概念基础

C. 社会适应能力 　　　　　　　　D. 言语功能

2. 视觉康复训练的主要内容包括( )。

A. 常见眼病的了解和护理　　　　　　B. 常见辅具的应用

C. 视觉功能的发展与促进　　　　　　D. 社交技能

二、判断题

1. 视障儿童的康复训练尤其注重经验、体验的作用。( )

2. 因为要认识和掌握的概念太多了，所以认识的概念是无序的，教师可以更多地自主设计视障儿童认知的概念主题与内容。( )

3. 在定向行走训练的时候，教师可以有计划地融入认识初步、感觉训练的内容。( )

三、论述题

结合视觉障碍儿童的身心发展特点，论述为何其康复训练注重经验与环境的创设。

项目五　听觉障碍儿童的康复

导言

　　听觉障碍是一种常见的感官障碍，也是众多残疾中较易被识别的一种类型。听觉障碍类型各异，障碍程度不同。听觉障碍儿童的康复是一项较为复杂的工作，也是学界一直以来讨论的热点话题。本项目首先对听觉障碍的定义、成因及类型进行了简要介绍，以更好地了解听觉障碍。其次，简要描述了听觉障碍儿童的身心发展特点，尤其是认知和社会性发展特点。再次，为了高效、准确地对听觉障碍儿童进行康复，本项目介绍了相关的评估工具以及评估方法。最后，依据评估的标准和特点，提出了满足不同听觉障碍儿童需要的康复训练方法。

学习目标

　　1. 掌握听觉障碍的定义。

　　2. 能够根据听觉障碍的分类标准，准确判断听觉障碍的程度。

　　3. 能够描述听觉障碍儿童的身心发展特点。

　　4. 掌握听觉障碍儿童教育康复需求的评估方法。

　　5. 能够根据听觉障碍儿童的特点进行初步的康复训练。

知识导览

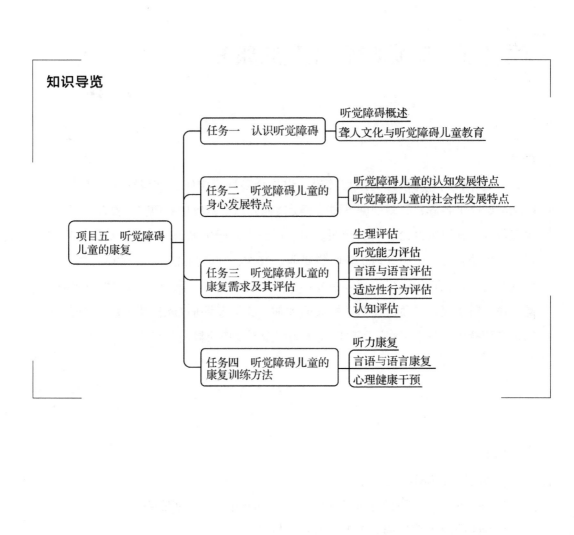

项目五 听觉障碍儿童的康复

任务一 认识听觉障碍
— 听觉障碍概述
— 聋人文化与听觉障碍儿童教育

任务二 听觉障碍儿童的身心发展特点
— 听觉障碍儿童的认知发展特点
— 听觉障碍儿童的社会性发展特点

任务三 听觉障碍儿童的康复需求及其评估
— 生理评估
— 听觉能力评估
— 言语与语言评估
— 适应性行为评估
— 认知评估

任务四 听觉障碍儿童的康复训练方法
— 听力康复
— 言语与语言康复
— 心理健康干预

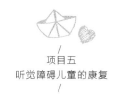

▶任务一
认识听觉障碍

导入 ·····▶

残疾性听力损失是指成人更好的那只耳朵听力丧失超过 40 分贝，儿童更好的那只耳朵听力丧失超过 30 分贝。听力损失程度可以分为轻度、中度、重度、极重度，乃至彻底失去听力。据全国第六次人口普查数据显示，我国的听力语言障碍的残疾人数量高达 2780 万，且我国每年出生的新生儿中，有 1‰～3‰患有先天性耳聋。若以我国每年有 1000 万新生儿计算的话，那么我国每年有 1 万～3 万名新生儿患有先天耳聋。另外还有数据显示，我国每年有 3 万～5 万名幼儿在 2～4 岁时开始出现听力问题。

我国法律对听觉障碍的界定和分类是什么？听觉障碍有哪些分类？不同的分类有何区别？又是什么原因导致了听觉障碍？本部分将从这几个问题出发，带领同学们初步认识听觉障碍。

一、听觉障碍概述

（一）听觉障碍的定义

在实际运用中，"听力残疾"与"听觉障碍"常被用作同义词使用。我国政策文本中统一使用"听力残疾"，但学术领域更倾向于使用"听觉障碍"。第二次全国残疾人抽样调查残疾标准将听力残疾定义为由各种原因导致双耳不同程度的永久性听力障碍，听不到或听不清周围环境声及言语声，以致影响日常生活和社会参与。《特殊教育辞典(第三版)》将听觉障碍定义为因听力分析器病变或损伤，导致听力减退或丧失的状态。[1]

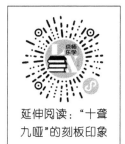

延伸阅读："十聋九哑"的刻板印象

生活中有人将听觉障碍称为"聋哑"，也有民间传言"十聋九哑"。实则是听觉障碍人

---

[1] 朴永馨：《特殊教育辞典(第三版)》，204 页，北京，华夏出版社，2014。

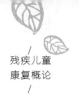

士(简称听障人士)由于第一性的听觉障碍,导致了第二性的言语障碍,这并不代表有听觉障碍一定就会有言语障碍。听障人士可以通过手语甚至口语与他人沟通和交流。

(二)听觉障碍的分类及标准

第二次全国残疾人抽样调查将听力残疾分为四级。

听力残疾一级:听觉系统的结构和功能方面极重度损伤,较好耳平均听力损失≥91 dBHL,在无助听设备的帮助下,不能依靠听觉进行言语交流,在理解和交流等活动上极度受限,在参与社会生活方面存在极严重障碍。

听力残疾二级:听觉系统的结构和功能重度损伤,较好耳平均听力损失在81~90 dBHL之间,在无助听设备的帮助下,在理解和交流等活动上重度受限,在参与社会生活方面存在严重障碍。

听力残疾三级:听觉系统的结构和功能中重度损伤,较好耳平均听力损失在61~80 dBHL之间,在无助听设备的帮助下,在理解和交流等活动上中度受限,在参与社会生活方面存在中度障碍。

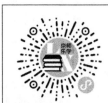
延伸阅读:日常生活中不同声音的分贝

听力残疾四级:听觉系统的结构和功能中度损伤,较好耳平均听力损失在41~60 dBHL之间,在无助听设备的帮助下,在理解和交流等活动上轻度受限,在参与社会生活方面存在轻度障碍。

可以看出,听力残疾不仅考查了听力损失或生理条件本身,而且考查了沟通和交流能力的受限程度,这也是我国对残疾人士认知的一大进步。

听觉障碍的程度划分主要依据《残疾人残疾分类和分级》标准(聋、重听)、WHO标准(A~G)、ISO标准,详见表5-1。

表5-1 听觉障碍等级划分标准

听力损失程度 (dB,听力级)	中国标准		WHO、ISO 标准	
	类别	分级	分级	程度
>110	聋	一级聋	G	全聋
91~110		二级聋	F	极度聋
71~90			E	重度
56~70	重听	一级重听	D	中重度
41~55		二级重听	C	中度
26~40			B	轻度
0~25			A	正常

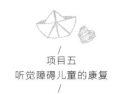

（三）听觉障碍产生的原因

听觉障碍产生的原因是复杂的，有的甚至未能找到确切的病因。相关研究显示，遗传、母体孕期感染、新生儿窒息、药物中毒、中耳炎等是导致听觉障碍的重要原因。[①] 听觉障碍的成因统计见表5-2。

表5-2　听觉障碍成因的人数统计[②]

原因	听障儿童数/人	0～3岁听障儿童数/人	4～5岁听障儿童数/人	6～14岁听障儿童数/人	比例/%
家族遗传/近亲结婚	234	38	45	151	9.08
地方病（克汀病等）	17	—	2	15	0.66
发育畸形	179	46	34	99	6.95
妊娠期疾病	72	16	11	45	2.80
药物中毒	307	34	56	217	11.92
高烧疾病	334	42	42	250	12.97
中耳炎	450	31	39	380	17.47
产钳外伤	10	4	2	4	0.39
外伤	25	2	5	18	0.97
噪声	2	1	—	1	0.08
其他	225	50	49	126	8.73
不详	721	120	116	485	27.99

（四）听觉障碍的类型

根据不同的分类标准，听觉障碍可以分为不同的类型。按照听觉损失的程度，可以分为一级、二级、三级、四级；按照听觉障碍发生的部位，可以分为传音性耳聋、感音性耳聋、混合性耳聋；根据听觉障碍发生的时间，可以分为语前聋、语后聋；根据助听效果，可以分为最适、适合、较适合、看话四个层次。本部分主要按照听觉障碍发生的部位的划分进行简要介绍。

1. 人的耳朵及声音的传播

人的耳朵由外耳、中耳、内耳组成。

声音的传播途径包括骨导和气导两条途径。

---

① 中国残疾人联合会：《中国残疾儿童现状与需求调查研究》，88～107页，北京，华夏出版社，2011。

② 贺荟中：《听觉障碍儿童的发展与教育》，12～13页，北京，北京大学出版社，2011。

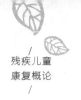

骨导：声波—颅骨—骨迷路—前庭阶和鼓阶的外淋巴—蜗管的内淋巴—螺旋器—听神经—听觉中枢。

气导：声波—耳郭—外耳道—鼓室—听小骨—骨迷路—前庭阶和鼓阶的外淋巴—蜗管的内淋巴—螺旋器—听神经—听觉中枢。

2. 听觉障碍的类型划分[①]

(1)传音性耳聋

传音性耳聋，又称传导性耳聋，由外耳、中耳的某些病变导致声波的物理振动不能通过空气、骨或其他组织进行传递或传导。声音的气导通路通过传导通路才能产生听觉；传音性耳聋的骨导好于气导。传音性耳聋可通过药物或手术等医疗手段来治疗，通过助听器补偿听力的效果比较明显。听障人士一旦感知到声音，在语言理解度上就不会受影响。

(2)感音性耳聋

感音性耳聋，又称神经性耳聋，由耳蜗和蜗后病变所致。由于耳蜗及蜗后神经不能将传导进来的信息进一步传递，因此不能感知、识别声音。骨导和气导汇聚在耳蜗处，因此感音性耳聋的骨导和气导均不能有效地传递声音。感音性耳聋常表现为高频听力损失、言语理解力降低，蜗性聋还多表现有重振现象，多伴有高频耳鸣，部分有眩晕症状。

(3)混合性耳聋

耳传音与感音系统同时受损，使得听障人士在同一耳既有传音性耳聋又有感音性耳聋，被称为混合性耳聋。从外耳道开始声音气导的传导通路出现问题，不能有效地传递声音；骨导通路则从耳蜗处出现声音传递问题。混合性耳聋虽然是传音性耳聋和感音性耳聋的结合，但骨导通路的听力相对好于气导通路的听力。

二、聋人文化与听觉障碍儿童教育

（一）聋人文化

什么是聋人文化呢？有研究者认为聋人文化的主要内容是聋人的文化价值观，聋人文化的成员作为聋人去实践，形成关于自身和健听人的想法和信念。[②] 也有研究者认为，聋人文化是一种

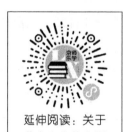

延伸阅读：关于聋人文化的主张

---

① 陈小娟、张婷：《特殊儿童语言与言语治疗》，1页，南京，南京师范大学出版社，2015。

② Padden C & Humphries T, *Inside Deaf Culture*, Boston, Harvard University Press, 2005, p. 75.

延伸阅读：耳朵的结构

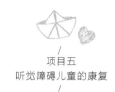

少数群体的文化。① 我国研究者将聋人文化概括为听力损失或无听力的群体所持有的文化现象,它由独特的聋人语言、心理、个性、交往、风俗、艺术、文学、价值观等组成。可见,聋人文化是聋人特有的群体特征。教育学中的聋人文化旨在引导聋人个体积极、肯定地看待听觉障碍,选择适合自己的生活方式,倡导双语教学。语言学中的聋人文化探讨聋人口语和手语与文化、聋人身份之间的关系。政治学中的聋人文化则认为残疾是一种差异,聋人只是交流方式不同而已,他们有着自身的政治、经济、文化权益。

(二)听觉障碍儿童教育

1. 双语—双文化教育方法

听障儿童教育的核心问题是沟通与交流的问题。聋人文化支持者认为手语是聋人的第一语言,聋人的主要沟通方式是手语,社会主流语言或口语是聋人的第二语言。在聋人文化的推动下,逐渐发展出了双语—双文化教育方法。双语—双文化,即聋人学习两种语言和两种文化,旨在帮助听障儿童建立将手语作为第一语言的学习机制,避免错过语言学习的关键期,自然掌握第一语言,获得思考的工具,建立对聋人身份的认同。② 同时,在合适的时候,在手语习得的基础上学习社会主流语言(书面语和口语),作为其第二语言。

双语—双文化教育方法包括口语法、手语法和综合沟通法。③ 从20世纪80年代开始,欧美一些国家开展了双语—双文化教育实践,在听障教育方面取得了一定的成果。但目前我国关于聋人双语—双文化教育方法的实践还在探索中,诸如两类语言的学习时间安排、两类语言学习的内容和课程等仍需进一步深入研究。

2. 听觉障碍儿童学前教育

听障儿童学前教育与普通学前教育一样,需要开展健康、科学、社会、语言、艺术五大领域的教育。此外,听障儿童学前教育还包括早期干预,特别是早期听力语言康复训练,这对听障儿童的终生教育与发展非常重要。

3. 听觉障碍儿童融合教育

融合教育对听障儿童的语言发展、社会交往、健康人格的培养等具有积极意义,

---

① 李颖:《双语策略的效果研究:"预习—阅读—复习"双语教学法在使用美国手语、英语的聋人学生和使用西班牙语、英语的墨西哥裔美籍健听学生理解科学概念上的作用》,11页,大连,辽宁师范大学出版社,2009。
② 张宁生、吴彩娟:《聋童语言教学的新理念:双语—双文化方法》,载《心理科学》,2000(6)。
③ 申仁洪:《美国聋人文化与聋人教育的发展》,载《比较教育研究》,2014(3)。

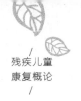

是使听障儿童获益颇多的教育安置形式[①]。与我国其他类别的特殊儿童相似，听障儿童融合教育的形式主要有全日制普通班、资源教室和巡回指导，以及特教班、卫星班等不同模式。[②]

要点回顾 ……▶

本任务对听障儿童的定义、分类及聋人文化与听障儿童教育等进行了阐述，重点引导学习者正确认识听觉障碍的成因及类型，正确认识听障人士及聋人文化，树立正确的听觉障碍儿童教育观。

学习检测 ……▶

一、选择题

1. 骨导传播和气导传播都经过(   )。

A. 前庭阶和鼓阶的外淋巴

B. 蜗管的内淋巴

C. 螺旋器

D. 听神经和听觉中枢

2. 传统主流社会关于"聋"的观点有(   )。

A. 聋是一种疾病和残疾

B. 聋人需要回归主流，掌握口语

C. 聋人由于"聋"而"不能"

D. 聋人是双语—双文化的学习者

二、简答题

1. 第二次全国残疾人抽样调查标准将听觉障碍分为哪几个等级？

2. 简述聋人文化的主要观点。

三、论述题

1. 请分析听觉障碍的不同类型及其成因。

2. "聋人除了听，什么都可以，他们可以是博士，可以是医生，甚至可以是音乐家。"请谈谈你对这句话的看法。

---

① 高宏、郭志云：《对我国学前融合教育发展困境的文化反思》，载《学前教育研究》，2020(5)。
② 胡晓毅、范文静：《我国学龄孤独症儿童教育安置形式的思考》，载《教育学报》，2016(6)。

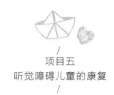

▶任务二
听觉障碍儿童的身心发展特点

导入 ⋯⋯▶

一些人认为，聋等于哑，听障儿童都能看懂手语，听障儿童都能看懂口型，听障儿童沉默寡言，听障儿童有情绪问题，甚至有的听障儿童因为听力理解能力低下而被认为智力发育迟缓⋯⋯事实上，上述观点都是对听障儿童的刻板印象。不可否认，听力损失确实会对听障儿童的身心发展造成影响，使其在发展过程中表现出一些与普通儿童的差异。那么这些差异体现在哪些方面呢？

听力损失对儿童学习词汇、语法等有很大影响，获得语言技能是听障儿童面临的主要障碍。由于阅读和书写含有以音位为基础的图形表征，听障儿童必须努力解码或产生以语言为基础的文本，而这正是他们很难理解或不能理解的。在说话时，听障儿童言语使用不规范的现象较为普遍。大部分听障儿童在各学科学习中都存在困难，尤其是阅读和数学，但学习成绩并不等同于智力发展水平，听力残疾本身并不能限制个体认知能力的发展。听力损失会在一定程度上影响儿童的行为及社会情感的发展，但这主要是由社会态度以及听力损失给儿童学习、同伴交往带来困难引起的。

一、听觉障碍儿童的认知发展特点

（一）感知觉的特点

听障儿童由于缺少听觉信息的输入，对外界事物的信息加工是不完整的，对事物的整体性认知欠缺。由于听觉获取信息的渠道受阻，听障儿童会通过视觉、触觉等方式来弥补。听障儿童主要通过视觉与他人进行沟通和交流，90%以上的信息来自视觉，因此其视觉较为敏感。触觉是听障儿童获得信息的第二条主要路径，研究发现部分听障儿童的触觉敏感度优于普通儿童，能够较为敏感地感知环境中的触觉信息。

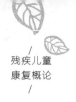
（二）记忆的特点

总体来看，听障儿童的记忆呈现出记得慢、忘得快，以形象记忆为主、视觉记忆占优势等特点。与普通儿童相比，听障儿童的短时记忆容量较小。[1] 在短时记忆和长时记忆加工中，听障儿童较多受到语言形式的影响。[2] 听障儿童的记忆监控随着年龄的增长不断提高。[3] 可见，听障儿童的记忆以视觉编码为主要形式，记忆的形式相对单一，记忆内容的组织缺乏一定的灵活性。

（三）思维的特点

语言是思维的外显形式，多数听障儿童由听力损失导致了言语语言问题，进而制约了他们的思维发展。听障儿童的形象思维能力较强，抽象思维能力的发展相对缓慢、水平较低。在学业发展上，许多听障儿童在语文学科中表现为阅读能力不足[4]，在数学学科学习中表现为逻辑推理能力欠缺、空间概念发展不足。[5]

（四）语言发展的特点

"十聋九哑"并非事实，却反映出了听障儿童的语言发展不足这一事实。听障儿童的语音、语法以及语用均存在障碍，具体表现为发音不清、发声异常、音节受限、语言发展滞后，部分听障儿童的口语存在诸如音量过高、音调异常、音节替代、语序颠倒、语法缺乏等问题。听障儿童的书面语的发展同样滞后，表现为语言文字表达能力不足，字词与阅读理解存在障碍，句子书写成分残缺、语序不当及语义歧义。手势语通过手势、身体动作、面部表情等传递信息，促进沟通和交流，因此手势语成为听障儿童语言表达的重要途径。

二、听觉障碍儿童的社会性发展特点

（一）情绪情感的特点

相关研究说明听障儿童存在孤独感、自卑感、多疑、情绪不稳定等情绪情感特点。听障儿童情绪情感特点的表现：情绪情感内容日益丰富，但相对贫乏；情感体验日益加深，但相对肤浅；情感的稳定性有所发展，但易变性很突出。此外，听障儿童的高级情感(理智感、道德感、美感)得到了一定程度的发展，但发展速度缓慢，发展水平较低。

---

① 王乃怡：《听力正常人与聋人短时记忆的比较研究》，载《心理学报》，1993(1)。
② 袁文纲：《聋人与听力正常人短时记忆比较研究》，载《中国特殊教育》，2000(1)。
③ 尹观海、方燕红、卢颖等：《聋童元记忆监测与控制的发展》，载《中国特殊教育》，2014(11)。
④ 徐丽芳：《聋校语文教学中阅读教学策略初探》，载《课外语文》，2020(36)。
⑤ 仇中辉：《聋生数学认知心理障碍及对策研究》，载《现代特殊教育》，2021(3)。

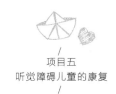

（二）意志品质的特点

意志是个体调节自身行动以克服困难从而实现目标的心理过程，主要表现为目的性和克服困难，具体包括自觉性、果断性、坚持性、自控性。在意志品质方面，部分听障儿童表现出极强的依赖性；行动不够果断，易犹豫不决；在学习和工作中缺乏坚持性，"三分钟热度"；自控力不足，易冲动，受环境因素的影响较大。①

（三）社会交往发展的特点

社会性发展主要涉及人际关系、社会适应等方面。听障儿童的社会性发展较普通儿童缓慢，表现为同伴范围狭窄，同伴群体多为同类听障群体或家族同龄成员；社会交往能力欠缺，社会交往规则掌握不足，社会知识贫乏，社会适应能力较差，部分听障儿童有社会退缩行为②。研究显示，听障儿童的退缩和攻击性行为多于普通儿童，导致与他人的交往受阻，进一步表现出做事冲动、攻击性强、各方面能力发展迟缓的特征。③

要点回顾 ┈┈▶

本任务简要阐述了听障儿童的身心发展特点，从感知觉、记忆、思维、语言等方面论述了听障儿童的认知发展特点，从情绪情感、意志品质和社会交往发展等方面阐述了听障儿童的社会性发展特点。

学习检测 ┈┈▶

一、选择题

1. 听障儿童的记忆的主要特点有(　　)。

A. 记得慢、忘得快　　　　　B. 以形象记忆为主

C. 抽象思维能力欠佳　　　　D. 视觉记忆占优势

2. 听障儿童的意志品质的特点有(　　)。

A. 易犹豫不决　　　　　　　B. 在学习和工作中缺乏坚持性

C. 自控力不足　　　　　　　D. 易冲动

① 顾燕：《有针对性地培养聋校学生意志力》，载《北京教育（普教版）》，2019(4)。

② 戴林波：《追逐心灵的阳光——聋生社会性退缩行为的分析与干预》，载《中小学心理健康教育》，2014(4)。

③ 王娜、李彦璇、刘莉华等：《听力障碍儿童社会情绪、适应行为与语言能力的关系》，载《中国康复理论与实践》，2013(7)。

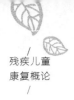

二、简答题

1. 简要回答听障儿童的语言发展特点。

2. 简要回答听障儿童的情绪情感的特点。

三、论述题

1. "一些人以为，聋等于哑，听障儿童都能看懂手语，听障儿童都能看懂口型，听障儿童沉默寡言，听障儿童有情绪问题。"试论述听障儿童的社会性发展特点。

2. 试论述你对"十聋九哑"的看法。

▶任务三
听觉障碍儿童的康复需求及其评估

导入 ……▶

随着助听器、人工耳蜗的发明和使用，听障儿童安静了很长时间的世界终于变得活跃起来。他们能够听清楚父母对他们的呼唤，能够听见室外种种动听的声音。但摆在听障儿童面前的新问题是，他们不知道该怎么说，明明可以发出声音，但就是说不出来。戴上了助听器，植入了人工耳蜗，听见了声音，并不意味着他们就可以说话了。那么听障儿童的言语能力该如何重塑？除了语言康复需求之外，听障儿童还有哪些康复需求呢？

听障儿童与其他障碍儿童一样，有四个层次的康复需求。第一层次是躯体和感官功能的康复，即医学康复；第二层次是学习和工作能力的康复；第三层次是精神和心理功能的康复；第四层次是社会生活功能的康复。对听障儿童进行康复的前提是进行康复评估，以实现早发现、早诊断、早治疗的"三早"目标。同时需要对听障儿童进行阶段性评估，以确认其发展、进步的情况，为听障儿童的康复提供依据。对听障儿童的评估主要包括生理评估、个别化智力测验、个别化成就测验、听觉能力评估、言语与语言评估、适应性行为评估、家长访谈等内容。

听障儿童在感知觉、记忆、思维、语言发展方面与其他儿童有诸多不同，在情绪情感、意志品质和社会交往方面也存在差异。总体来看，听障儿童表现出听力恢复、言语语言发展、社会适应及认知发展等康复需求。因此，本任务着重从听障儿童康复

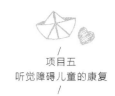

需求出发进行评估，以有效地促进听障儿童的发展。

一、生理评估

生理评估主要是医院为听障儿童进行的相关必要的检测。生理评估主要包括：听觉系统结构检查，听力检查(裸耳听力、佩戴辅具后听力)，助听器、人工电子耳蜗适用性检查。对听障儿童的生理评估主要是听力学检查，分为客观检查和主观检查两种。客观检查主要由专业人员(如医生)进行，主观检查主要由康复教师进行，本部分主要介绍主观检查的内容。主观检查是通过听障儿童听到声音后给出主观反应的检测方式，包括行为观察测听、视觉强化测听、游戏测听、言语测听等。

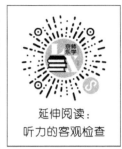

延伸阅读：
听力的客观检查

（一）行为观察测听

行为观察测听是指给予被试一个声刺激，观察被试的行为反应，如将头转向声源或做出某种动作，通过这些反应检查者判断被试的听觉阈限，测试结果可表明听力损失的程度、性质和听力损失对被试交流能力的影响。它适合0~6个月的婴儿。具有正常听力的婴儿此时已经会转头，并且会对不同的语调做出不同反应。此时是言语的有意识交流阶段，具有正常听力的婴儿在7个月左右时能重复"爸爸""妈妈"。

（二）视觉强化测听

视觉强化测听适合0.6~2.5岁的儿童。普通儿童此时已能寻找声源，通过用声、光结合的方法，使儿童能对声音产生寻找的眼神或转头。此时是词语组合阶段，普通儿童能用句子表达意思。

（三）游戏测听

游戏测听适合2.5~5岁的儿童。让儿童参与简单、有趣的游戏，在游戏中观察儿童对刺激声的反应。常用的游戏包括搭积木、穿珠子等。选择刺激的声音包括耳机发声或扬声器发声。在测试过程中不要有规律地给出声音。

普通儿童能遵循简单的指令。其言语水平处于早期造句阶段，已经能用一定的短句和家长交流。测听任务是激发儿童对声音的兴趣与做出正确的反应。

（四）言语测听（2岁以上）

检查被试能否听懂言语，是判断听功能的重要的检查项目。在正常情况下，言语听阈和纯音听阈是一致的，但言语分辨率不一定，用声刺激来检查被试对言语的听阈

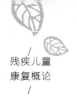

和识别言语的能力是听力学检查中的基本方法之一，也就是人们常说的言语测听。言语测听是给被试听一些词汇，给出每个词后，留一定的时间让他们重复这些词，然后记录正确或错误的数量。

二、听觉能力评估

听觉能力评估着重考查听障儿童的听声、识别声音、语言识别等项目内容。听觉能力评估是听障儿童听觉能力康复的重要内容和依据。常用的量表见表5-3。

表5-3　听障儿童听觉评估量表及内容

评估项目	评估对象	主要内容
小龄儿童听觉能力发展问卷[①]	0～3岁儿童	共35个题目，均为"是""否"作答，包括接受性听觉行为、语义性听觉行为和表达性语言行为3个维度。操作简单，家长和教师均可独立操作。
婴幼儿有意义听觉整合量表[②]	0～3岁儿童	共10个题目，包括对助听装置的依赖程度、对声音的察觉能力和对声音的辨别和理解能力3个维度。
听力障碍儿童听觉能力评估词表[③]	2岁以上儿童	包括自然声响识别、语音识别(韵母识别和声母识别)、数字识别、声调识别、单音节词(字)识别、双音节词识别、三音节词识别、短句识别等内容。
早期言语感知测试[④]	2岁以上儿童	包括4项，第一项是音节感知测试，用于评估被试对言语声的感知能力；第二项是单词音节感知测试，由12个单词组成，其中包括单音节词、扬抑格词、扬扬格词和三音节词；第三项是扬扬格词识别测试，包括12个扬扬格词；第四项是单音节词识别测试，这些单音节词有相同的辅音。采用听声指图的方式进行测试。

---

①　陈雪清、张忠心：《小龄耳聋儿童听觉能力发展问卷评估》，载《听力学及言语疾病杂志》，2011(4)。
②　杨奉玲、郑芸：《常用的婴幼儿听觉功能评估工具》，载《临床耳鼻咽喉头颈外科杂志》，2020(11)。
③　孙喜斌、张芳、黄鸿雁等：《听力障碍儿童言语听觉评估方法》，载《听力学及言语疾病杂志》，2009(4)。
④　郑芸、孟照莉、王恺等：《简易版普通话早期言语感知测试(LV-MESP)的临床应用简介》，载《听力学及言语疾病杂志》，2012(3)。

续表

评估项目	评估对象	主要内容
听觉行为分级标准①	所有儿童	分为 0～7 共 8 个等级，考察听障儿童的感知、辨识、理解、沟通能力。级别 0 最低，表示听障儿童对环境声或说话声没有注意到；级别 7 最高，表示听障儿童可以和认识的人打电话。
家长/教师对儿童听觉口语表现的评估问卷②	所有儿童	分为教师版和学生版，共 13 个题目，教师和家长分别记录儿童对声音及语言的觉察和理解。
林氏六音③	所有儿童	包括 m、u、a、i、sh、s 6 个刺激音，涵盖了低频(m、u)、中频(a、i)、高频(sh、s)言语声。评估者可在不同距离(如 0.5 米、1 米、2 米)处对听障儿童进行分耳测试，快速、简要判断其左右耳对不同频率语音的识别情况。

三、言语与语言评估

言语与语言评估主要考查听障儿童语言接收、表达、模仿、会话四个方面的能力。其方法包括标准化语言测验、自编语言测验等。下文介绍几种常见的标准化语言测验。

(一)有意义使用言语量表

有意义使用言语量表包括 10 个题目，考查听障儿童的发声、语言清晰度、语言表达策略等。每个题目根据言语行为出现的概率打分，"从未出现"得 0 分，"25％的概率出现"得 1 分，"50％的概率出现"得 2 分，"75％的概率出现"得 3 分，"100％的概率出现"得 4 分，分数越高，表示言语能力越强。量表满分 40 分。量表测试需采用访谈的方式，由评估者逐题向家长解释题意，同时要求家长举出具体的事例以使评分更准确。有意义使用言语量表见表 5-4。④

---

① 王大华、周慧芳、张静：《中文版听觉行为分级对语前聋儿童人工耳蜗植入术后汉语听觉行为评估的研究》，载《临床耳鼻咽喉头颈外科杂志》，2015(5)。

② 刘建菊：《人工耳蜗植入儿童听觉康复效果评估标准的修订及应用研究》，博士学位论文，华东师范大学，2012。

③ 王非凡、于珏、马良等：《上海普通话版"林氏六音"频率范围分析》，载《听力学及言语疾病杂志》，2019(6)。

④ 吕静、陈雪清、张华等：《听力障碍儿童助听后听觉及言语能力发育的相关性》，载《听力学及言语疾病杂志》，2017(5)。

表 5-4　有意义使用言语量表

问题	内容
1	儿童如何发声吸引其他人的注意力？
2	儿童在相互交流过程中的发声情况。
3	发声过程中内容和信息的变化情况。
4	当孩子与父母或兄弟姐妹谈论熟悉的话题时，他能否自发地只运用言语这种方式进行交流？
5	当孩子与父母或兄弟姐妹谈论较为陌生的话题时，他能否自发地只运用言语这种方式进行交流？
6	在社交活动中，孩子是否愿意自发地使用言语这种方式与听力正常的人进行交流？
7	当孩子因需要获得某样东西而必须与陌生人进行交流时，他能否自发地使用言语这种方式进行交流？
8	孩子的言语能否被陌生人理解？
9	当孩子的言语不能被熟悉的人理解时，他能否自发地使用口头纠正和澄清的方式对其进行解释？
10	当孩子的言语不能被陌生人理解时，他能否自发地使用口头纠正和澄清的方式对其进行解释？

（二）言语可懂度分级问卷

言语可懂度分级问卷共 5 个项目，每个项目都对应一个言语级别：级别 1 最低，表示连贯的言语无法被理解、口语中的词汇不能被识别、患者日常交流的主要方式为手势；级别 5 最高，表示连贯的言语可被所有人理解、在日常语境下患者的语言很容易被理解。言语可懂度分级标准(部分)见表 5-5。[①]

表 5-5　言语可懂度分级标准(部分)

分级	判定标准
5	连贯的言语可被所有人听懂，旨在在日常语境下儿童(的言语)容易被听懂。
4	连贯的言语可被少数有聋人言语经验的人听懂。
3	连贯的言语在听者集中注意力并结合唇读的条件下可被听懂。
2	连贯的言语不可懂，但(儿童口语中的)单个词语在语境和唇读的提示下可被听懂。
1	连贯的言语不可懂，口语中的词语不能完全被辨认，交流的主要方式为手势。

---

① 王宇、潘涛、米思等：《中文版言语可懂度分级标准的建立及其信度检验》，载《听力学及言语疾病杂志》，2013(5)。

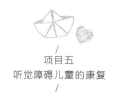

（三）听觉障碍儿童听觉、 语言能力评估标准及方法

听障儿童听觉、语言能力评估标准及方法包括语音清晰度、听话识图、模仿句长、看图说话、主题对话 5 个分测验。该评估内容的编制依据汉语语言的结构及使用规律，将健听儿童在各年龄段上的语言发育指标作为参照，将语言年龄(即健听儿童的实际年龄)作为评估标准，评估内容具有明显语言发展意义的特征，通过评估可获知听障儿童的语言年龄，并以此衡量其语言理解能力、表达能力、语法能力、发音水平及语言的使用能力等。对 3 岁以下的儿童，常进行语音清晰度、听话识图、模仿句长 3 项的评估。[1]

四、适应性行为评估

拉克逊(Luckson)把适应性行为分为沟通、自我照顾、居家生活、社交技能、社区利用、自我指导、健康与安全、功能性学业技能、休闲与工作等内容。[2] 相关研究发现，听障儿童适应性行为的发展水平随着年龄的增长而不断提高，社会适应能力有待提升。[3] 听力损失会给听障儿童的社会适应带来一定的影响，因此有必要对听障儿童的适应性行为进行评估，为听障儿童的社会适应、社会交往、同伴关系的建立提供依据。本部分主要介绍听障儿童适应性行为评估常用的量表：适应性行为评定量表(adaptive behavior assessment scale，ABAS)、文兰社会成熟量表。

（一）适应性行为评定量表

该量表由姚树娇、龚耀先修订编制[4]，评定对象为 3～12 岁的儿童，共 8 个分量表，评定了包括在 59 个项目内的近 200 种行为。其中包括：

①感觉运动：共 6 个项目，包括视、听、坐、站、走、跑、身体平衡等技能。

②生活自理：共 10 个项目，包括饮食、大小便、穿戴、洗漱等技能。

③语言发展：共 9 个项目，包括掌握词的数量与复杂性、数的概念、书写与阅读及社会沟通言语等技能。

④个人取向：共 10 个项目，包括注意力、主动性、行为控制能力、日常爱好及个人习惯等内容。

———————————

① 黄昭鸣、万勤、张蕾：《言语功能评估标准及方法》，3 页，上海，华东师范大学出版社，2007。

② 韦小满、蔡雅娟：《特殊儿童心理评估(第二版)》，8 页，北京，华夏出版社，2016。

③ 呼琼霞、江琴娣：《听力障碍儿童适应行为特点的研究》，载《中国特殊教育》，2003(6)。

④ 姚树桥、龚耀先、全国协作组：《儿童适应行为评定量表全国常模的制定》，载《中国临床心理学杂志》，1993(2)。

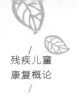

⑤社会责任：共 9 个项目，包括遵守社会规范及社会交往方面的行为技能。

⑥时空定向：共 4 个项目，包括时间概念、空间定向及交通工具利用方面的技能。

⑦劳动技能：共 7 个项目，包括家务劳动和职业劳动技能。

⑧经济活动：共 4 个项目，包括金钱、购物技能及计划用钱的能力。

（二）文兰社会成熟量表

文兰社会成熟量表是由美国的研究者道尔（Doll）编制的，是世界上第一个标准化的适应性行为量表。该量表由 8 个分测验 117 个题目组成，适用的年龄范围为 0～25 岁（见表 5-6）。

表 5-6　文兰社会成熟量表的构成（部分）

分量表	示例
1. 一般自理	头部平衡(0～1 岁)；自己要求大小便(2～3 岁)
2. 进食自理	在帮助下能用杯子喝水(0～1 岁)；坐在桌边自如地进餐(9～10 岁)
3. 穿衣自理	脱袜子(1～2 岁)；在帮助下能洗浴(5～7 岁)
4. 行走	无须帮助能上下楼梯(1～2 岁)；独自远离家门(18～20 岁)
5. 职业	使用工具(8～9 岁)
6. 交往	叫喊、笑(0～1 岁)；会打电话(10～11 岁)
7. 自我管理	白天能在无监督的情况下自由进出(15～18 岁)
8. 社会化	接近熟悉的人(0～1 岁)

1965 年，道尔对该量表进行了修订；1984 年，斯帕罗（Sparrow）等人再次修订了该量表并将其更名为文兰适应性行为量表。该量表由三个分量表构成，分别是调查表、扩展表和课堂评定表。调查表被用于评估一般适应能力；扩展表被用于评估更广泛、更具体的适应性行为；课堂评定表被用于评估儿童在课堂中的适应性行为。每个分量表都涉及沟通、日常生活技能、社会化和运动技能四个领域。调查表、扩展表适用于0～18 岁儿童及青少年，课堂评定表适用于 3～12 岁儿童。

五、认知评估

为更好地对听障儿童进行教育，需要对听障儿童的学习、认知方面进行评估。由于智力测验的应用广泛，本部分主要介绍应用于听障儿童较多的工具，当前国内对听障儿童智力测验采用较多的是格雷费斯精神发育量表和希-内学习能力测验。

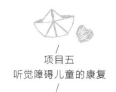

（一）格雷费斯精神发育量表

格雷费斯精神发育量表于 1954 年由格雷费斯编制，最初对 0～2 岁的脑瘫、聋哑、智力落后儿童进行早期评估。2010 年，我国学者对该量表进行了修订，编制了中国婴幼儿精神发育量表(mental development scale of Chinese infant，MDSCI)，适用于 0～3 岁婴幼儿。该量表包括 6 个分测验：运动(测查大肌肉的运用能力)；个人与社会(测查儿童的个人自理、社会交往和社会适应等能力)；听力与语言(测查儿童理解与应用语言的能力)；手眼协调(测查小肌肉的精细动作能力)；操作(测查有目的地使用工具、精细动作以及感知觉的能力)；推理(测查儿童对生活中的事物的理解能力)。测验时以月为单位，计算每个领域的精神发育年龄，然后计算总精神发育年龄，采用比率智商表示发育商(DQ)：$DQ = (DA/CA) \times 100$，其中 DA 为发育年龄，CA 为实际月龄。对疑有精神智力发育迟缓(MDSCI 测验的精神发育商＜70 分)或有异常心理行为表现的儿童，建议到专业机构进一步观察和诊断。

（二）希-内学习能力测验

希-内学习能力测验(Hiskey-Nebraska test of learning aptitude，H-NTLA)由美国心理学家希斯基(Hiskey)教授于 20 世纪 50 年代专门为听障人群设计，适用于 3～16 岁儿童及青少年，于 1984 年被引入我国，1989 年完成中国国内常模的修订。该测验由 12 个从易到难的分测验组成。[1] 分测验的项目及考察能力见表 5-7。

表 5-7　希-内学习能力测验的项目及考察能力

项目	考察能力
穿珠子	手眼协调和记忆能力
记颜色	视觉记忆能力
辨认图画	视觉的鉴别和比较及细节分析能力
看图联想	认识环境和思维联想能力
折纸	手眼协调和记忆能力
短期视觉记忆	思维集中和记忆能力
摆方木	从具体事物到抽象空间关系的综合能力
完成图画	分析和综合知觉及想象能力
记数字	记忆数字能力

---

[1] 韦小满、蔡雅娟：《特殊儿童心理评估(第二版)》，8 页，北京，华夏出版社，2016。

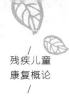

续表

项目	考察能力
迷方	实物测量和知觉联系及手眼协调能力
图画类同	视觉和概念联想能力
空间推理	将总体和部分、思维和感觉联系的能力

上述评估工具的运用均需要充分了解听障儿童的家庭情况，如家长的职业、家长的文化程度、家庭的经济状况、家庭是否和睦、家长的教养态度和教养方式、对孩子的教育投入了多少时间和精力、父母是否有听觉障碍等；收集儿童的基本数据，了解儿童的生长发育史，如疾病史、诊疗史、教育史、做过的测验等；围绕社会交往、社会性沟通了解儿童能力的现状以及儿童的正强化物与负强化物等；了解家长能配合学校的程度，如家长能教哪些东西、一天能教多久等；给家长提出一些建议，如是否需要安排专业训练和支持协助等。

要点回顾 ······▶

本任务从听障儿童康复需求评估的内容出发，重点围绕听障儿童的生理评估、听觉能力评估、言语与语言评估、适应性行为评估进行了介绍。本任务也借鉴了国内外的相关量表，便于学习者了解听障儿童康复需求的评估方法。

学习检测 ······▶

一、选择题

1. 对听障儿童进行康复评估目标的"三早"指的是(　　)。

A. 早发现　　　　　B. 早诊断　　　　　C. 早治疗　　　　　D. 早康复

2. 拉克逊把适应性行为分为(　　)。

A. 沟通　　　　　B. 自我照顾　　　　　C. 居家生活　　　　　D. 社交技能

3. 专门用于0～3岁听障儿童听力评估的量表是(　　)。

A. 小龄儿童听觉能力发展问卷

B. 听觉行为分级标准

C. 家长/教师对儿童听觉口语表现的评估问卷

D. 早期言语感知测试

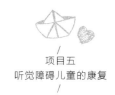

二、简答题

1. 简要回答听障儿童康复需求的四个层次。

2. 简要回答希-内学习能力测验考察的项目及考察能力。

三、论述题

试论述听障儿童康复需求评估的目的及必要性。

▶任务四
听觉障碍儿童的康复训练方法

导入 ⋯⋯▶

部分听障儿童通过药物治疗、佩戴助听器、植入人工耳蜗能够恢复听力，相关筛查及评估也能够帮助我们了解听障儿童的听力障碍情况以及相关的认知、语言情况。即使如此，听障儿童的听觉能力、语言能力并不能随着辅助器具的介入而自然而然地快速进步，部分听障儿童还可能会出现这样那样的适应问题和心理问题。因此，有必要对听障儿童进行有针对性的康复训练，实现听力和语言的发展，促进心理健康。

听障儿童康复的目的在于使听障儿童发展潜能、补偿缺陷，最终适应社会。听障儿童的康复需求主要有：①医疗康复，如听力语言康复、听觉训练、言语治疗等；②教育康复，如家庭教育、校园教育、社区教育等；③社会康复，如政策保障、无障碍环境、心理服务等；④工程康复，如辅助器具、辅助技术等；⑤职业康复，如自我服务劳动、社会活动训练、劳动技能课程训练等。

一、听力康复

（一）听力康复训练

听力康复训练主要针对能通过助听器或人工耳蜗进行听力补偿的听障儿童。听力康复训练的目的在于帮助听障儿童建立对声音信息的敏感度，识别、理解声音，培养听障儿童感受、辨别、记忆、理解声音的能力。

听障儿童的听力康复训练主要包括四个阶段：听觉察知、听觉分辨、听觉识别、听觉理解。听觉察知的训练方法有视听诱导法、听声套圈法、听声走路法等；听觉分辨的训练方法有分辨图文版训练法、分辨游戏版训练法、听说复述法等；听觉识别的训练方法有趣味选择法、视觉辅助法、拓展短句训练法等；听觉理解的训练方法有听话选择类方法(如贴图法)、听说复述类方法(如故事复述法)、配声动作类方法(如指令动作法)等。

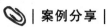

| 案例分享 |

听觉分辨活动：巨人和矮人

1. 目的：训练听障儿童辨别音高、音低的能力。

2. 准备：各种玩具若干。

3. 方法：将准备好的玩具放在课桌上，听障儿童站在房子中间。游戏开始时，只要家长发出一个高音或低音，听障儿童就拿一个玩具放到高桌子上或地面上。例如，当家长发出高音"a"时，听障儿童就拿一个玩具，踮起脚尖学巨人走路的样子，把玩具放在高桌子上，当家长发出低音"a"时，听障儿童就拿起一个玩具，蹲着学矮人走路的样子，把玩具放在地面上。游戏反复进行。如果听障儿童不能正确判断音的高低，应让他们反复听，多做对比。

（二）感觉代偿

代偿是一种生理现象，指的是结构的破坏导致功能失常时，调整有关器官(包括病变器官本身)的功能、结构以代替和补偿，使机体趋于新的平衡和协调。[①] 由于听障儿童听力的损失，部分或全部失去了听觉信息，因此通过视觉获得信息是听障儿童获得信息的第一大补偿渠道，触觉是听障儿童获得信息的第二大补偿渠道。培养听障儿童通过视觉和触觉察知、识别、理解信息，发挥视觉的辅助、补偿作用尤为重要。听障儿童的视觉注意训练主要包括视觉注意、视觉记忆、视觉认知、视觉辨别、视觉感受力。

二、言语与语言康复

（一）言语康复

言语是运用语言来传递信息的过程。它分为外部言语和内部言语，外部言语是社交的工具，即说话；内部言语是思维的工具。听障儿童的言语功能障碍表现为构音困

---

① 朴永馨：《特殊教育辞典(第三版)》，8页，北京，华夏出版社，2014。

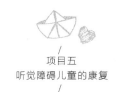

难、语音障碍、构声障碍、言语运用障碍。听障儿童的言语康复就是针对儿童言语功能障碍进行的言语教育和言语矫治。言语教育关注言语行为的康复，重点是口语表达能力；言语矫治侧重对发音器官或语用过程中存在的问题的纠正或练习，如呼吸训练、口腔运动、舌部运动等。

 | 延伸阅读 |

舌部运动和唇部运动

1. 舌部运动[1]

吮吸运动："啧啧"。

舌与上齿龈吮吸："嗒嗒"。

舌与硬腭吮吸："嘚儿"。

2. 唇部运动[2]

圆唇训练："o"。

咂嘴训练："ba"。

缩唇训练："a——u"。

（二）语言康复

语言是一种音义结合的符号系统，由词汇和语法构成。听障儿童普遍存在语言表达歧义、句子顺序颠倒的情况，因此语言康复也是听障儿童康复的重要内容。听障儿童的语言康复主要包括字、词、句、篇的学习和练习，重点内容包括口语强化、学词学句、学段学篇、说写并举、读写并举。

从语言能力来看，研究表明手语双通道双语者不存在口语和手语的双语表征与加工竞争，手语的习得有助于口语的发展。[3] 20 世纪 80 年代，欧美国家开始的听障儿童双语教学取得了成功。听障儿童在由手语、口语组成的双语环境下成长更快乐，学习积极性更高，课堂交流参与程度更高。盲目强调口语的重要性，忽视手语的发展，听

---

[1] 陈小娟、张婷：《特殊儿童语言与言语治疗》，1页，南京，南京师范大学出版社，2015。

[2] 陈小娟、张婷：《特殊儿童语言与言语治疗》，1页，南京，南京师范大学出版社，2015。

[3] 李恒、曹宇：《第二语言水平对双语者语言抑制能力的影响——来自英语-汉语单通道双语者和英语-美国手语双通道双语者的证据》，载《心理学报》，2016(4)。

障儿童将会错过语言学习的敏感期，成为没有早期语言的人。[1] 在学前阶段进行双语教育，将手语教学与口语教学相结合，为听障儿童提供天然的语言学习环境，以便参与相关的课堂活动及社会交往。具体方法包括聋健教师合作教学、双语绘本阅读、双语游戏活动、双语亲子活动等。

 | 案例分享 |

增加句长的练习

逐字增加句长的练习举例如下。

苹果

红苹果

红的苹果

红红的苹果

红红的大苹果

红红的大的苹果

红红的大大的苹果

吃红红的大大的苹果

我吃红红的大大的苹果

我爱吃红红的大大的苹果

我不爱吃红红的大大的苹果[2]

（三）手语学习

手语是听障儿童的第一语言，这是业界的共识。乔姆斯基曾提出普遍语法的概念，普遍语法是指人脑中存在的一个先天语言习得机制。在普遍语法的作用下，儿童可以学会任何语言。[3] 此外，手势、表情、动作等均可表达一定的语义，对任何语言都是适用的。相关研究表明，听障儿童手语的习得有助于其社会适应

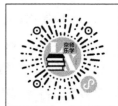

延伸阅读：听障教育历史上的"手口之争"

① 刘俊飞、许梦杰、杨亦鸣：《聋童早期语言干预：究竟是口语还是手语?》，载《南京师范大学文学院学报》，2018(3)。

② 陈小娟、张婷：《特殊儿童语言与言语治疗》，1页，南京，南京师范大学出版社，2015。

③ 童琳：《关于聋人汉语学习性质的思考》，载《现代特殊教育》，2016(10)。

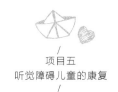

和有声语言的学习。因此，听障儿童手语的学习值得推广。儿童语言学习的最佳时期是 6 岁以前，应尽早为听障儿童学习手语提供必要的环境，帮助听障儿童学习手语。具体的方法有模仿练习、交流对话、"你来比画我来猜"等。

三、心理健康干预

部分听障儿童由于听力的损失，还可能存在一些心理问题，包括：精神发育迟滞，如言语发育迟缓等；学习障碍，如阅读障碍等；注意缺陷多动障碍，如多动等；情绪障碍，如焦虑等；行为问题，如攻击性行为等。[①] 因此，有必要对听障儿童进行恰当的心理干预。针对听障儿童的心理干预方法有行为矫正、游戏治疗、认知治疗、家庭治疗、团体心理治疗、绘画治疗、阅读治疗、沙盘游戏、药物治疗等。本书根据听障儿童的需求，从行为干预、阅读干预、游戏干预三个角度进行阐述。

（一）行为干预

行为干预是指采用行为主义理论的框架，通过刺激、强化的方式塑造听障儿童的行为。为减少听障儿童的问题行为，增强听障儿童的社会适应性，减少社会退缩和攻击性行为，可适当对听障儿童的行为进行干预。具体方法包括正强化法、负强化法、惩罚法、消退法、系统脱敏法、代币制、示范法等。正强化法是指当听障儿童出现期望的行为时，给予一定的强化(如奖励)，以增加其良好行为的发生频率。负强化法是指当听障儿童出现期望的行为时，减少或消除其不喜欢的刺激(强化物)，以增加其良好行为的发生频率。惩罚法是指当听障儿童出现不期望的行为时，对其进行惩罚(如暂时隔离)，以降低此类行为的发生频率。消退法是指当听障儿童出现不良行为时，对其采取如漠视、不理睬的方法，以减少此类行为的发生。[②]

（二）阅读干预

阅读干预又称阅读疗法、读书疗法、图书疗法等。阅读疗法是指通过有选择性地读物、指导性阅读，以调理、恢复个体身心健康的一种方法。[③] 阅读治疗能够帮助改善听障儿童的语言、心理、行为、社会适应等状况。对听障儿童进行阅读治疗，可帮助减少语言问题，同时帮助养成积极、健康的心态，减少问题行为。对听障儿童而言，阅读干预常见的方法是绘本干预。绘本干预以现代儿童观、教育观为指导，将绘本作

---

① 胡向阳：《听障儿童全面康复》，199～205 页，北京，北京科学技术出版社，2012。
② 胡向阳：《听障儿童全面康复》，226～227 页，北京，北京科学技术出版社，2012。
③ 王学云：《我国 20 年来阅读疗法研究综述》，载《图书情报工作》，2012(3)。

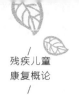

为干预的主要媒介或载体，充分挖掘绘本的多元化价值，综合采用讲述、朗读、讨论、游戏、表演等方式，增进儿童、教师、绘本文本之间的对话，从而达到促进听障儿童发展的目的。

（三）游戏干预

游戏干预即游戏治疗，是指通过理论模式的系统使用而建立起来的人际交往过程，接受过训练的游戏心理治疗师使用游戏这种治疗方法来帮助来访者使他们获得成长和发展。[1] 游戏干预可以帮助听障儿童宣泄情绪，唤醒自我发展的力量，掌握一定的知识技能等。[2] 游戏干预在听障教育康复领域运用的主要方法有精神分析游戏治疗、结构主义游戏治疗、非指导性游戏治疗等。研究表明，游戏干预可以缓解听障儿童的焦虑情绪，改善听障儿童的社会退缩行为。[3]

 | 延伸阅读 |

在积木游戏活动中可以开展的游戏[4]

1. 简单平行游戏：听障儿童与普通儿童参与同类型的游戏，进行一定的交流，如谈话、交换物品、微笑等。

2. 互补性游戏：交换积木、躲猫猫、追逐等。

3. 合作性游戏：儿童进行角色扮演，如扮演爸爸和妈妈、猫和老鼠等。

要点回顾 ······▶

本任务针对听障儿童的康复训练方法，着重从听力康复、言语与语言康复、心理健康干预3个角度进行了阐述，便于学习者充分掌握并运用听障儿童的康复训练方法。

---

① 赖雪芳、黄钢、章小雷：《儿童游戏治疗的研究及应用》，载《医学综述》，2009(3)。

② 邱学青：《论边缘儿童产生的成因及其游戏治疗》，载《南京师大学报(社会科学版)》，2007(6)。

③ 王萍、黄钢、杨少文等：《聋童社交焦虑障碍沙盘游戏治疗的倒返设计研究》，载《中国健康心理学杂志》，2008(12)。

④ 王段霞、张倩、王丽燕等：《听障儿童积木建构游戏社会性水平的个案研究》，载《中国听力语言康复科学杂志》，2013(56)。

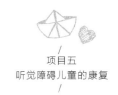

学习检测 ·····▶

一、选择题

1. 以下不属于言语康复的是(　　　)。

A. 呼吸训练　　　　　B. 唇部运动　　　　　C. 舌部运动　　　　　D. 口语强化

2. 以下属于听障儿童行为干预的主要方法有(　　　)。

A. 正强化法　　　　　B. 负强化法　　　　　C. 惩罚法　　　　　D. 消退法

二、简答题

1. 请简要回答听障儿童语言康复的主要方法。

2. 请简要回答听障儿童游戏干预的主要内容。

三、论述题

谈谈你对听障儿童应该学习唇语还是学习手语的观点,并阐述原因。

项目六　智力障碍儿童的康复

导言

　　智力障碍，又称智力落后、智力残疾等。智力障碍的障碍程度不一，因而其康复工作也面临着严峻挑战。本项目首先概述智力障碍的定义，帮助学习者更好地对智力障碍群体做界定；通过不同分类体系的学习，把握智力障碍群体的分类依据和标准，梳理智力障碍的病因。其次，简要描述智力障碍儿童的身心发展特点。再次，针对智力障碍儿童的康复需求的主要领域及其相应的评估方法进行着重介绍。最后，根据这些主要的康复领域及其评估结果，为智力障碍儿童提供切实可行的康复训练方法。

学习目标

1. 掌握智力障碍的基本概念。
2. 知道智力障碍的分类。
3. 了解智力障碍的病因。
4. 了解智力障碍儿童的身心发展特点。
5. 掌握智力障碍儿童的主要康复领域及其相应的评估方法。
6. 掌握智力障碍儿童的主要康复训练方法。

知识导览

项目六 智力障碍儿童的康复
- 任务一 认识智力障碍
  - 智力障碍的定义
  - 智力障碍的分类
  - 智力障碍的病因
- 任务二 智力障碍儿童的身心发展特点
  - 智力障碍儿童的认知特点
  - 智力障碍儿童的适应性行为特点
  - 智力障碍儿童的个性品质
- 任务三 智力障碍儿童的康复需求及其评估
  - 智力功能的评估
  - 适应性行为的评估
- 任务四 智力障碍儿童的康复训练方法
  - 认知功能康复训练方法
  - 适应性行为功能康复训练方法
  - 生理和心理健康功能康复训练方法

▶任务一
认识智力障碍

导入 ·····▶

人们对智力障碍的认识存在很多误区。

误区1：一个人一旦被诊断为智力障碍，就终生是智力障碍者。

误区2：人们根据智力测验的得分就能确定个体是否患有智力障碍。

误区3：智力障碍儿童的分类标准是固定的、统一的。

误区4：在大多数情况下，我们很容易确定智力障碍的病因。

误区5：确定个体智力受遗传和环境决定的量值是可能的。

············

要消除这些误区，我们需要进一步了解智力障碍的定义、病因及分类标准等，从而对智力障碍群体有更全面、客观的认识。

一、智力障碍的定义

智力障碍一词在不同领域有不同的表达，如医学界多用精神发育迟滞(mental retardation, MR)，而学界多用智力障碍、智力落后、智力残疾、智力低下、智能不足等。智力障碍的定义涉及对该障碍的基本认知及其涵盖对象等问题，这对智力障碍者的教育与康复具有重要意义。不同的国家对智力障碍有着不同的定义，这也反映了人们对智力障碍的不同认知程度。

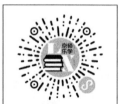

延伸阅读：美国
关于智力障碍的定义

第二次全国残疾人抽样调查采用"智力残疾"这一概念，将其定义为智力显著低于一般人水平，并伴有适应行为的障碍。此类残疾是由于神经系统结构、功能障碍，个体活动和参与受到限制，需要环境提供全面、广泛、有限和间歇的支持；智力残疾包括在智力发育期间(18岁之前)，由各种有害因素导致的精神发育不全或智力迟滞；或者智力发育成熟以后，由各种有害因素导致的智力损害或智力明显衰退。该定义采用了当时国际智力障碍的界定框架，并加入了"支持"这一理念，体现出我国对智力障碍

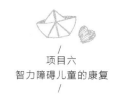

的认识有了国际性视野。[①]

从这些定义中可以看出，虽然不同国家对智力障碍的定义尚无统一的界定，但基本上都是从智力和适应性行为两个方面进行阐释的。

二、智力障碍的分类

目前国内外已有很多对智力障碍进行分类的系统，如智商、需要支持的程度等。虽然这些分类系统对服务补偿、研究参数、服务供应和交流某些特征来说是必需的，但是它们也可能通过贴标签的方式引起他人的某些行为期望和消极情绪反应，因此不能将分类系统作为对智力障碍人士的总体特征描述。

（一）世界卫生组织的分类

ICD-11 采用"智力发育障碍"（disorders of intellectual development）一词，其分类注重智商与适应性行为障碍的双重标准[②]，并根据智力发育障碍的严重程度分为 6 种（见表 6-1）。[③]

表 6-1　ICD-11 的智力发育障碍分类

程度	智商	适应性行为
轻度的	比平均值低 2～3 个标准差	在获得和理解复杂的语言概念和学业技能方面经常表现出困难；能够掌握大部分基本的自理、家务和实际活动；成年后通常可以实现相对独立的生活和就业，但可能需要适当的支持。
中度的	比平均值低 3～4 个标准差	语言和获得学业技能的能力有差异，但通常仅限于基本技能；有些人可能会掌握基本的自理、家务和实际活动；成年后大多数需要大量和持续的支持以实现独立的生活和就业。
重度的	比平均值低约 4 个以上的标准差	非常有限的语言和获得学业技能的能力；可能伴随运动障碍，需要监督以获得日常支持，也可能通过强化训练获得基本的自我护理技能。
极重度的		与重度相似，重度和极重度智力发育障碍完全根据适应性行为的差异来区分，因为现有的标准化智力测试不能可靠地区分智力功能低于 0.003％ 的个体。

---

① 何侃：《特殊儿童康复概论》，220 页，南京，南京师范大学出版社，2015。

② 邹敏、孙宏伟、邱卓英等：《基于 ICD-11 和 ICF 的智力残疾术语、诊断和分类研究》，载《中国康复理论与实践》，2019(1)。

③ 何侃：《特殊儿童康复概论》，222 页，南京，南京师范大学出版社，2015。

续表

程度	智商	适应性行为
暂时的		对于婴儿或 4 岁以下的儿童，或由于感觉或身体损伤(如失明、语前耳聋)、运动或交流障碍、严重行为问题或共同出现的精神和行为障碍儿童，若有证据表明智力发育障碍，且不可能对智力功能和适应性行为进行有效评估时，则被指定为暂时性的。
未特指的		此类别是不明确的、无法归类的剩余类别。

（二）我国对智力残疾的分类

《残疾人残疾分类和分级》按 0～6 岁和 7 岁及以上两个年龄段发育商(DQ)、智商(IQ)和适应行为(AB)对智力残疾进行分级。0～6 岁儿童发育商小于 72 的直接按发育商分级，发育商在 72～75 之间的按适应行为分级。7 岁及以上按智商、适应行为分级；当两者的分值不在同一级时，按适应行为分级。WHO-DASⅡ分值反映的是 18 岁及以上各级智力残疾的活动和参与情况，智力残疾分级见表 6-2。本分类中引入了发育商这一概念，指个人促使物态或事态转变的能力，发育商越高的人，越有办法改变环境，进而创造环境。[①] 0～6 岁用发育商代替智商分数，适应行为适用于各年龄段，当两者的分值不在同一级时，按适应行为分级。

表 6-2　我国智力残疾分类和分级

级别	智力发育水平		社会适应能力	
	发育商(DQ) 0～6 岁	智商(IQ) 7 岁及以上	适应行为(AB)	WHO-DASⅡ分值 18 岁及以上
一级	≤25	<20	极重度	≥116 分
二级	26～39	20～34	重度	106～115 分
三级	40～54	35～49	中度	96～105 分
四级	55～75	50～69	轻度	52～95 分

适应行为表现：
极重度——不能与人交流、不能自理、不能参与任何活动、身体移动能力很差；需要环境提供全面的支持，全部生活由他人照料。
重度——与人交往能力差、生活方面很难达到自理、运动能力发展较差；需要环境提供广泛的支持，大部分生活由他人照料。

[①]　盛永进：《特殊儿童教育导论》，186～187 页，南京，南京师范大学出版社，2014。

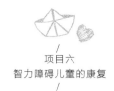

续表

级别	智力发育水平		社会适应能力	
	发育商（DQ） 0~6岁	智商（IQ） 7岁及以上	适应行为（AB）	WHO-DASⅡ分值 18岁及以上
中度——能以简单的方式与人交流、生活能部分自理、能做简单的家务劳动、能参与一些简 单的社会活动；需要环境提供有限的支持，部分生活由他人照料。 轻度——能生活自理、能承担一般的家务劳动或工作、对周围环境有较好的辨别能力、能与 人交流和交往、能比较正常地参与社会活动；需要环境提供间歇的支持，一般情况下生活不 需要由他人照料。				

三、智力障碍的病因

智力障碍的病因是多方面的。在 20 世纪 90 年代中期，大多数专家估计有 10%~15% 的智力障碍的病因是已知的。尽管人类基因工程的发展为智力障碍病因的探讨做出了巨大贡献，但并非所有的智力障碍的病因都和基因有关，所以目前科学家仍然无法准确地指出很多(可能 50% 以上)儿童智力障碍的病因。[①]

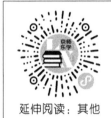

延伸阅读：其他
智力障碍分类方法

就目前确定的病因而言，不同的专家学者有不同的分类，其中有两大分类较为普遍。一种是根据智力障碍发生的时间分为生产前因素、分娩期因素和生产后因素；另一种则是根据遗传因素与环境因素进行划分。我们在这里讲前一种分类。

（一）生产前因素

根据智力障碍发生在生产前的遗传生物因素和社会环境因素，生产前因素可分为以下三类：染色体异常、先天性新陈代谢异常、环境影响。

1. 染色体异常

染色体异常与先天性智力低下密切相关。染色体异常包括染色体数量和结构上的改变，前者包括整倍体畸变与非整倍体畸变，后者包括缺失、倒位、插入、易拉和重复五种情况。常见的由染色体异常导致的智力障碍的类型有唐氏综合征、威廉姆斯综合征、脆性 X 综合征等。

---

① ［美］丹尼尔·P. 哈拉汉、［美］詹姆士·M. 考夫曼、［美］佩吉·C. 普伦：《特殊教育导论（第十一版）》，肖菲等译，130 页，北京，中国人民大学出版社，2010。

(1)唐氏综合征

唐氏综合征是指第 21 对染色体出现异常，在绝大多数唐氏综合征案例中，第 21 对染色体上是三条而非一对。因此，唐氏综合征也被称作"21 三体综合征"或"先天愚"，是婴儿出生时最常见的智力障碍类型。

(2)威廉姆斯综合征

威廉姆斯综合征是第 7 对染色体上物质缺失导致的。威廉姆斯综合征患者智力障碍介于轻度到中度之间，常常有心脏缺陷，对声音异常敏感，并有"小精灵"般的面部特征。

(3)脆性 X 综合征

脆性 X 综合征是广为人知的智力障碍遗传病。这种疾病通常会造成中度而非重度智力障碍，其影响是极其多样的：有些患者的认知缺陷较不严重；而有些患者，尤其是女性，其智商分数甚至在正常范围之内。

2. 先天性新陈代谢异常

先天性新陈代谢异常源于遗传性酶缺陷，这些酶被用于体内基本物质(如氨基酸、碳水化合物)的新陈代谢。当这些酶的遗传性缺乏时，就会导致人体代谢无法正常进行，即新陈代谢异常。常见的新陈代谢异常的智力障碍有苯丙酮尿症，它是指身体无法将苯丙氨酸这一常见的食物成分转为酪氨酸，致其不断积累造成的脑部发育异常。患者的智力一般在 50 以下，具有明显的智力障碍。其他常见的代谢异常导致的智力障碍有先天性甲状腺功能低下、半乳糖病等。

3. 环境影响

孩子出生前的环境均源自母体。有多种环境因素会影响孕期中的母体，并因此影响其腹中胎儿的生长发育。例如，母亲在怀孕期间被病毒感染、过度服用药物、长期接触放射性物质、抽烟酗酒等，都有可能对胎儿造成不同程度的影响，从而导致婴儿伴有智力障碍。其中，患有胎儿酒精综合征的儿童是母体在怀孕期间过度饮酒导致的永久性缺陷，并表现出异常的面部特征、发育迟缓以及伴有智力障碍等特征。

（二）分娩期因素

孕妇在分娩过程中会受到诸多因素的影响，如胎儿在子宫内的胎位不正导致的分娩困难、早产等，从而对胎儿造成一定的脑部损伤，导致智力障碍的发生。其中，胎儿在子宫内的胎位不正，容易使其在分娩过程中受到创伤的可能性增加，而且产伤可能会出现在新生儿的任何部位，智力障碍可能是分娩过程中脑部受到创伤而留下的病

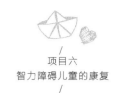

症。早产儿在母体内因为营养不良或受其他药物的影响而体重轻，且生存能力差，全身器官发育不成熟等。少部分早产儿因中枢神经发育不良而出现智力障碍。另外，胎儿娩出后仅有心跳而无呼吸，并出现一系列呼吸衰竭症状的窒息情况，也可能会导致大脑局部暂时性缺氧而影响智力的正常发展。

（三）生产后因素

孩子顺利出生后，生物因素和社会环境因素的影响并没有停止。如果受到不良因素的影响，也有可能会导致智力障碍的发生。

1. 生物因素

脑外伤是指由脑部被打击、意外事故导致的脑震荡等脑损伤，并且有可能病变为脑水肿、出血等，严重时可使孩子的大脑中枢神经受损，导致智力障碍的发生。

脑膜炎是脑膜受到外在微生物的侵袭造成脑部发炎的现象，是导致智力障碍发生的重要因素。

营养不良与胎儿在发育过程中的营养缺乏类似，营养不足或失衡会导致大脑发育所需要的微量元素缺乏，从而影响智力的发育。

2. 社会环境因素

社会环境因素主要包括教育因素等。人的生长发育离不开社会环境的影响，尤其是在婴幼儿阶段，更需要照顾者为其提供健康、积极的环境支持与刺激。如果孩子早期遭遇照顾不周、刺激不够，甚至忽视、虐待及暴力等情况，其身心发展会受到严重影响，容易出现智力障碍。另外，教育因素也对智力障碍的发生和发展有着重要影响，教育是否合理、及时对儿童的智力发展尤其关键。早期干预是降低智力障碍发生率的主要手段。

要点回顾 ▶

本任务主要对智力障碍的定义、分类进行了详细阐述，为学习者理解智力障碍儿童提供了更广阔的视角，并就智力障碍的病因进行了分析。

学习检测 ▶

一、选择题

1. 以下说法正确的是（   ）。

A. 对个体来说，缺陷与能力通常是不共存的

B. 评估只需要考虑个体沟通、感官、动作及行为等因素的差异

C. 必须在能代表个体同龄伙伴及文化的社区环境背景中考虑其当前的功能缺陷

D. 对缺陷的描述主要是为了阐释个体当前的状态

2. 在下列因素中,属于导致儿童智力障碍的生产前因素的是(　　)。

A. 母亲在怀孕期间被病毒感染

B. 抽烟酗酒

C. 先天性新陈代谢异常

D. 唐氏综合征

二、简答题

1. 简述智力障碍的定义。

2. 简述第二次全国残疾人抽样调查对智力障碍的分类。

三、论述题

请论述智力障碍的病因有哪些。

▶任务二
智力障碍儿童的身心发展特点

导入 ·····▶

牛牛今年6岁了,总是乐呵呵的。住在同一个院子里的小朋友都很喜欢和他玩,因为不管他们让他做什么,他都会乐呵呵地说:"好,好,牛牛去,牛牛去。"不过,牛牛也有不太会玩的游戏,如跳房子。别的小朋友都可以闭着眼睛跳了,牛牛却不知道该怎么办……

从这个案例中,我们不难发现牛牛的语言、思维等的发展明显比同龄普通儿童迟缓,这也是大多数智力障碍儿童的认知发展特点。

作为独立个体存在的智力障碍者同样遵循人的基本发展规律,其身心由低级到高级发展,并呈现出阶段性、相对稳定性和不平衡性等特点。由于智力障碍儿童的大脑发育受到不同程度的损害,这必然会使其在生理上、心理上和社会性的发展上比同龄普通儿童迟缓。

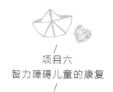

一、智力障碍儿童的认知特点

认知也称认识过程，是指人们认识、理解事物或现象，保存认识结果，利用有关的知识经验解决实际问题的过程。[①] 认知是一种心理活动，属于智能方面的心理过程。智力障碍儿童认知的发展与同龄普通儿童有着明显的差异，具体表现在感知觉、注意、记忆、语言和思维等方面。不同认知过程的缺陷程度具有不平衡性。[②]

（一）感知觉

智力障碍儿童感觉的绝对阈限高于普通儿童，绝对感受性则低于普通儿童。感觉的绝对阈限是指刚刚能引起感觉的刺激量，而人能够觉察出最小刺激量的感受能力叫绝对感受性。由于大脑功能缺陷，同一强度的刺激能引起普通儿童的感觉，不一定能引起智力障碍儿童的感觉。[③] 感受性弱、感知范围狭窄、感知信息量小等是智力障碍儿童的典型特征，其视觉、听觉、嗅觉、味觉和触觉也会受到不同程度的影响，具体表现在同一时间内智力障碍儿童清楚地感知事物的数量要比普通儿童少得多（如颜色、形状等的视觉感知）。此外，信息加工速度慢等，导致智力障碍儿童的知觉恒常性也比较差。把同一事物置于不同场景中，他们往往较难分辨出来。

（二）注意

注意是心理活动对一定事物的指向和集中，是个体从事认知活动的基本条件。注意可分为无意注意和有意注意。无意注意是指没有预定目的，也不需要意志努力的注意；有意注意是指有预定目的，需要意志努力的注意。注意具有注意广度、注意稳定性、注意分配和注意转移四种特性。智力障碍儿童普遍具有注意涣散的特征，主要原因是有意注意发展不足，容易受到无关刺激的干扰。在注意品质上，智力障碍儿童主要表现为注意广度狭窄、注意稳定性差、注意分配和转移差，无法在同一时间内清楚地知觉到多个信息，也很难在一个对象或者操作任务上持续保持注意。

（三）记忆

记忆是人脑对过往经验的保持和再现，是个体认知加工活动的重要环节，也是大脑的重要功能之一。根据记忆是否具有目的性，记忆分为无意记忆和有意记忆；根据记忆时间的长短，记忆分为感觉记忆（瞬时记忆）、短时记忆和长时记忆。智力障碍儿

① 张茂林、杜晓新：《特殊儿童认知训练》，1页，南京，南京师范大学出版社，2014。
② 张海丛、许家成、李长青等：《轻度智障学生50名认知特点分析》，载《中国学校卫生》，2010(7)。
③ 梁纪恒：《特殊儿童早期鉴别、评估与干预》，128页，北京，中国轻工业出版社，2015。

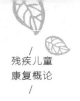
童主要的功能缺陷之一就是记忆缺陷。智力障碍儿童记忆能力的总体特征如下。

①记忆的目的性欠缺，有意识记忆能力弱。例如，在让智力障碍儿童阅读一篇故事之前，根据是否提出复述的要求(主要是提出记忆目的，唤起有意识记)设置两种条件，结果发现，智力障碍儿童的有意识记忆成绩和无意识记忆成绩的差别并不大。①由此可见，不善于有目的地去记忆或回忆相关材料是智力障碍儿童的典型特征。

②识记速度缓慢，记忆容量小，保持不牢固，再现不精确。在现实教学中，我们也常常会碰到这种情形，在教授智力障碍儿童新的知识内容时，往往要重复多次他们才能学会，他们遗忘得也特别快。

③处理识记材料存在困难，意义识记差。智力障碍儿童在记忆材料时，更多依靠机械的记忆方法，即一遍一遍地重复，这种记忆效果较差。除此之外，由于信息加工能力受限，加上分类编码和联想能力较差，智力障碍儿童处理识记材料存在困难，组织能力差。②

（四）语言

语言是智力与思维活动的基础。智力障碍儿童语言发展的过程和规律与普通儿童相似，但是语言发展速度较慢，品质也相对较差。研究表明，随着智力障碍程度的加重，儿童的语言发展水平也会越来越低，主要集中在语言理解和语言表达两个方面。③

1. 语言理解

在语言理解方面，智力障碍儿童主要存在语义理解和语法理解的障碍。智力障碍儿童的语义理解受到自身认知障碍的影响，表现为日常生活中常接触的词汇(如身体称呼类名词、日常生活用品类名词、任务称呼类名词)的获得较容易并且理解较好，但抽象、陌生的词汇(如描述物体特征的修饰词、数词)获得较难且理解最差。由此可见，在语义理解方面，智力障碍儿童的问题具体表现为对抽象、陌生的词汇理解困难，同时对带有情感修饰的词汇较难理解，容易出现错误。④

在语法理解方面，智力障碍儿童主要表现为对句子的理解存在困难。研究表明，智力障碍儿童只能理解句子的局部信息，在增加了句子的长度和扩大了句子包含的信息量之后，智力障碍儿童会出现明显的理解困难。⑤ 简言之，智力障碍儿童难以准确、

① 肖非：《智力落后儿童心理与教育》，99页，大连，辽宁师范大学出版社，2002。
② 张茂林、杜晓新：《特殊儿童认知训练》，165页，南京，南京师范大学出版社，2014。
③ 傅根跃：《弱智儿童语言障碍调查研究》，载《应用心理学》，2000(1)。
④ 李泽慧：《特殊儿童沟通与交往》，117～118页，南京，南京师范大学出版社，2015。
⑤ 华红琴、朱曼殊：《学龄弱智儿童语言发展研究》，载《心理科学》，1993(3)。

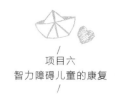

快速地理解较长且含有较多信息的句子。

2. 语言表达

在语言表达方面，由不同原因导致的智力障碍儿童存在差异。例如，唐氏综合征儿童的整体语用能力优于其他智力障碍类型的儿童，他们会根据不同的情境使用不同的语言交往策略。[1] 不同障碍程度的智力障碍儿童在语言表达方面也存在差异。轻度智力障碍儿童的语言表达能力明显好于中重度智力障碍儿童，包括语音的清晰度和准确性、词汇量和词语的使用、句子的长度和连贯性等，并且语言表达过程中出现的语法错误明显较少。[2]

发音是智力障碍儿童的显著障碍。常见的问题有发音不清、发音异常、持续发音困难等，甚至有些障碍程度较重的个体因肌肉控制困难而无法发出语音。另外，在词语表达和句子表达方面，智力障碍儿童也存在不同程度的困难。例如，在词语表达上，词汇量少会导致词语表达上的词穷和易错；在句子表达上，智力障碍儿童大多只能使用简单的短句，使用长句子容易出现停顿多、叙述缓慢、重复多、不流畅、多用或错误使用连接词的情况，语句缺乏组织性等。[3]

（五）思维

智力障碍儿童认知能力较差的一个主要表现是其抽象思维受限，最明显的就是其逻辑推理能力发展的落后，主要表现为思维机械、刻板，缺乏对事物的分析和加工能力。有的智力障碍儿童到了入学阶段仍分不清一天中的早、中、晚，也分辨不出昨天、今天和明天等。这些方面的落后会严重影响智力障碍儿童序列推理的发展，进而导致其思维发展的缓慢。

二、智力障碍儿童的适应性行为特点

智力障碍儿童在适应性行为方面存在较为明显的缺陷，这与智力障碍儿童本身的智力缺陷有关，也受到其他因素的影响。具体表现为情绪体验简单、适应性行为水平低、生活自理能力较差、容易出现问题行为等。

（一）情绪体验简单

智力障碍儿童的情绪体验较为简单，很少能体验到高级情绪。他们中的大多数儿

① 盛永进：《特殊儿童教育导论》，196页，南京，南京师范大学出版社，2014。
② 李泽慧：《特殊儿童沟通与交往》，119～120页，南京，南京师范大学出版社，2015。
③ 华红琴、朱曼殊：《学龄弱智儿童语言发展研究》，载《心理科学》，1993(3)。

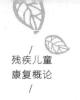

童只能简单体验到喜、怒、哀、乐等初级情绪，而对自尊、光荣、幸福等高级情绪的体验较为不足，这也导致其情绪易波动，容易受到外界环境的影响；正向情绪和负向情绪的分化较大，缺少中间的过渡也是其情绪容易崩溃的主要原因。智力障碍儿童的情绪体验简单直接导致其情绪调节和控制能力较差，缺乏理性判断和思考，不考虑行为对他人造成的后果，难以按照社会规范和道德标准来要求自己。

（二）适应性行为水平低

智力障碍儿童的适应性行为水平显著低于同龄普通儿童，且群体内部的差异性也大于普通儿童。[1] 这种发展的滞后不仅发生在所有年龄段，而且随着智力障碍程度的加重，其适应性行为水平越低、差距越大。[2]

（三）生活自理能力较差

不同障碍程度的智力障碍儿童的生活自理能力存在一定的差异性。一般而言，程度越重，其生活自理能力越差。智力障碍儿童的生活自理能力差体现在吃、穿、住、行的方方面面，有的儿童到了入学阶段仍然不会穿脱衣物，不会使用筷子、汤匙等餐具用餐，不能自己整理被褥等。这些自理能力往往需要后天的学习和指导。多数轻度智力障碍儿童经学习和训练可以达到较高的自理水平，但是重度智力障碍儿童的自理能力往往难以达到较高水平。

（四）容易出现问题行为

智力障碍儿童比普通儿童更容易出现问题行为，这些问题行为主要表现为攻击性行为、破坏性行为、退缩性行为、多动行为、焦虑行为、强迫行为、自伤行为等。自我控制力差是引发智力障碍儿童问题行为的原因之一，另外还有语言表达困难导致其难以恰当表达生理需求，进而产生不当的行为。

三、智力障碍儿童的个性品质

认知处理能力的限制、不良的语言发展、适应性行为水平低等都对智力障碍儿童的个性品质产生了一定的负面影响，使其容易形成以自我为中心、轻信他人、缺乏意志力等个性品质。

（一）倾向于以自我为中心

智力障碍儿童容易以自我为中心，不考虑他人的想法，不顾及环境的条件。例如，

① 韦小满：《智力落后儿童适应行为发展的研究》，载《北京师范大学学报（社会科学版）》，1997(1)。
② 张福娟：《智力落后儿童适应行为发展特点的研究》，载《心理科学》，2002(2)。

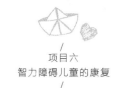

当想要得到某个物品时，不管在什么样的场合他都一定要得到，否则就会表现出哭闹和破坏性行为。另外，以自我为中心的智力障碍儿童容易出现两极分化的自我评价。一方面，由于适应性较差，经历了过多挫折的智力障碍儿童容易对自我形成负性评价，认为自己不如他人，因此产生自卑心理；另一方面，有些智力障碍儿童自我感觉良好，高估了自己的能力，因此会表现出自负的行为。

（二）容易轻信他人

轻信是智力障碍儿童，尤其是轻度智力障碍儿童社会性障碍的表现。这一障碍可能是由人格和认知因素共同造成的。认知功能障碍使得智力障碍儿童无法分辨他人的言语是否具有欺骗性，人格因素则使得他们对外部动机过于依赖。当他人呈现自己喜爱或对自己有利的事物时，智力障碍儿童往往因无法抵制住诱惑而选择相信他人，从而形成轻信他人的个性品质。

（三）缺乏意志力

智力障碍儿童缺乏行为的目的性、自觉性和主观能动性，往往需要他人的鼓励和监督才能坚持完成任务；他们还存在意志薄弱、依赖性强的问题，没有克服困难的决心，一旦遇到较为复杂的挑战任务就会选择放弃；他们不能忍受挫折和失败，因为害怕失败而常常逃避任务，缺乏责任心；无法坚持自己的观点，容易被他人的观点左右，并且容易对别人的建议不加分析地接受，容易受人唆使等。

要点回顾 ⋯⋯▶

本任务着重介绍了智力障碍儿童的身心发展特点，并从认知、适应性行为和个性品质三个维度进行了详细阐述。

学习检测 ⋯⋯▶

一、选择题

1. 以下哪种说法符合智力障碍儿童的语言发展特点？（　　　）

A. 能够理解日常生活用语，但不能理解抽象、陌生的词汇

B. 容易正确理解带有情感修饰的词汇

C. 唐氏综合征儿童的整体语用能力优于其他智力障碍类型的儿童

D. 发音不清、发音异常

2. 以下说法正确的是(　　　)。

A. 智力障碍儿童感觉的绝对阈限低于普通儿童

B. 智力障碍儿童感觉的绝对感受性高于普通儿童

C. 智力障碍儿童感知的信息量小

D. 智力障碍儿童能够区分不同场景中的同一事物

二、简答题

1. 请简述智力障碍儿童记忆的特点。

2. 请简述智力障碍儿童适应性行为的特点。

三、论述题

请依据智力障碍儿童在某一方面的发展特点，并结合你所学的特殊教育知识，谈一谈如果你是一名特殊教育教师，将如何对其展开教育康复。

▶任务三
智力障碍儿童的康复需求及其评估

导入 ·····▶

自 20 世纪 60 年代末 70 年代初以来，美国的一些家长利用一系列诉讼案迫使教育局为特殊儿童提供恰当的评估和特殊教育服务。例如，某协会向法院提起诉讼，指责当地学校将智力障碍儿童拒之门外是违法的。经过庭外调解，当地教育局同意为所有被学校拒之门外的智力障碍儿童提供医学和心理学的评估，以便对他们进行适当的教育安置，并提供免费的教育。

在特殊教育实践中，特殊教育教师是特殊儿童教育康复需求评估的实施者，需要以评估结果为依据为不同程度的智力障碍儿童制订教育康复计划。智力障碍儿童有哪些康复需求？特殊教育教师应如何进行评估？这些问题将在本任务中得到解答。

根据前文对智力障碍儿童的定义及特点描述，可以看出智力障碍儿童主要的康复需求聚焦于智力功能和适应性行为两大方面，采用传统的智力测验量表和适应性行为量表能够有效地对智力障碍儿童进行评估和诊断，确定其智力障碍的程度，为其康复

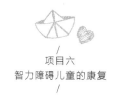

训练工作做好充足准备。

在进行功能评估时，除了可以采用常用的评估工具之外，还可以结合使用描述性方法、观察法、访谈法等。通过和家长深入交谈，观察智力障碍儿童的日常表现等，深入了解他们在学业、社会适应、人际交往、沟通、生活自理等方面的功能水平，为制订和实施康复训练计划提供必要的依据。

一、智力功能的评估

智力功能评估，也称智力测验，是评价心智功能的一种方式，其评估工具种类繁多。有的智力评估工具以测验儿童的早期能力为主，如格赛尔发展量表、丹佛智力发展量表、学前儿童50项智能筛查量表等；有的以测验儿童的语言能力为主，如比内智力量表、韦氏儿童智力量表等。如果儿童语言理解和语言表达的发展不足，还可以采用瑞文推理测验、皮博迪图片词汇测验、绘人测验等非文字测验工具进行评估。

（一）比内智力量表

比内—西蒙智力量表是由心理学家比内和他的助手西蒙联合发表的，被公认为世界上第一个标准化的智力测验。该量表最初包含30个题目，以言语材料为主，考查被试的观察、记忆、理解、推理、比较、概括、语言能力等。题目按照由易到难的顺序排列，并根据被试通过的题目数量评估其智力水平。

自比内—西蒙智力量表被发表后，多个国家心理和教育工作者对其进行了修订，其中以斯坦福大学心理学教授推孟的修订版本运用最为广泛，被称为斯坦福—比内智力量表。该量表后来经过多次修订，其测验涵盖了言语推理、数理推理、抽象/视觉推理和短时记忆四大领域，并且每个领域包括3～4个分测验。目前该量表已成为世界上被广泛使用的智力测验之一。

比内量表被引入中国后，一些专家学者对其进行了本土化修订，形成了中国比内智力测验量表。该测验适用于2～18岁的儿童，由51个题目构成，题目由易到难进行排列。

（二）韦氏儿童智力量表

韦氏儿童智力量表(WISC)是由韦克斯勒在成人智力量表的基础上编制而成的，适用于6～16岁的儿童。WISC经历了不同版本的迭代更新，目前最新的版本是第五版，即WISC-Ⅴ。与WISC-Ⅳ相比，第五版有很多重要的变化，其中最主要的变化在于新

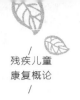

的五因素评分框架。五个因素分别为言语理解、视觉空间、流畅推理、工作记忆和处理速度。WISC-V有10个核心子测试和6个次级子测试。核心子测试包括相似性、词汇、块设计、视觉谜题、矩阵推理、图形权重、数字跨度、图片跨度、编码和符号搜索。次级子测试包括信息、理解、图像概念、算数、字母数字排序和删除。[1] 其测验结果能更精确地做临床诊断，也便于特殊教育工作者更直观具体地判断被试是否存在某一特定的认知功能障碍或缺陷。[2]

2008年，我国心理学教授张厚粲对韦氏儿童智力量表第四版进行了中文版修订，使其更适用于中国经济、社会、文化背景和中国儿童的身心发展特点，同时也更新了我国智力障碍儿童的智力评估工具。[3]

（三）学前儿童50项智能筛查量表

在临床诊断中，由于智力障碍儿童的年龄发展水平受限，因此较多采用格赛尔发展量表、丹佛智力发展量表、学前儿童50项智能筛查量表等工具进行智力筛查。学前儿童50项智能筛查量表是一种测验儿童综合能力的筛查工具，适用于4～7岁的儿童。该量表包括6个分量表，主要有回答问题和操作任务两大类题目(见表6-3)。施测时主试与被试一对一进行，按顺序对儿童进行逐个提问。由于该量表属于智力筛查，因此和前面所述的智力量表还是有本质区别的，所得的分数不能被称为智商，只能算作一种能力商。

表6-3 学前儿童50项智能筛查量表的部分测试项目

分量表	测试项目
自我认识	指出身体部位，说出姓名、性别及家庭住址等。
运动	分为粗大运动和精细运动。粗大运动包括足跟对足尖直线向前走及倒退走、独脚站、并足跳等；精细运动包括穿衣裤、打活结、拿筷子等。
记忆	包括复述数字、句子、故事内容和执行三个命令等。
观察	指出图画中的缺损部分、图画的错误及拼图等。
思维	理解左右概念、日期概念、三件事物的联系，听故事后进行分析推理等。
常识	认识颜色，指出几何图形、动物的名称和食物来源等。

---

[1] Chen H，Zhang O，Raiford S E，et al. ，"Factor Invariance Between Genders on the Wechsler Intelligence Scale for Children-Fifth Edition，"*Personality and Individual Differences*，2015，86，pp. 1-5.

[2] 丁怡、杨凌燕、郭奕龙等：《韦氏儿童智力量表—第四版》性能分析，载《中国特殊教育》，2006(9)。

[3] 张厚粲：《韦氏儿童智力量表第四版(WISC-IV)中文版的修订》，载《心理科学》，2009(5)。

（四）瑞文标准推理测验

瑞文标准推理测验主要运用于普通人群。在具体内容上，该测验是由一系列图形组合而成的，整套测验包括两种题型：一种是题干图形为右下角被挖空的大块图形，选项为包括被挖掉的那一块图形在内的 6 个小图形(见图 6-1)；另一种是题干为缺少一个图形的图形矩阵，选项为包括所缺少的那个图形在内的 6～8 个小图形(见图 6-2)。测验时，被试根据大图形或者图形矩阵的规律，从所提供的选项中选择一个适当的图形填入空缺中。这套测验适用于 5 岁半以上的群体。

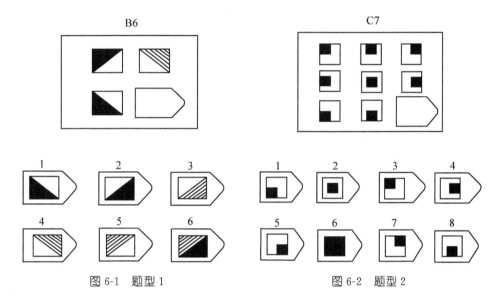

图 6-1 题型 1　　　　　　　图 6-2 题型 2

该测验共有 A、B、C、D、E 五组测试题，每组 12 题，共 60 个题目，题目由易到难，每组题目的解题思路基本一致。A 组题目主要用来测知觉辨别力、图形比较、图形想象等能力，B 组题目主要用来测类同、图形比较、图形组合等能力，C 组题目主要用来测图形比较、推理及图形组合等能力，D 组题目主要用来测系列关系、图形套合等能力，E 组题目主要用来测图形套合、图形互换等抽象推理能力。瑞文测验可以用于智力障碍儿童的筛查，但不能精确地做出诊断。

后来，瑞文将这个测验的难度向高低两端扩展，分别为瑞文高级推理测验(Raven advanced progressive matrices, APM)和瑞文彩色推理测验(Raven color progressive matrices, CPM)。APM 主要被用于智力水平较高的成人，而 CPM 主要被用于幼儿、老人以及有智力障碍的人。CPM 由彩色图形组成，分为三组，每组 12 题，共 36 个题目，对智力低下者有很好的鉴别力。

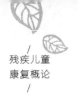

（五）皮博迪图片词汇测验

皮博迪图片词汇测验(Peabody picture vocabulary test，PPVT)，是一套为言语障碍人群设计的测量其词汇理解能力的测验工具，由邓恩夫妇编制。PPVT 是常用的智能测试方法之一，这套工具共有 150 张黑白图片，每张图片上有 4 个图 ，其中一个图与某一词的词义相符。测验时拿出一张图片，主试即说出一个词，要求被试指出图片上的 4 个图哪一个最能说明该词的意义。该测验方式生动有趣，施测简便，评分客观、快速，有平行测验可以替换使用。它不仅可以被用作儿童和成人的词汇理解能力的评估工具，而且可以被用作智力障碍儿童的筛查工具。不足之处在于，由于受到图片与词汇匹配这一测试方式的限制，这些词汇多为名词、动词和描述性词汇。该测验目前在特殊教育领域被视为广泛使用的言语能力测试。

二、适应性行为的评估

与智力评估相比，尽管适应性行为评估的研究与实践没有发展得很好，但大量评估工具已经被开发和使用。常被用于评估智力障碍儿童适应性行为的工具有 AAMR 适应性行为量表、婴儿—初中生社会生活能力量表、文兰社会成熟量表和适应性行为量表、适应性行为评估系统。前文已对文兰社会成熟量表和文兰适应性行为量表进行了详细介绍，在此不赘述。

（一）AAMR 适应性行为量表

AAMR 适应性行为量表(AAMR adaptive behavior scale, ABS)是当前被广泛应用的适应性行为量表之一，初编于 1969 年，经修订后更名为 AAMR 适应性行为量表——学校版(ABS-SE)。1993 年，研究者再次对其进行修订，新修订的量表简称 ABS-SE Ⅱ。

ABS-SE 主要由两部分构成。第一部分主要评估学生的一般适应能力，包括 56 个题目，涵盖了独立生活能力、身体发育、经济活动、语言发展等领域；第二部分主要评估学生的不良的适应性行为，共有 39 个题目，涵盖了攻击性行为、反社会行为、对抗行为等领域，适用于 3～17 岁的儿童及青少年。ABS-SE Ⅱ适用于 6～21 岁的学生，其在内容、结构、施测与计分方法上与 ABS-SE 有许多相似之处，只是在第二部分的评估领域做了较大调整。

我国研究者也对 ABS-SE 进行了本土化修订，将其命名为"儿童适应性行为量表"。[①] 该量表同样由两部分组成。第一部分评估一般适应能力，包括动作发展、语言

---

① 韦小满：《儿童适应行为量表的编制与标准化》，载《心理发展与教育》，1996(4)。

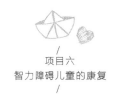

发展、生活自理能力、居家与工作能力、自我管理和社会化 6 个分领域；第二部分评估不良的适应性行为，包括攻击性行为、反社会行为、对抗行为、不可信赖行为、退缩、刻板与自伤行为、不适当的人际交往方式、不良的说话习惯、不良的口腔习惯、古怪行为、多动和情绪不稳定 12 个分领域。该修订量表适用于 3～16 岁的儿童及青少年，还提供了智力障碍儿童的常模，可被用于智力障碍儿童适应性行为的测量和评估。

（二）婴儿—初中生社会生活能力量表

婴儿—初中生社会生活能力量表(infant-junior high school student's social living ability scale)，由日本心理适应能力研究所等单位编制。我国学者对其进行了修订和完善。[①] 该量表包括独立生活能力、运动能力、作业、交往、参加集体活动和自我管理 6 个领域，共有 132 个题目，适用于 6 个月至 14 岁的儿童。

该量表主要由被试的家长或主要照顾者根据年龄段、儿童的具体情况进行逐项填写，再由专门的测试人员根据年龄组及得分范围查找相应的标准分，再按标准分进行适应能力评价。

（三）适应性行为评估系统

适应性行为评估系统是由哈里森和奥克兰于 2000 年编制的一套比较新的适应性行为量表，适用于 5～89 岁的群体。该评估系统包括沟通、社区利用、功能性学业技能、居家/学校生活、健康与安全、休闲、自我照顾、自我管理、社会技能和工作技能十大领域，诊断者可以根据个体每一种技能的得分确定其在该领域的适应状况并确立相应的康复训练目标。[②] 该评估系统共有三个版本，即父母版、教师版和成人版。其中，父母版和教师版对 5～21 岁智障儿童进行评估，成人版则对 16～89 岁智障人士进行评估，由护理人员填写。

要点回顾 ▸▸▸▸▸

本任务主要聚焦于智力障碍儿童康复需求的主要领域，指出智力功能和适应性行为是其两大康复需求，并分别介绍了几类常见的智力测验量表和适应性行为量表，明确了智力障碍儿童评估和诊断的工具有哪些。

---

① 张致祥、左启华、雷贞武等：《"婴儿—初中学生社会生活能力量表"再标准化》，载《中国临床心理学杂志》，1995(1)。
② 刘在花：《适应行为评估系统述评》，载《中国特殊教育》，2004(6)。

残疾儿童
康复概论

学习检测 ……▶

一、选择题

1. WISC 是（　　）的缩写形式，其编制是（　　）。

A. 韦氏儿童智力量表，韦克斯勒　　　　B. 文兰适应性行为量表，韦克斯勒

C. 适应性行为评估系统，哈里森　　　　D. 皮博迪图片词汇测验，皮博迪

2. 以下说法正确的是（　　）。

A. 对智力障碍儿童，不仅要评估他们的智力功能，而且要评估他们的适应性行为

B. 皮博迪图片词汇测验的简称是 PRVT

C. 文兰社会成熟量表是文兰社会适应量表的升级版

D. 学前儿童 50 项智能筛查量表能够对智力障碍儿童的思维进行评估

二、简答题

1. 请举例说明有哪些常见的智力功能评估量表。

2. 请举例说明有哪些常见的适应性行为评估量表。

三、论述题

请搜集 3~4 个可被用于智力障碍康复方面的评估量表，并围绕它们的名称、编制者、适用年龄、结构、内容、信度、效度等进行介绍。

▶任务四
智力障碍儿童的康复训练方法

导入 ……▶

　　和普通儿童一样，特殊儿童的发展也遵循着儿童发展的一般规律。尽管由于某些缺陷，智力障碍儿童的发展速度受到影响，但其发展趋势是向前的。在智力障碍儿童的发展过程中，特殊教育教师或家长、监护人都承担着提供支持以促进其身心发展的责任。如果把智力障碍儿童的身心发展比作藤蔓的成长，那么特殊教育教师为其提供的教育康复环境和教育康复训练方案就如支架一般，帮助他们向上发展。当然，提供支持并不代表能够满足智力障碍儿童的康复需求，适宜才是关键。本任务将介绍常用的智力障碍儿童的康复训练方法及案例，供学习者参考。

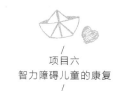

智力障碍儿童的康复训练一般包括教育康复、心理康复、医疗康复等。多种领域的康复方法技术的结合可以为智力障碍儿童提供专业的康复服务，以促使个体功能在与环境的互动中协调发展，从而达到康复训练的效果。结合智力障碍儿童的身心发展特点，智力障碍儿童的康复训练可以考虑从认知功能、适应性行为功能及生理和心理健康功能三个方面进行。

一、认知功能康复训练方法

在智力障碍儿童的康复中，认知功能的康复是基础。由于智力障碍儿童的认知功能存在诸多不足，无论是早期干预还是入学后的教育，认知功能的康复都会对智力障碍儿童的身心发展产生重要的影响。结合智力障碍儿童认知功能的特点，可以从感知觉、注意、记忆、言语与语言等方面对其进行康复训练。

（一）感知觉训练

感知觉发展是认知发展的重要基础。发展智力障碍儿童的感知觉，有利于促进其认知功能的发展。智力障碍儿童的感知觉康复训练主要包括视觉、听觉、触觉、嗅觉、味觉等方面的训练，这些训练可以帮助他们更有效地利用感觉器官去接触和探索周围的环境。

1. 视觉训练

视觉训练主要包括视觉追踪训练和视觉辨别训练，其中视觉辨别又分为颜色辨别和形状辨别。

视觉追踪训练可以在婴儿期就开始，训练时让婴儿仰卧或俯卧抬头，将色彩鲜艳、体积较大或婴儿感兴趣的玩具置于婴儿面前，当婴儿的目光落到该玩具上后，缓慢移动玩具到另一侧，保证在这个过程中能引导婴儿对该物品进行视觉追踪。对于年龄较大的智力障碍儿童，可以将难度升级。

进行视觉辨别训练时，可以先将多种不同颜色或形状组合而成的积木置于智力障碍儿童面前，让智力障碍儿童根据要求挑出其中某种颜色或某种形状的积木，在挑选过程中训练者可以给予一定的指导，直到智力障碍儿童可以独立完成操作；加大训练难度，如混合颜色和形状让其挑选。训练过程中要注意由简单到复杂递进，也要对智力障碍儿童的训练成果进行及时表扬和巩固。

2. 听觉训练

和视觉训练类似，听觉训练主要是提高智力障碍儿童的听觉感受性，在婴儿期便可

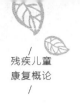

以开始。听觉训练主要包括寻找声源训练和分辨声音训练等。寻找声源训练不仅能提高智力障碍儿童的听觉能力，而且能训练其注意力。在训练过程中，训练者将智力障碍儿童与自己同时置于安静的空间里，训练者发出声音(声源)，观察智力障碍儿童的反应，如果智力障碍儿童出现寻找声音的反应，则继续在不同位置发出声响让其寻找并及时给予鼓励；如果智力障碍儿童未出现寻找声源的反应，则提高声音分贝或换成其他声音引起其注意。分辨声音训练主要是让智力障碍儿童对日常生活中常接触到的各种声音进行辨别，如听不同动物、乐器、交通工具等的声音。

3. 触觉训练

触觉主要是通过手完成对外界物体温度、形状、轻重、材质等属性的感觉。对智力障碍儿童进行触觉训练既有利于其更好地认识事物的不同属性，也有利于其更好地进行自我保护(如不能碰尖锐的刀具)。触觉训练可以从智力障碍儿童手部的感觉训练开始，包括对物体形状、轻重、材质等的辨认。训练时可以直接用手摸东西，并提示智力障碍儿童分辨所摸物品的属性、轻重等，也可以通过游戏的方式，如和智力障碍儿童玩魔袋游戏(在袋子里装上不同大小、质地、形状的物体让智力障碍儿童去摸)，充分调动智力障碍儿童的兴趣。

4. 嗅觉和味觉训练

嗅觉和味觉训练主要是帮助智力障碍儿童分辨不同气味和味道的物品或食物，以提高其对部分气味或者味道的物品或食物的适应能力。该部分的训练会让智力障碍儿童感受各种不同的嗅觉和味觉体验，如闻不同鲜花的芳香、品尝不同事物的味道等，在这个过程中尤其要把智力障碍儿童过于敏感的气味或者味道标记出来。如果是智力障碍儿童在生活中需要去适应的，则采用循序渐进的脱敏反应让其逐渐适应，切忌刚开始就让其接触气味或味道过于浓烈的物品或食物，以免产生抵触情绪。

除了上述所说的个别感知觉的训练之外，有些智力障碍儿童可能会出现感觉统合失调的情况，因而也可以结合使用感觉统合康复的训练方法。例如，可以采用滑板、吊缆、平衡木、大龙球、羊角球等来促进智力障碍儿童的前庭平衡觉、本体觉、触觉等方面的发展，提高身体协调和手眼协调等方面的能力。在生活中，也可以结合一些适当的运动如骑自行车、跳绳、荡秋千等，就地取材，加强智力障碍儿童对生活事务的认识，同时促使家长与智力障碍儿童在游戏中亲密关系的进一步建立和发展。

| 案例分享 |

听知觉训练①

一、活动主题

动物园里有什么?

二、活动目标

1. 提高儿童的听觉注意能力。

2. 提高儿童的听觉辨别能力。

3. 提高儿童的听觉记忆能力。

三、活动时间

30分钟。

四、活动材料准备

1. 各种动物的声音。

2. 各种动物的卡片。

3. 记录单一份,记录每个小组说对的数量、漏说的数量以及说错的数量。

4. 马克笔。

5. 可视化奖励板和对应的强化物贴纸。

6. 抢答板。

五、活动过程

(一)情境导入

教师说明今天要进行的活动名称及规则:"今天,老师将会带你们一起去动物园和小动物们一起玩耍,但是呢,小动物们都比较害羞,所以藏了起来,只有认出它们的声音并且记住它们声音的小朋友才能见到它们哦。一会儿听到声音后,两组同学需要举起手中的抢答板进行抢答,答对即可获得奖励(贴纸),答错则由另一组同学接着回答,直到答对为止。获得最多奖励的小组还会获得小动物们精心准备的礼物,还等什么呢,大家快一起把动物们找出来吧。"

---

① 后面的案例"注意训练""记忆训练""言语与语言训练"中的"注意事项""拓展延伸"内容大体一致,但为了便于学习者阅读,并保持案例的完整性,故将内容进行呈现。

（二）开始活动

教师在确保活动过程中不存在环境干扰因素，同时在儿童了解了相关规则的前提下，通过指令开始活动。"好，准备好了，第一个小动物要登场咯！"随后，教师播放准备好的动物的声音，接着教师发出抢答指令："请抢答！"之后儿童举起抢答板进行抢答。经过几组的游戏，教师告知儿童休息一会儿，在儿童休息时填写记录单。

为了让这个游戏不会变成能力好的儿童的独角戏，每一轮游戏后，教师可以评出两组中表现突出的儿童当"指导员"，即指挥组内儿童抢答，但是他不能参与抢答。这样就可以通过反复游戏达到训练的效果了。

（三）活动拓展

教师介绍活动升级后的规则："下面，我们的活动将进行升级，请同学们仔细听活动规则，这次小动物们会结伴出来，但是同学们需要在这些声音中辨别出都有哪些动物，说得最多而且最准确的那一组将会获得奖励。"接着播放许多动物混合在一起的声音，播放完毕后请儿童抢答。教师进行现场记录。

（四）活动总结

将活动中儿童的表现进行记录和评价，发放奖励并总结两组儿童表现的情况。同时思考活动中存在的不足，以改善活动，确保活动能达到最佳效果。

六、注意事项

1. 活动前期做到准备充分。在活动准备阶段，教师可事先模拟活动过程中的各个环节，仔细考虑活动所需要的材料以及可能出现的问题，提前做好准备。

2. 活动期间的指令应简单，准备好的声音必须清晰且具有较高的辨识度。在活动过程中，如果不涉及安全问题，尽量不要打断学生的自主发言，减小其他因素对听觉注意训练的影响。

3. 注意活动中的安全问题。在活动过程中教师尤其要注意儿童的安全问题，提前了解儿童的状况以及在活动中如果受挫可能带来的情绪与行为问题，事先做好应急处理的准备。

七、拓展延伸

（一）教师辅导

在一般情况下，不具备语言能力或听觉注意较差的儿童往往较难跟上课堂活动，处于游离状态。为了让儿童能够得到适切的教育，促进儿童的发展，教师需要在课堂上对儿童的听觉注意加以辅助训练。具体方法为将卡片置于儿童的面前，激发儿童的参与兴趣，提高参与的可能性。当儿童注意力过于分散和游离时，教师从旁及时提醒儿童："注意听！"游戏进入反复训练环节时，可通过指定某些儿童回答来帮助其得到训练。这样反复的强化训练，既不会影响课堂的基本进度，又能最大化地保证教师对特定儿童的课堂关注。

（二）家庭训练

该活动训练同样适用于家庭，因此在详细讲解整个活动规则、训练流程及注意事项等问题后，鼓励家长在家里与儿童进行类似的活动，并做好记录，强调反复训练对儿童发展的好处。在开展活动前，需要先激发儿童参与活动的兴趣，如果儿童对该活动产生排斥或者厌恶情绪，则应尊重儿童，不可强行训练。另外，家长可以根据儿童的个人兴趣灵活开展此类活动，适时培养儿童的听知觉能力。

（二）注意训练

注意并非一个独立的心理过程，但它对个体的认知发展发挥着重要作用。根据智力障碍儿童注意的品质特点，可以从注意稳定性、注意分配和注意转移等方面对智力障碍儿童进行康复训练。

1. 注意稳定性训练

注意稳定性训练是使个体的意识相对稳定地保持在刺激物上的时间逐渐增长的过程。注意稳定性训练应先从个体较为感兴趣且简单的刺激物入手，采用行为强化原理和方法使其在感兴趣的刺激物上保持注意的时间逐渐增长，再通过泛化的方式逐渐将其迁移到不同的学习和生活场景中去。常见的活动有舒尔特方格、数字划消游戏、交换物品位置等。舒尔特方格是训练者将方形纸卡均匀划分为 5 cm 的小格子，然后随机填入 1～25 的数字，要求儿童按数的顺序依次指出位置。该活动除了检验儿童是否会出错之外，也可以检查儿童完成该任务的时长等，以此来判断儿童的注意稳定性是否取得了进步。

2. 注意分配训练

注意分配训练是在同一时间内，要求个体同时进行两种或两种以上行为的活动，用于提升个体在同一时间内将注意分配到不同对象上的能力。该训练要求需要分配的注意尽量源于不同的感觉通道，而且所选择的行为应该至少包含一项是儿童熟练的和一项是儿童较为生疏的。训练过程中应该选择存在一定的内部联系且属于同一种活动的不同部分作为注意分配行为的任务，如边走路边数步子、坐火车穿山洞、左右手同时操作等。坐火车穿山洞是常见的注意分配训练活动。在游戏中，儿童在听到"山洞"或者看到训练者搭好的"山洞"时，要快速将身体弯下做匍匐前行状。这就要求儿童既要注意听指令或看环境，又要将注意分配到身体的调整上。

3. 注意转移训练

注意转移训练是培养个体在几种刺激物上主动、快速、正确地进行注意切换的能力。注意转移能力与注意分散最大的不同之处在于它是一个主动的注意资源转移的过程。在课堂上，儿童需要根据教师的提示，将注意从白板上转移到课桌上，这就需要儿童具备这种注意转移能力。该能力训练要嵌入平时的教学和生活中，如可以开展边计算边回答问题的活动。训练者为其提供一个纸盒和一盘大豆，要求儿童数出 50 颗放进纸盒里，并同时回答训练者的提问。

在注意训练过程中，环境安排至关重要，应尽量避免一些无关因素的干扰。当儿童的能力有所提高之后，可以适当加入一些干扰因素，帮助其更好地适应集体环境。另外，要善于利用口头指令、图片、轻拍桌子等策略来提醒儿童保持注意，当儿童表现出正确的注意行为时，要及时给予强化，使训练效果更加持久。

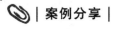 **| 案例分享 |**

注意训练

一、活动主题

拍手游戏。

二、活动目标

1. 发展儿童的有意注意，提高儿童的有意注意。

2. 提高儿童的注意转移能力。

3. 提高儿童的注意分配能力。

三、活动时间

30分钟。

四、活动材料准备

1. 各种类别的图片。

2. 写好各种类别词的词条。

3. 记录单一份，记录儿童的整体表现情况。

4. 马克笔。

5. 可视化奖励板和对应的强化物贴纸。

五、活动过程

(一)情境导入

教师说明今天要进行的活动名称："今天，我们来一起玩一个拍手的游戏。"

(二)游戏环节1——"看到对的就拍手"

教师将儿童分为两组，讲解游戏规则："当你看到某一类别的图片时，就请你拍一拍手。回答正确的奖励一个贴纸，但是如果拍错了会倒扣一个贴纸。最后哪个小组得到的贴纸多，哪个小组就获胜。"要确保在活动过程中不存在环境干扰因素。在儿童了解了相关规则后，教师说出目标类别，然后依次呈现图片。"好，准备好了，请看到动物后拍手!"随后教师播放准备好的图片(动物若干，加上其他类别的干扰图片)，之后学生根据自己的判断选择是否拍手。经过几组游戏，教师告知儿童休息一会儿，在儿童休息时填写记录单。可以通过多轮游戏训练儿童。

(三)游戏环节2——"听到对的就拍手"

规则与上述环节的规则大体相似，只是将看图片改为听词语。教师说出目标类别，然后依次读出准备好的词语。"好，准备好了，请听到动物后拍手!"随后教师读出词语(动物若干，加上其他类别的干扰词语)，之后儿童根据自己的判断选择是否拍手。经过几组游戏，教师告知儿童休息一会儿，在儿童休息时填写记录单。可以通过多轮游戏训练儿童。

为了提高训练难度，一方面可以增加干扰物的数量，另一方面可以加入其他要求，如听到对的拍手、听到错的跺脚，以锻炼儿童听觉转移和听觉分配的能力。

残疾儿童
康复概论

（四）活动总结

将活动中儿童的表现进行记录和评价，发放奖励并总结两组儿童表现的情况。同时，思考活动中存在的不足，以改善活动，确保活动能达到最佳效果。

六、注意事项

1. 活动前期做到准备充分。在活动准备阶段，教师可事先模拟活动过程中的各个环节，仔细考虑活动所需要的材料以及可能出现的问题，提前做好准备。

2. 活动期间的指令应简单，准备好的图片必须清晰且具有较高的辨识度。教师在朗读词卡时，语速不宜过快，要将词卡内容读准、读清晰。在活动过程中，如果不涉及安全问题，尽量不要打断儿童的自主发言，减小其他因素对注意训练的影响。

3. 注意活动中的安全问题。在活动过程中教师尤其要注意儿童的安全问题，提前了解儿童的状况以及在活动中如果受挫可能带来的情绪与行为问题，事先做好应急处理的准备。

七、拓展延伸

（一）教师辅导

在一般情况下，注意较差的儿童往往较难跟上课堂的活动，处于游离状态，也很难切换到对的状态。为了让儿童能够得到适切的教育，促进儿童的发展，教师需要在课堂上对儿童加强引导。例如，在开始上课时，可采用较大幅度的上课提示，如全体起立，齐声说"老师好"，帮助儿童将注意转移到课堂中来。

（二）家庭训练

该活动训练同样适用于家庭，因此在详细讲解整个活动规则、训练流程及注意事项等问题后，鼓励家长在家里与儿童进行类似的活动，并做好记录，强调反复训练对儿童发展的好处。在开展活动前，需要先激发儿童参与活动的兴趣。如果儿童对该活动产生排斥或者厌恶情绪，则应尊重儿童，不可强行训练。另外，家长可以根据儿童的个人兴趣灵活开展此类活动，适时培养儿童的注意能力。

（三）记忆训练

记忆的发展是以大脑成熟水平为基础的。智力障碍儿童存在大脑功能发育的不足或缺陷，若能够采用恰当的方法对其进行康复训练，则可在一定程度上帮助其发展记

166

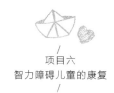

忆能力。就智力障碍儿童记忆的特点来看，主要从记忆的目的性训练和记忆策略训练两个方面入手。

1. 记忆的目的性训练

智力障碍儿童的有意识记能力弱，缺乏目的性的记忆行为，导致其记忆的内容带有偶然性和片断性，难以形成对记忆内容的系统的认识，因此需要加强记忆的目的性训练。该训练的关键在于对智力障碍儿童提出明确的记忆目的和要求，在记忆过程中调动智力障碍儿童的多种感官，加强有意注意力，引导智力障碍儿童有意识地进行记忆。

2. 记忆策略训练

复述是一种常使用且很重要的记忆策略，能加深信息在大脑中的印记，促使信息由短时记忆转入长时记忆。在对智力障碍儿童进行复述的记忆策略训练时，应根据其现有的水平，先提供机械重复的信息复述任务，在其能够完整无误地复述要求记忆的内容后，再加入需要进行整理和提炼的记忆内容和更高级的记忆策略训练。较为常见的训练方法有重复词语、句子，复述故事等。

智力障碍儿童有目的地、自发地组织记忆的意识和能力都比较弱，因此生活中训练者或其家长、教师等可以帮助其将需要记忆的材料整理成有规律可循的材料包，按照时间顺序、空间排列、逻辑关系或者分门别类的方式增强材料的系统性、结构性，从而使智力障碍儿童更好地去记忆。

 | 案例分享 |

记忆训练

一、活动主题

看谁的小脑袋装得多。

二、活动目标

1. 提高儿童记忆的目的性。

2. 增强儿童的注意力。

三、活动时间

30分钟。

四、活动材料准备

1. 需要记忆的图片。

2. 方便操作的实物/玩具,如积木、玩具等。

3. 制作好的 PPT。

五、活动过程

(一)情境导入

播放"记忆面包"主题的卡通片。

师:"同学们,这个记忆面包有什么作用?"

学生自由回答。

师:"没错,这个记忆面包能帮助我们记住更多的知识。那我们在生活中能不能动动我们的小脑袋?不需要这个记忆面包我们也能记住,对不对?"

学生被激发动力。

师:"那接下来我们就来比一比,看谁的小脑袋装的东西多吧!"

(二)游戏环节 1——"记图片"

师:"下面我会给大家呈现一些图片,看完后请同学们记住有哪些图片。"

教师使用自制图片(或者将图片制成幻灯片),展示第一组记忆材料(小猫、小狗、猴子和小兔),观察时间 15 秒。

教师收起这些图片,并请学生回答刚才出现了哪些动物。

教师依次利用其他记忆材料进行反复的记忆训练。

(三)游戏环节 2——"少了什么"

师:"刚才大家完成得非常好,下面我们要将难度升级。老师会给同学们看一些图片,请同学们记住图片上的内容。待会儿老师会拿走一些图片,同学们看看少了什么。"

教师展示图片,同时呈现第一组记忆材料(铅笔、橡皮擦、卷笔刀和尺子),观察时间 20 秒。

教师收起图片,10 秒后呈现第二组图片(铅笔、卷笔刀和尺子,排列顺序与第一次的不同),请学生回答少了什么。

教师依次利用其他记忆材料进行反复的记忆训练。

为了使训练贴近生活,可以利用实物教具开展以上活动。

（四）活动总结

将活动中学生的表现进行记录和评价，发放奖励并总结学生表现的情况。同时思考活动中存在的不足，以改善活动，确保活动能达到最佳效果。

六、注意事项

1. 活动前期做到准备充分。在活动准备阶段，教师可事先模拟活动过程中的各个环节，仔细考虑活动所需要的材料以及可能出现的问题，提前做好准备。

2. 活动期间要给儿童提出明确的记忆要求，任务指令下达要简单、明确。准备好的图片必须清晰且具有较高的辨识度。在活动过程中，如果不涉及安全问题，尽量不要打断儿童的自主发言，减小其他因素对记忆训练的影响。

3. 注意活动中的安全问题。在活动过程中教师尤其要注意儿童的安全问题，提前了解儿童的状况以及在活动中如果受挫可能带来的情绪与行为问题，适当调整任务难度，可通过调整需要记忆的物品数量以及记忆物品与生活关联性的强弱等加以控制。

七、拓展延伸

（一）教师辅导

在一般情况下，记忆良好的儿童可以更好地配合老师完成课堂任务。为了让儿童能够得到适切的教育，为了促进儿童的发展，教师需要在课堂上对儿童加强引导，让儿童有意识地多关注一些事物，并要求儿童进行复述，来锻炼儿童的有意记忆能力。

（二）家庭训练

该活动训练同样适用于家庭，因此在详细讲解整个活动规则、训练流程及注意事项等问题后，鼓励家长在家里与儿童进行类似的活动。例如，陪孩子逛动物园时，可以事先提出要求，要求他们记住今天看到了哪些动物，逛完后，引导孩子把刚才看到的动物说出来。

（四）言语与语言训练

大多数智力障碍儿童都存在言语和语言功能障碍，而言语与语言功能又是其人际沟通和社会交往能力的基础，是智力障碍儿童全面发展的重要组成部分。因此，言语与语言功能的康复训练具有非常重要的意义。

1. 言语训练

言语训练主要针对智力障碍儿童的构音和发音障碍。对部分早期被诊断的智力障碍儿童来说，如果其发音或者构音影响其日常生活，可以考虑采用压舌板等辅助器材来进行矫正。可以在提供听觉辨别的基础上，教其对口型和模仿声音等。随着智力障碍儿童的成长和言语能力的发展，如果其构音和发音不影响正常交流，可以给予适当的矫音提示。在生活中多鼓励智力障碍儿童与他人交流和沟通，通过反复训练增强言语表达的流畅性，从而提高言语功能。

2. 语言训练

语言的训练内容可以简单概括为听、说、读、写，其中也包含一些言语方面的功能。从语言训练的角度来说，加强对语言的理解和运用能力需要对其进行相应的听、说、读、写的训练。可以通过为智力障碍儿童讲故事来训练其听的能力，再要求其进行复述，以训练其说的能力。除此之外，还可以为智力障碍儿童创造良好的阅读环境，培养其良好的阅读习惯，并在其阅读过程中给予相应的指导，提高其阅读理解能力。要丰富智力障碍儿童的词汇量，在丰富其言语表达的基础上提高写作能力。

智力障碍儿童的理解能力有限，在言语与语言训练过程中切忌急功近利，需要掌握一定的方法来达到良好的训练效果。常用的方法有多感官法、复述法和游戏法等。在教授新知识时，要尽可能调动智力障碍儿童运用不同的感觉通道参与学习活动。例如，在教授"草莓"这一新词时，让其认真观察草莓的形状、颜色，闻气味等，对其言语和语言进行训练。在训练过程中，要提高训练的趣味性，游戏法是最有效的。可以通过创设游戏情境，让智力障碍儿童沉浸在游戏的氛围之中，从而使言语与语言能力得到更好的训练和发展。

除了上述这些康复训练之外，还包括思维、问题解决、自我控制等方面的功能康复训练，但由于智力障碍儿童在这些方面的康复难度较大，一般较难开展，需要加入作业治疗的手段。作业治疗主要通过不同的感官刺激活动，促进智力障碍儿童做出相应的反应，从而达到思维、运算、逻辑等方面的智力功能康复的目的。同时，作业治疗还需与智力障碍儿童的日常生活结合起来，这样既能达到训练效果，也能帮助他们丰富生活经验，使其学而有用。

170

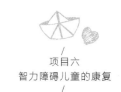

| 案例分享 |

言语与语言训练

一、活动主题

清洁小能手。

二、活动目标

1. 认识生活中的常用日用品并能命名。

2. 理解常用动词，如"刷牙""洗脸""梳头"等。

三、活动时间

30分钟。

四、活动材料准备

1. 手偶一个。

2. 常用日用品，如牙刷、毛巾、梳子等。

3. 动作图卡，如"刷牙""洗脸""梳头"的动作图卡等。

4. 任务完成篮。

5. 强化物。

五、活动过程

（一）吸引注意

教师戴上手偶，在儿童的视线范围内吸引其注意，并让儿童玩弄手偶，产生联结。

（二）视觉提示/示范

教师将日用品（如牙刷、毛巾、梳子等）放在桌上，出示手偶以吸引儿童的注意，然后拿起牙刷，问儿童这是什么（儿童已掌握"牙刷"），出示"刷牙"的动作图卡，然后说"刷牙"，同时示范用牙刷为手偶刷牙。

（三）视觉提示/动作协助

让儿童玩一会儿手偶，之后教师将牙刷递给儿童，出示刷牙的动作图卡说"刷牙"，然后引导儿童做出相应回应。若儿童对动词毫无反应，成人就以动作辅助的方式帮助儿童做出目标动作，并再次强调相关动词"刷牙"，加深儿童的印象，之后再让儿童进行尝试。

残疾儿童
康复概论

（四）奖励

若儿童能做出刷牙的动作（或用牙刷为手偶刷牙），教师立即口头赞扬："对了！刷牙，用牙刷刷牙。"

（五）重复训练

重复上述训练步骤，在活动中教师呈现其他动作图卡，引导儿童学习其他动词。

（六）完成

当儿童能按照指令完成常用日用品的使用后，教师呈现"结束"提示卡，示意活动结束，让儿童将所有物品放回任务完成篮。

六、注意事项

1. 活动前期做到准备充分。在活动准备阶段，教师要熟悉活动过程中的各个环节，仔细考虑活动所需要的材料以及可能出现的问题，提前做好准备。

2. 活动期间要给儿童提出明确的操作要求，任务指令下达要简单、明确。准备好的图片必须清晰且具有较高的辨识度。活动的牙刷、毛巾等也应当与生活中接触到的相似，以帮助儿童进行泛化。

3. 注意活动中的安全问题。在活动过程中，教师尤其要注意儿童的安全问题，提前了解儿童的状况，避免儿童误食材料，在活动中还要注意受挫可能带来的情绪与行为问题，适当调整任务难度。

七、拓展延伸

在家庭中，家长可以利用日常情境活动继续教有关的动词和动作。例如，儿童早上起床后，家长以动作图卡进行辅助，教儿童正确的洗漱过程。家长也可以向儿童示范其他日用品的使用方法，并用动作图卡辅助学习其他动词，如"拧毛巾""叠被子""挂衣服"等。

二、适应性行为功能康复训练方法

适应性行为障碍是智力障碍儿童最为严重的障碍之一，是判定智力障碍程度的标准之一，也是其最迫切需要进行康复训练的主要领域。只有适应了所处的社会文化环境的要求，智力障碍儿童才能更好地与其周围环境协调发展，才能获得更多的发展，实现独立生活的目标。

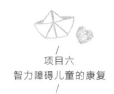

适应性行为主要包括以下三个方面的内容：①概念性技能，包括语言的理解和表达、自我定向等；②社会性技能，包括处理人际关系、责任心、遵守规则、自我保护等；③实践性技能，包括个人生活技能，如吃饭、穿衣、大小便、家务劳动等。概念性技能大部分包含在前文的智力功能康复与训练之中，因此可以从自我照顾和管理、社交技能等方面对其进行康复训练。

（一）自我照顾和管理训练

自我照顾和管理训练主要围绕智力障碍儿童的生活自理、居家生活、校园生活和社会生活等方面展开，强调智力障碍儿童对自己的学习、生活等能进行合理的安排和规划，使自身有良好的生活状态。在生活方面，主要对智力障碍儿童衣食住行所需的基本自理能力进行康复训练，如穿脱衣服、进食、如厕等，从而能够更好地居家生活；知道如何自我保护、适应社会生活等；在学习方面，主要帮助其养成良好的学习习惯，懂得遵守学校的纪律，对自己的学习能够进行有效管理、规范自己的日常活动等。

在自我照顾和管理训练方法上，由于大部分训练内容涉及行为的改变和塑造，因此可以考虑利用行为学原理，结合认知教学，帮助他们通过反复练习来习得技能。对于不能较好地进行自我管理的智力障碍儿童，也可以采用行为改变技术帮助其塑造良好的行为。结合智力障碍儿童的特点，应经常给予示范、提示，并结合多种不同的强化方法，巩固良好的行为。对于不良好的行为，可以采用消退、建立替代行为的方法。下面简要介绍饮食能力、穿脱衣能力、洗漱能力的训练方法。

1. 饮食能力的训练

由于智力障碍儿童的神经系统功能存在障碍，手眼协调能力差，往往拿不住勺子或无法将食物送到嘴里，因此训练时用的器具要根据智力障碍儿童的特点做适当调整。训练时，训练者最好站在智力障碍儿童的身后或对面，可以先替智力障碍儿童将饭菜盛到勺子里，扶住智力障碍儿童的手将其拿到其嘴边，智力障碍儿童再把勺子里的食物吃到嘴里。等智力障碍儿童逐渐熟练以后，再逐渐减少辅助直到不辅助。

2. 穿脱衣能力的训练

穿脱衣能力的训练要根据智力障碍儿童的认知能力，将粗大运动和精细运动能力紧密结合，其训练存在一定的难度，需要先训练脱衣再训练穿衣，先用大号衣服训练，再用合适型号的衣服训练。在训练过程中可以采用逆向链接法，从最后一步开始训练，在智力障碍儿童实现目标后及时给予强化并依次往前倒序训练，直到智力障碍儿童掌握穿脱衣的全部流程。

3. 洗漱能力的训练

洗漱能力是智力障碍儿童独立生活必须具备的条件，训练可以采用小步子的方法，先教其漱口，再教其刷牙等。训练者先进行示范，再让智力障碍儿童进行模仿等。

（二）社交技能训练

社交技能训练是通过一系列的康复训练使智力障碍儿童掌握参与社会生活所必需的社交技能，帮助其利用掌握的社交技能来发展并建立良好的人际关系，处理人际适应过程中的各种问题，从而提高社会生活质量。社会交往能力是一个复杂的能力系统，需要智力障碍儿童做好一定的准备（如注意力、语言前社交技巧）、具备言语理解和言语表达能力，并在此基础上习得简单的交往技巧。前面的几种能力训练在前文已有涉及，而简单的社交技巧包括：懂礼貌，见到熟人要打招呼问好、客人来了要给客人倒水；在公共场合能遵守上下车秩序、排队购物、爱护公物、不乱扔垃圾等；知道轮替和等候，认真倾听，虚心表达；能够分享物品，甚至分享快乐的情绪，懂得用合适的方式表达和宣泄情绪等；懂得如何与他人开启话题，并维持良好的互动，建立并维持友谊等。

针对社交技能的训练，目前没有统一的训练方法，但大部分训练都是从认知和行为两个方面进行的。这里着重介绍行为技能训练，这是目前运用于包括智力障碍儿童在内的特殊儿童的社交技能训练较为有效的方法之一。

行为技能训练包括四个步骤，分别是示范、指导、演练和反馈。在学习某项新的社交技能时，首先，训练者向智力障碍儿童示范正确的行为，要求智力障碍儿童认真观察示范的行为并进行模仿。其次，在智力障碍儿童模仿或者学习技能的过程中，训练者要适当加入指导，即向智力障碍儿童恰当地描述该技能对应的某种行为。为了有较好的训练效果，指导应该是具体的，应该将

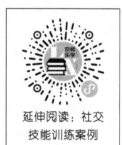

延伸阅读：社交技能训练案例

希望智力障碍儿童表现出的行为进行准确描述。再次，经过示范和指导，训练者应当让智力障碍儿童对该社交行为进行演练，即实践该社交行为。最后，要立即对智力障碍儿童所做的演练给予反馈。反馈应当包括对正确行为的表扬，还要有对错误行为的纠正，以及对如何改善的进一步指导。

在用行为技能训练帮助智力障碍儿童掌握新的社交技能后，要加强对该行为技能的泛化。例如，让智力障碍儿童在不同场景反复使用新技能，从而恰当运用社交技能。

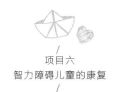

三、生理和心理健康功能康复训练方法

智力障碍儿童的健康功能康复，既关系着智力障碍儿童生活质量的提升，促使其更好地参与活动，又起到协调各方面功能发展的作用。该部分的功能康复可以从智力障碍儿童的生理健康功能和心理健康功能两个方面入手。在生理健康功能上，要促进其身体、动作等躯体功能的发展；在心理健康功能上，要促进其情绪和个人品质等心理素质的发展。

（一）生理健康功能康复训练

受到大脑神经机制的影响，智力障碍儿童的生理健康功能体现出差异性。运动康复是生理健康功能康复的重要内容，包括粗大动作和精细动作两个方面。

1. 粗大动作康复训练

粗大动作发展是指身体的姿势或全身的动作发展，如基本的走、跑、跳等运动。这些运动会影响智力障碍儿童体育活动的表现，甚至会影响其形体的发展。在康复训练过程中，要遵循动作发展的顺序，从头到脚、从上到下、从中间向两侧、由近及远等进行康复训练。对早期运动发展严重迟缓的智力障碍儿童来说，需要加强头部控制、翻身、坐、爬、站、走等基本活动能力的康复训练。该部分的训练主要依托体育活动或者游戏类活动进行，强调适量原则，要在智力障碍儿童的能力范围内开展相应的训练活动，如平地走、障碍跳、走平衡木等。

2. 精细动作康复训练

精细动作康复训练主要针对手和手指、口腔的运动等的发展。对手和手指的精细动作康复训练可以采用的方式主要有投物、穿珠子、扭纽扣、剪纸、绘画、写字等。这些活动既有利于锻炼智力障碍儿童的手指灵活性，也能提高其手眼协调的能力。大多数智力障碍儿童的书写能力较差，这也会影响其认知学习，因而康复训练过程中要注重书写练习。书写练习可以从简单的描红开始，由此循序渐进地进行汉字或其他文字符号的书写。

（二）心理健康功能康复训练

与普通儿童相同，智力障碍儿童也会出现心理健康功能失调的状态。一般而言，智力障碍儿童也会存在焦虑、孤独、冲动、固执、情绪不稳定、自卑、意志薄弱、人际关系敏感、好胜心强等心理问题，同时又缺乏自我调整和修复的能力，因此更加需要专业的心理咨询或治疗的方法来解决这些常见的心理问题。当这些心理问题还没有特别明显时，可以在日常生活中加入一定的认知或行为训练方法，增强其对自己情绪和行为的控制能力，多给予鼓励和肯定，帮助他们树立自信心等。

对于心理问题较为凸显的智力障碍儿童，运用普通儿童心理康复的方法，如精神分析法、自我解剖法等未必适合。由于智力障碍儿童的认知水平有限，这些康复训练方法的收效甚微，因此可以结合采用行为学的方法进行康复训练。当然，除了行为学的方法之外，被用于智力障碍儿童的心理治疗和康复的常见方法还有游戏法、绘画法、音乐治疗法等，通过让智力障碍儿童参与到活动中来进行治疗和训练，从而达到心理健康功能的康复训练效果。

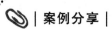 | 案例分享 |

情绪认知训练

一、活动主题

表情对对碰。

二、活动目标

1. 让儿童能识别自己的表情。

2. 让儿童能准确将自己的表情和情境配对。

三、活动时间

30 分钟。

四、活动材料准备

1. 多张在不同情境下拍摄的儿童表情的照片，如"笑""生气""哭"等。

2. 引发这些表情的情境/对象照片，如游乐场的照片代表开心、针筒的照片代表伤心、摔碎的玩具的照片代表生气等。

3. 相片框两个，用来放置学生的照片。

4. 强化物。

五、活动过程

（一）吸引注意

教师拿出儿童的照片，在儿童的视线范围内吸引其注意，并与儿童一起观看照片，教师还可以指着照片问儿童这上面的是谁等，与儿童进行简单互动。

（二）视觉提示

教师展示正确配对的表情照片及情境照片，并且放在儿童面前的相框内。例如，

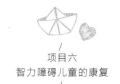

将开心的照片与游乐场的照片配对，并提示"开心"；将伤心的照片与针筒的照片配对，并提示"伤心"；将生气的照片与摔碎的玩具的照片配对，并提示"生气"。

（三）表情对对碰

教师将表情照片和情境照片各取两张分别摆放在相框的左边和右边，让儿童先从左边取一张照片放在左边的相框内，再从右边取一张照片放在右边的相框内。

（四）奖励

如果儿童配对正确，则得到奖励。如果配对错误，则按照步骤2进行重复训练。

（五）重复训练

重复上述训练步骤，在活动中教师呈现其他照片，引导儿童进行配对。

六、注意事项

1. 活动前期做到准备充分。在活动准备阶段，教师要熟悉活动过程中的各个环节，仔细考虑活动所需要的材料以及可能出现的问题，提前做好准备。

2. 活动期间要给儿童提出明确的操作要求，任务指令下达要简单、明确。

3. 注意活动中的安全问题。在活动过程中教师尤其要注意儿童的安全问题，提前了解儿童的状况，以及在活动中如果受挫可能带来的情绪与行为问题，适当调整任务难度。

七、拓展延伸

鼓励家长在生活中记录孩子的情绪，将其情绪与产生该情绪的事件进行联结，从而更好地引导孩子认识情绪产生的事件或情境，从而提高其情绪控制和应对生活中困难情境的能力，从而提高其心理健康水平。

要点回顾 ·······▶

本任务主要对智力障碍儿童重点康复领域的康复训练方法进行阐述，强调做好智力障碍儿童认知功能、适应性行为功能及生理和心理健康功能的康复训练，更好地促进其身心健康发展，使其更加积极地融入社会。

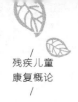
学习检测 ······▶

一、选择题

1. 智力障碍儿童的自我照顾和管理训练可以围绕哪些方面展开?（　　　）

A. 校园生活　　　　B. 居家生活　　　　C. 社会生活　　　　D. 生活自理

2. 以下说法正确的是（　　　）。

A. 对智力障碍儿童的康复训练只需要针对他们的智力发展

B. 对智力障碍儿童的康复训练还需要关注他们的心理健康

C. 对智力障碍儿童的社会适应训练包括概念性技能、社会性技能和实践性技能

D. 作业治疗是对智力障碍儿童书写、绘画等纸质材料的关注

二、简答题

1. 简述智力障碍儿童认知功能康复训练的内容与方法。

2. 简述智力障碍儿童生理和心理健康功能康复训练的内容与方法。

三、论述题

请简述智力障碍儿童适应性行为的发展特点，并针对这些特点制订一个康复训练计划。

项目七 孤独症谱系障碍儿童的康复

导言

随着时代的发展和大众对孤独症谱系障碍认识的提高，孤独症谱系障碍儿童日益受到社会的关注，孤独症谱系障碍儿童的教育与康复成了教育和研究工作者非常重视的领域。作为未来的教育与康复工作者，我们应该通过系统学习来提升对孤独症谱系障碍的认识，明晰与之相关的专业问题。为此，本项目首先介绍了孤独症谱系障碍的定义、诊断标准和病因；其次简要阐述了孤独症谱系障碍儿童的身心发展特点；再次总结了孤独症谱系障碍儿童的康复需求及其评估；最后介绍了针对孤独症谱系障碍儿童康复需求的康复训练方法，以期帮助学习者从本项目中获得关于孤独症谱系障碍儿童康复的基础知识，为之后的理论学习和实务工作奠定良好的基础。

学习目标

1. 掌握孤独症谱系障碍儿童的定义和诊断标准。
2. 了解孤独症谱系障碍的病因。
3. 理解孤独症谱系障碍儿童的身心发展特点。
4. 明确孤独症谱系障碍儿童的康复需求。
5. 掌握孤独症谱系障碍的主要评估方法和评估工具的使用。
6. 了解孤独症谱系障碍儿童的康复训练方法，掌握其应用状况并能够做出客观评价。

知识导览

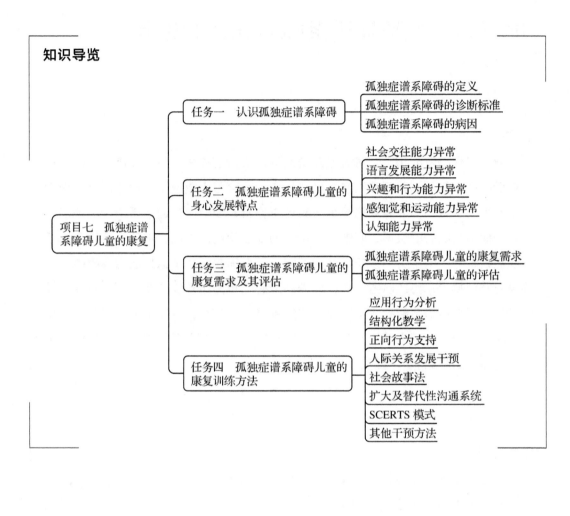

项目七 孤独症谱系障碍儿童的康复

任务一 认识孤独症谱系障碍
- 孤独症谱系障碍的定义
- 孤独症谱系障碍的诊断标准
- 孤独症谱系障碍的病因

任务二 孤独症谱系障碍儿童的身心发展特点
- 社会交往能力异常
- 语言发展能力异常
- 兴趣和行为能力异常
- 感知觉和运动能力异常
- 认知能力异常

任务三 孤独症谱系障碍儿童的康复需求及其评估
- 孤独症谱系障碍儿童的康复需求
- 孤独症谱系障碍儿童的评估

任务四 孤独症谱系障碍儿童的康复训练方法
- 应用行为分析
- 结构化教学
- 正向行为支持
- 人际关系发展干预
- 社会故事法
- 扩大及替代性沟通系统
- SCERTS 模式
- 其他干预方法

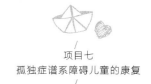

►任务一
认识孤独症谱系障碍

导入 ┈┈┈►

有人说孤独症谱系障碍儿童是来自星星的孩子，似乎与我们不在同一个世界生活。

根据美国疾病控制与预防中心于2020年3月26日发布的数据，美国每54名儿童当中就有一名在8岁前被诊断出患有孤独症谱系障碍。根据《中国自闭症教育康复行业发展状况报告Ⅲ》发布的数据，我国孤独症谱系障碍人士超1000万名，其中12岁以下的孤独症谱系障碍儿童有200多万名，且男女比例为5∶1至4∶1。[①]

面对如此庞大的数字，我们可以了解到，孤独症谱系障碍离我们并不遥远。

一、孤独症谱系障碍的定义

孤独症谱系障碍简称孤独症。下面简要介绍几个有代表性的定义。

第一，孤独症是一种发展性障碍，并且对言语和非言语性的社会性互动及交流产生显著影响。这种障碍通常在3岁前出现，对儿童的教育表现有不利的影响，患者主要表现为刻板运动、反复行为、抵抗环境和日常生活规律的变化及感知觉异常。

ICD-11将孤独症定义为3岁前表现异常，其核心症状为社交障碍和刻板的行为，其中男孩的发病率是女孩的3～4倍。

第二，孤独症是由于神经心理功能异常，在社会互动、沟通、行为及兴趣表现方面有严重缺陷，这种障碍对人的学习及生活适应有显著影响。

第三，孤独症是一种广泛性发育障碍的亚型，主要在人际交往、言语交流、兴趣和行为方面表现出不同程度的障碍。[②]

---

① 五彩鹿自闭症研究院：《中国自闭症教育康复行业发展状况报告Ⅲ》，3页，天津，天津教育出版社，2019。

② 中华医学会精神科分会：《CCMD-3：中国精神障碍分类与诊断标准(第三版)》，80～82页，济南，山东科学技术出版社，2001。

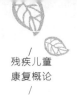

通过以上对孤独症的概念界定，我们可得出孤独症定义的普遍性规律：孤独症是一种发育障碍，具体表现为社交、沟通与刻板性重复行为三个方面的功能异常。

二、孤独症谱系障碍的诊断标准

目前，国际上主要以 ICD-11 和 DSM-5 中所提出的标准为诊断孤独症的依据。在国内外现有研究的基础上，我国的专家学者结合国情，编写了一套本土化的诊断标准——CCMD-3。DSM-5 是诊断孤独症的通用标准，它主要介绍了这一诊断标准及其规定的症状等级（见表 7-1），了解诊断标准有助于疾病的早期发现和初步筛查。

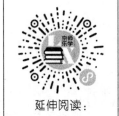

延伸阅读：
DSM-5 的诊断标准

表 7-1　DSM-5 的孤独症症状等级表

严重程度	社会交流	局限的、重复的行为
三级： 需要非常 大量的支持	1. 言语和非言语社会交流技能有严重缺陷，造成严重的功能障碍。 2. 极少主动发起社会交往，对他人的社交接近极少回应。	1. 行为刻板、适应变化极度困难，显著影响各方面的功能。 2. 极难从狭窄的兴趣中转移出来或很快又回到原先的兴趣上。
二级： 需要大量的 支持	1. 言语和非言语社会交流技能有明显缺陷。 2. 即使提供现场支持也表现出明显的社交障碍。 3. 较少主动发起社会交往。 4. 对他人的社会接近回应不足或异常。	1. 行为刻板、适应变化困难。 2. 多种场合下影响患者的功能。 3. 较难从狭窄的兴趣中转移出来或很快又回到原先的兴趣上。
一级： 需要支持	1. 在缺乏支持的条件下，其社会交流的缺陷带来可被察觉到的障碍。 2. 主动发起社会交往有困难，对他人的主动接近有不正常或不成功的回应。 3. 可能表现出对社交的兴趣低。	1. 行为刻板，影响某个或某几个场合下患者的功能。 2. 难以从一个活动上转换到另一个活动上。

注：DSM-5 相较于旧版 DSM-Ⅳ 有关孤独症诊断标准的变化，主要表现在障碍分类合并、诊断标准简化、依据障碍程度划分等级、起病时间更加宽泛四个方面。[1][2]

---

①　卜凡帅、徐胜：《自闭症谱系障碍诊断标准：演变、影响与展望》，载《中国特殊教育》，2015(2)。
②　邹小兵、邓红珠：《美国精神疾病诊断分类手册第 5 版"孤独症谱系障碍诊断标准"解读》，载《中国实用儿科杂志》，2013(8)。

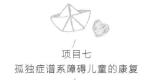

三、孤独症谱系障碍的病因

（一）环境解释

孤独症受基因改变的影响得到了世界范围内的广泛认可，同时近年来大量研究证明，环境因素对儿童发展的影响越来越大。在孤独症的病因中，环境因素与医学、生物学因素是同等重要的。这里的环境因素是指胎儿发育时母体所处的外部环境，如空气、水、土壤等，良好的自然环境更有利于胎儿的健康成长。

（二）医学生物学解释

1. 孕期危险因素

孕妇或其丈夫年龄偏高都会给胎儿带来隐性的患病风险。母亲孕期有先兆流产、病毒感染、吸烟、情绪不稳定等情况，可能会导致婴幼儿罹患孤独症。

2. 营养因素

内源性(体内自然分泌的，与自身的免疫系统密切相关)或者外源性(这类营养因素多半从植物里获取)的影响导致的营养元素缺失，如叶酸、维生素 D_3 等，都有可能成为导致孤独症的隐性因素。

3. 神经因素

大约 50% 的孤独症儿童的脑电图检查显示，孤独症儿童的脑部神经发育存在异常。虽然脑电图异常发生于不同类型的病患中，但出现在孤独症儿童中的概率远高于普通儿童及其他障碍儿童。此外，一些研究者使用脑功能成像来研究孤独症儿童的大脑结构及其活动状况，发现其颅脑影像学结构有所变化。

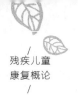

4. 免疫系统因素

药物、重金属、微生物感染引起免疫系统的不良变化，可能会导致妊娠期母亲及胎儿体内某些物质产生成分的改变，从而影响胎儿的神经发育。

5. 基因及遗传因素

近来相关研究表明孤独症与基因测序变异有关。孤独症是一种异质性较高的障碍，是多种变异综合的结果。有研究显示，孤独症兄弟姐妹的再患病率在 4.5% 左右。这些研究数据表明孤独症存在遗传的倾向性。[1] 多数研究表明，孤独症不是单基因遗传，而是多基因遗传，涉及多种遗传变异。而且多数研究认为基因改变是随机的，少数可重复性的研究也仅仅发现了病例的 1%～3% 存在相同的基因改变，并且这些改变在孤独症之外的儿童发育障碍中也是存在的。

（三）心理学解释

一些神经心理学假说被用于解释孤独症的异常行为，如心理理论缺失理论、执行功能障碍理论、弱中央统合理论、破镜理论等，然而上述假说目前尚难以完整解释孤独症儿童的全部异常行为，但可以作为重要的参考依据。

（四）中医解释

我国传统中医学理论认为孤独症儿童因为先天不足，其病位与脑及心、肝、肾三脏密切相关。关于这一说法还缺乏循证研究的支持，仅可作为中医调理的参考。

目前世界范围内对孤独症病因的发生、发展仍处于不断探索的阶段，孤独症尚无特效药物可以治疗。但是已经有大量的研究表明，孤独症儿童通过教育康复干预，尤其是早期干预可以获得良好的预后。不同国家、不同种族间广泛、持续与合作性的科学研究，将有助于全面了解孤独症的病因，有助于找到有效的治疗方法。

要点回顾 ……▶

本任务对孤独症谱系障碍的定义、诊断标准进行了阐述，重点帮助学习者对孤独症谱系障碍形成全面的认识，并对导致孤独症的可能性因素进行了分析。

---

[1] 张玉、刘芸、黄浩宇：《孤独症病因学的研究进展》，载《中国全科医学》，2017(11)。

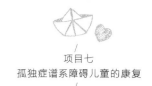

学习检测 ⋯⋯▶

一、选择题

1. 下列诊断标准中，将孤独症谱系障碍的核心症状概括为社交沟通和刻板行为两大类的是(　　)。

A. CCMD-3　　　　　　　　　　　B. DSM-5

C. ICD-11　　　　　　　　　　　D. 以上选项都是

2. 孤独症谱系障碍儿童在个人兴趣和行为上可能会出现(　　)。

A. 对某个物品特别着迷　　　　　B. 对特定声音或材料有异常的反应

C. 坚持程序化的活动　　　　　　D. 喜欢自己一个人待着

二、简答题

1. 简述 DSM-5 的诊断标准。

2. 简述 ICD-11 对孤独症谱系障碍的定义。

三、论述题

1. 请论述孤独症谱系障碍的致病因素可能有哪些，谈谈你对此的认识。

2. 你认为孤独症谱系障碍儿童最佳的治疗手段是什么，需要哪些康复手段配合治疗？

▶任务二
孤独症谱系障碍儿童的身心发展特点

导入 ⋯⋯▶

孤独症是一种发展性障碍，影响着一个人的沟通方式。孤独症人士很难完整而清楚地表达自己的感受和需求，这使他们的生活充满了挑战。

孤独症有时被称为"隐形"残疾，没有明显的外貌特征。也许他们看起来帅气、漂亮，与常人无异，但当面临社交沟通时，他们会不知所措，一些孤独症人士甚至在日常生活中都时时备感压力。在他们的眼里，环境是混乱无章的，人际关系是令人费解的。他们无法觉察人们在说话或办事方式上的细微差别，难以理解双关语、反

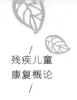

语等复杂的语言含义。心理学家康纳·克恩斯(Connor Kerns)指出，孤独症人士"因为不明白那些社交暗示，对于周围发生的事情，大多时候是一知半解的，总觉得自己与周围的环境格格不入，充满压力，这些都能造成长期的、潜在的创伤"。对比于影视剧中常常塑造的高智商、特殊能力的孤独症人物，现实生活中的孤独症人士常常具有患病程度与多重障碍的巨大差异。

孤独症人士究竟有哪些特征？他们在生活中有怎样的表现？我们可以怎样对他们进行及时、有效、积极的干预，从而帮助他们更好地适应社会呢？

不同的学者对孤独症儿童的身心发展特点有不同的分类，本书在前人研究的基础上将其分为五个方面，具体内容见表7-2。

表7-2 孤独症儿童的身心发展特点

身心发展特点	具体表现
社会交往能力异常	①自我意识发展水平低。 ②不能建立良好的依恋关系。 ③不能建立伙伴关系。 ④不能进行社会交往。
语言发展能力异常	①语音：语调、重音、速度、节律及音调等方面异常。 ②语义：重复性语言。 ③语法：人称代词混乱。 ④语用：表达能力较差、语言理解能力较差。
兴趣和行为能力异常	①兴趣异常狭窄(对人、对物)。 ②行为(如自伤行为、刻板行为、自我刺激行为、攻击性行为)异常。 ③日常生活能力(如进食技能、如厕技能、穿衣技能、梳洗技能、家居技能)低下。
感知觉和运动能力异常	①感知觉(如视觉、听觉、嗅觉、触觉、味觉)障碍。 ②运动(如粗大动作、精细动作)障碍。
认知能力异常	①注意能力。 ②记忆能力。 ③情感认知能力。 ④执行能力。

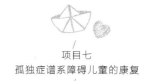

一、社会交往能力异常

 | 案例分享 |

小明 3 岁半，在幼儿园玩游戏和做活动常常是一个人，平时独来独往。即使有小朋友主动邀请小明一起玩，他也不会回应，通常拿着自己感兴趣的玩具跑到一边自顾自地玩耍。

不难发现，孤独症儿童在社会交往方面主要存在下列问题，如图 7-1 所示。

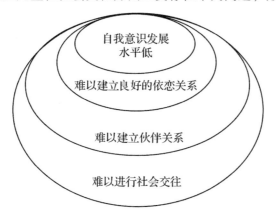

图 7-1　孤独症儿童的社会交往特点

（一）自我意识发展水平低

孤独症儿童常以自我为中心，在情感互动方面有着极大的障碍。例如，不能理解反话，不会察言观色。此外，他们不能准确地理解别人的情感，也不能恰当表达自己的情绪。例如，通过推搡的动作表达想要和同伴玩耍的意愿，面对同伴的欺负也不知道告诉老师。

（二）难以建立良好的依恋关系

依恋是指抚养者与婴幼儿之间一种特殊的情感联结，通常婴幼儿会与抚养者，尤其是母亲建立依恋关系。孤独症儿童往往难以与抚养者建立较强的依恋关系，即使在陌生的环境中，面对母亲的突然离开也表现得无所谓。

（三）难以建立伙伴关系

孤独症儿童不能像普通儿童那样玩耍，几乎没有自己的朋友，与同龄儿童的相处

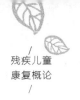

存在很大的困难。因此，在幼儿园或学校中，孤独症儿童常常独来独往，即使想和同学玩，也不知道采用适当的方式，常常以失败告终。

（四）难以进行社会交往

大多数未经早期干预的孤独症儿童缺乏社会交往的意愿，对熟悉或不熟悉的人都会表现得似乎不在意。这些特征在幼儿期就可观察出来。例如，没有或很少有目光接触，较少有沟通性的语言等。

二、语言发展能力异常

孤独症儿童的语言发展能力各不相同。据统计，孤独症患者中有三分之一是非口语人群，这些人是终生不能开口讲话的。能够正常说话的孤独症儿童中大多数也存在语言功能缺损，主要表现为以下几个方面。

（一）语音：语调、重音、速度、节律及音调等方面异常

孤独症儿童在和他人说话时语调、速度常常显得有些奇怪。例如，说话时常常用"一声调"，没有重音；喜欢用大音量、欠自然柔和的声音说话；容易使用书面语和学究式语言；在断句上易出现问题，表现为说话换气时没有正常的停顿与连接感，往往显得急促、没有条理。

（二）语义：重复性语言

重复性语言是指持续反复地说自己所听到的部分语言，常表现为鹦鹉学舌式仿说，答非所问。这种交流类型几乎发生在所有咿呀学语的婴儿身上，但到儿童 3 岁左右，这种现象通常会消失。而对于孤独症儿童，这种现象如果不加干预，可能会持续终生。

（三）语法：人称代词混乱

在语法结构上，孤独症儿童与普通儿童没有太大区别，但在人称代词(如"你""我""他""她"等)的使用上有明显障碍。同时，语言词汇匮乏，对简单句的理解较好，因此常说简单句，对复杂句的理解和表达存在困难。

（四）语用：表达能力较差，语言理解能力较差

尽管有些孤独症儿童的语音、语义和语法能力接近普通儿童的水平，但在具体社会情境中，他们可能不愿意讲话或语言表达不流畅，与周围的人缺乏有效交流。[①] 部分孤独症儿童能够对知识进行快速的机械记忆，但是对语言的理解能力相对较差。例如，有些孤独症儿童能够认读上百个字词，准确地背诵课文，但却无法理解字词的含义，

---

① 李晓燕、周兢：《自闭症儿童语言发展研究综述》，载《中国特殊教育》，2006(12)。

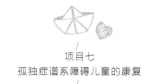

难以体会文章的具体内涵。

三、兴趣和行为能力异常

 | 案例分享 |

[案例 1]

明明刚满 3 岁，进入幼儿园之后，老师发现虽然明明不愿意主动与人交往，但是很喜欢背诵唐诗，两三天就可以把刚学的唐诗背诵下来。他还喜欢背记各个国家的名称和国旗，3 岁前就已经可以辨认 100 多个国家的名称并画出对应的国旗。

[案例 2]

帆帆每天在家或者幼儿园都要使用特定的碗筷，坐固定的位置，走同样的交通路线，用固定的玩法玩相同的玩具等。对于身边的事物，无论是物品、地点、时间还是方法等，他都有一套固有且相当坚持的"规矩"。这些"规矩"不能轻易改变，否则他就会大哭大闹。

[案例 3]

小元在 8 岁时出现抠皮肤上的疙瘩或角质的行为，起初情况并不严重，但逐渐发展到抠周围完好的皮肤，造成皮肤受损。小元还出现了用指甲掐手指的行为。当出现这些行为时，小元也会表现得不安、烦躁，常常在课堂上离开座位并走来走去。情况最严重的时候还会攻击同学或用头撞墙。

大多数孤独症儿童的兴趣和行为能力异常，问题行为的功能可分为引起他人注意、逃避、自我刺激、表达或发泄。在此基础上，孤独症儿童的问题行为可以分为以下几类。

（一）兴趣异常狭窄

兴趣异常狭窄表现为孤独症儿童往往执着于某些喜欢的领域或者物品，长时间沉浸其中，对外部世界的人与其他事物不感兴趣。例如，过度着迷于某些学科，如数学、音乐或者美术等；对某些交通工具，如火车，表现出异常强烈甚至持续终生的独特兴趣。

（二）刻板、 反复性行为

刻板、反复性行为是指一种带有强迫性、持续性及固着性的行为，有时表现为过

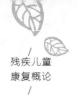
多的习惯行为，极度讨厌改变，如具有特殊固定的衣食住行习惯，如果稍有变化，就不能接受，甚至会抗拒、哭闹。

（三）自伤行为

自伤行为是指个体在没有明确的自杀意图的情况下，故意、重复地改变或伤害自己的身体组织，如用指甲掐自己、持续用头撞墙等。自伤行为通常在孤独症儿童情绪激动又无法很好表达自己的想法时出现。这些行为可能会持续到成年。

（四）攻击性行为

攻击性行为类似于自伤行为，主要表现为对物和对人的攻击，如砸东西，无缘无故地抓、咬、踢人等。这类行为可能会对孤独症儿童所在的学校以及公共场所造成困扰。

（五）自我刺激行为

自我刺激行为是一种带有重复性的、刻板性的行为，如利用咬东西、拍打自己、持续摇手、一直盯着转动的物体等行为为自己提供感官刺激。

（六）日常生活能力低下

日常生活能力低下主要表现在进食、穿衣、梳洗和家居等自理技能上，如可能有挑食的习惯且进食时间过长、无法自己穿脱衣物、不会自己洗漱、安全意识较弱等。部分重度孤独症儿童可能无法离开照顾者独自生活。

四、感知觉和运动能力异常

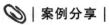 | **案例分享** |

[案例 1]

佳佳今年 6 岁了，在家和外出都需要准备一副耳机，这是因为她一听见手机的嗡嗡声、消防车或救护车的鸣叫声等就会情绪失控，如捂着耳朵跑开或者尖叫。

[案例 2]

欢欢 4 岁了，还不怎么会说话。她喜欢用手和脸去触碰光滑的毛皮，有很多毛绒玩具，每天去幼儿园一定要带着毛绒熊，时不时拿出来摸一摸，不然就会情绪暴躁、哭闹。

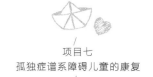

许多孤独症儿童都有明显的感知觉障碍，表现为对感觉刺激(如光线、声音、气味)反应过度迟钝或过度敏感。根据孤独症儿童对不同感官的感受，感知觉障碍可以分为以下几类。

①在视觉上，不愿意与人有目光接触，却对图形和影像十分敏感。

②在听觉上，在谈话中不会回应对方，常常使得谈话无法继续；听到尖锐、刺激性的声音，会采用捂耳朵、大叫等方式来回避。但是，有时他们却喜欢自己制造的噪声，如敲砸东西的声音等。

③在嗅觉上，对物体的气味异常敏感。例如，喜欢闻某种特别的气味，通过喝碳酸饮料打嗝来刺激鼻腔嗅觉，从而获得快感。

④在触觉上，对一些基本触觉反应(如痛觉、冷暖感)过于迟钝或过于敏感。例如，被针扎到手指不会往回缩，咬自己的手臂不会觉得疼痛，不会根据天气增减衣服等。

⑤在味觉上，可能存在味觉失调的问题。例如，不能分辨不同的味道，容易偏爱或厌恶某种食物。

许多孤独症儿童还存在运动障碍，包括粗大动作障碍和精细动作障碍。粗大动作障碍可分为四肢动作和体态动作的异常，如头、躯干、手、脚的运动异常。他们的动作笨拙但反应灵活，如做早操动作不协调，但骑车躲避危险却能一闪而过。精细动作障碍可分为表情异常和小肌肉运动异常，如表情单调呆板、握笔姿势不当等。

五、认知能力异常

孤独症儿童在智力水平方面差异显著，其中大约 20％的孤独症儿童拥有正常智力，30％有轻度至中度智力障碍，42％有中度和极重度智力障碍。在认知障碍的相关研究中，研究者发现孤独症儿童在以下几个方面存在问题。

（一）注意能力

孤独症儿童的共同注意能力存在质的缺陷，其有意注意与无意注意的发展不平衡。

共同注意是指个体借助手势、眼睛朝向、语言等与他人共同关注某一事件或物体。孤独症儿童不会跟随语言或者动作提示关注目标物体，造成社交困难。无意注意常常弱于有意注意，容易造成学习困难。

（二）记忆能力

有些孤独症儿童擅长机械记忆和视觉记忆，如背诵车牌代表的城市、记忆交通路线

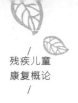
图等。但他们的意义记忆能力较差，不能将记忆的内容与实际生活相联系。当他们尝试回忆某些事件与学习的内容时，所表现出来的记忆水平可能低于普通儿童。

（三）情感认知能力

大多数孤独症儿童的情感认知能力存在障碍。他们通过教育干预能对喜、怒、哀、惧等基本情绪表现出基本的理解，对委屈、担忧、尴尬等复杂情绪则很难理解。同时由于注意和认知方式的单一，难以通过换位思考察觉他人的感受而产生共情，容易固执地以自我为中心。

（四）执行能力

执行能力是指个体对自身的意识和行为进行监督与控制的各种操作过程。[①] 孤独症儿童缺乏安排日常活动与学习、工作日程的规划与执行能力，缺乏分析解决问题与灵活变通的能力，常有心理理论缺失和执行功能障碍并存的现象，表现为形象思维强于逻辑思维、时间观念不强、做事缺乏条理等。

孤独症儿童常常存在或伴有难以单凭孤独症即可解释的症状或疾病，我们称其为共患病。研究发现，孤独症人士共患其他疾病是一个普遍现象，如孤独症共患多动症或者共患精神分裂症和癫痫等其他多种疾病，如此一来，给孤独症人士的教育和康复带来了更大的挑战。

要点回顾 ·····▶

本任务对孤独症儿童的身心发展特点从社会交往能力异常、语言发展能力异常、兴趣和行为能力异常、感知觉和运动能力异常、认知能力异常五个方面进行了阐述，帮助学习者了解孤独症，为今后孤独症儿童的发展评估和康复教育奠定基础。

学习检测 ·····▶

一、选择题

1. 有社会交往能力异常的孤独症儿童可能会出现什么情况？（　　）

A. 鹦鹉学舌　　　　　　　　　B. 不能建立良好的依恋关系

C. 日常生活能力低下　　　　　D. 执行功能障碍

---

① Lee R R，Ward A R，Lane D M，et al.，"Executive Function in Autism：Association with ADHD and ASD Symptoms，"*Journal of Autism and Developmental Disorders*，2021(3).

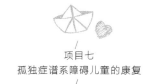

2. 孤独症儿童的感知觉异常包括哪些方面？（　　）

A. 视觉　　　　　　B. 听觉　　　　　　C. 嗅觉　　　　　　D. 味觉

二、简答题

1. 简要回答孤独症儿童具有哪些认知发展障碍。

2. 孤独症儿童与其他类型的特殊儿童（如视听障碍儿童）相比有何异同。

3. 简要分析孤独症儿童共患病的教育康复挑战。

三、论述题

1. 请论述在生活中应该怎样对待孤独症儿童。

2. 由于孩子刚刚被诊断出孤独症，母亲感到非常痛苦与无助。这位母亲不知道今后要如何面对和养育孩子，我们可以提供哪些方面的建议呢？

▶任务三
孤独症谱系障碍儿童的康复需求及其评估

导入 ……▶

孤独症儿童的核心障碍是一致的，但其身心发展能力的表现又各有不同。

在认知上，有的孩子智力超群，有的孩子智力严重落后。

在运动能力上，有的孩子粗大动作和精细动作能力处于正常范围，而有的孩子粗大动作笨拙，精细动作能力不佳。

在语言表达上，有的孩子终生无语言，而有的孩子可以就自己感兴趣的话题，逻辑缜密地滔滔不绝。

…………

在区分这些"风格各异"的孤独症儿童的过程中，教育心理评估发挥了重要作用。一方面我们可以筛查出疑似孤独症的儿童，将评估结果和常模对比，可以清楚发现孤独症儿童和普通儿童的差距，从而进行适当的教学调整和教育转介；另一方面也可以掌握儿童各个发展能力区域所处的水平，了解其康复需求，根据其强弱项制订个别化教育计划，全面提升儿童的能力。本任务将重点剖析孤独症儿童的主要康复需求，带领学习者认识和掌握几种重要的孤独症儿童筛查和评估工具。

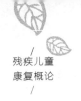

一、孤独症谱系障碍儿童的康复需求

结合孤独症儿童身心发展的特点以及对儿童的发展能力和学习纲领的界定[1]，我们将孤独症儿童的康复需求分为认知发展能力、社交与情绪发展能力、感知觉与运动能力和生活自理能力 4 个大方面。

首先，认知发展能力方面的康复需求包括认知形式和认知内容两个方面的康复需求。在认知形式方面，孤独症儿童通常在共同注意能力、记忆能力、情感认知能力、执行能力和概念认知能力等方面发展异常，存在较大的康复需求；在认知内容方面，孤独症儿童的认知能力异常一般表现为语言认知能力低下，包括语言的理解和表达，因此需要提升这两个方面。

其次，就社交与情绪发展能力方面的康复需求而言，孤独症儿童在社交与情绪发展方面均存在异常，社交与情绪发展异常会妨碍孤独症儿童依恋关系的建立以及同伴关系的发展。提高孤独症儿童的社交与情绪发展能力迫在眉睫，主要包括自我概念、社交沟通、游戏技巧、社会适应和情绪表现五个方面能力的提升。

再次，感知觉与运动能力方面的康复需求主要包括感知觉和运动能力的康复。在感知觉方面，降低或提升孤独症儿童在视觉、听觉、嗅觉、触觉和味觉等方面的敏感性，以免影响其日常生活和社会参与；在运动能力方面，需要锻炼孤独症儿童的粗大动作和精细动作，帮助其健康生活。

最后，就生活自理能力方面的康复需求而言，《儿童孤独症诊疗康复指南》显示，培养生活自理和独立能力是孤独症儿童教育康复的目的之一。世界孤独症研讨会发布研究成果也表明自理能力是孤独症成年期成功的关键因素。[2] 这都表明了生活自理能力的提升对孤独症儿童发展的重要性。进食、如厕、穿衣、梳洗和家居技能在提高生活自理能力方面扮演着重要角色，因此需要培养这些技能，从而提高孤独症儿童自我照顾的能力，减轻照顾者的负担，培养孤独症儿童独立的人格和社会责任感。

---

① 协康会：《儿童学习纲领》，6 页，广州，广东海燕电子音像出版社，2020。
② 胡晓毅、刘艳虹：《学龄孤独症儿童教育评估指南》，57 页，北京，北京师范大学出版社，2017。

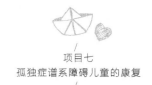

二、孤独症谱系障碍儿童的评估

 | 案例分享 |

三年前，一对夫妻迎来了他们可爱的女儿小 A，全家人都因她的到来分外欣喜。可是，小 A 到了一岁半时还不会走路；爸爸妈妈叫她，她也不会回应他们，似乎听不到；有时家里来了小朋友，她也很少与他们一起玩。面对这些行为特征，夫妻俩起初没有太在意，觉得孩子长大就好了。可是小 A 到了三岁时仍是如此，于是这对夫妻怀着忐忑的心情带着小 A 到当地医院进行诊断，医生一边观察孩子的行为一边询问孩子的日常表现。

会不会看？会不会指？会不会应？会不会说？……对于以上几个诊断孤独症的重要指标，这对夫妻的答案几乎都是否定的。

喜欢玩开关、按钮吗？喜欢开关门吗？……对于以上刻板行为的特征，这对夫妻都给出了肯定的回答。

想一想：

1. 小 A 是否患有孤独症？我们应该如何对孤独症儿童进行鉴别？

2. 孤独症儿童的评估方法有哪些？有哪些主要的评估工具能帮助专业人士筛查和诊断孤独症儿童？

（一）评估方法

1. 常模参照评估与标准参照评估

按照评估时所参照的标准不同，心理评估可以分为常模参照评估与标准参照评估两大类。

（1）常模参照评估

所谓常模参照评估，就是把被评估者所得的分数与常模进行比较，从而判断被评估者在团体中的相对地位。在这里，常模是指事先选取的具有代表性的被试样本（即常模团体）在某项测验上的分数分布。常模参照评估最关心的是个体之间的差异。实施常模参照评估的目的主要是将个人的表现与其他人的表现进行比较，重点放在个体所处的相对地位上，而不是掌握所学内容的情况上。常模参照评估一般用于针对特殊儿童的大规模筛查、鉴别和教育安置，当然也可用于评价某个教学计划的实施效果。

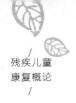
（2）标准参照评估

标准参照评估，又称效标参照评估，是指将被评估者所得的分数与某个标准进行比较，从而判断他是否符合这个标准。这里的标准指的是评估前预先设定某学习内容的掌握标准。课程本位评估、目标参照评估、直接评估、形成性评估等都属于标准参照评估。

2. 标准化评估与非标准化评估

按照是否使用了标准化测验来收集资料，心理评估可以分为标准化评估与非标准化评估两大类。

（1）标准化评估

所谓标准化评估，是指运用标准化测验及其他辅助的方法来收集资料，从而对特殊儿童的心理发展水平及存在的问题做出判断和解释，尤其体现为量表的使用。

（2）非标准化评估

所谓非标准化评估，是指运用标准化测验以外的其他方法来收集资料，从而对特殊儿童的心理发展水平及存在的问题做出判断和解释。非标准化评估常用的方法有观察、检核表、评定量表问卷、访谈、调查表和教师自编测验六种。其中观察是特殊儿童发展评估的一项基础技术，在孤独症评估中的运用最为频繁。系统和有意义地运用观察资料很重要。接下来就重点介绍一下"观察"这种非标准化评估的方法。

观察就是仔细察看客观事物和现象。对主观世界的体察是内省。观察和内省是人了解世界和自己的两种重要途径。如果一个人只是看而不思考，只能算作日常的浏览而非观察，所以观察需要教师对观察到的内容进行认真思考。观察包括三种分类，分别为质化取向与量化取向观察、参与型与非参与型观察、隐蔽型与公开型观察。

以下是观察评估的具体步骤。

第一步，明确观察目的。观察者必须明确观察的目的，要观察被观察者的具体哪个方面。

第二步，选择观察的类型。根据现场实际情况选择适当的观察类型。

第三步，观察工具的准备。在观察过程中，是否会使用某些量表、观察记录等；这些观察表是需要自己设计还是可以借鉴的。如果借鉴的是一个相对比较成熟的观察量表，应在正式观察前熟悉、试用此量表。如果有不清楚的地方，应查阅量表的使用说明或相关资料。

第四步，辅助观察设备的准备。观察可能需要照相机、录音器等设备辅助记录。

第五步，拟定观察提纲。对要观察的内容拟一个详细大纲，方便自己观察。

第六步，实施观察并记录。对观察的内容进行正式的记录。

第七步，形成观察结果及建议。对观察中记录的资料进行分析，并给出相应的教育建议。

（二）评估工具

1.改良婴幼儿孤独症筛查量表

（1）概述

改良婴幼儿孤独症筛查量表（modified check-list for autism in toddlers, M-CHAT）是北京大学附属六院的刘靖教授翻译后被引进的，并对其评分方法进行了修订，使该量表可更好地服务于我国的孤独症早期筛查工作。改良婴幼儿孤独症筛查量表由美国的罗宾斯（Robins）等人根据本国的实际情况，经婴幼儿孤独症量表的原作者同意，将其改编而成，可用于18～24个月婴幼儿孤独症的筛查。该量表的信度和效度分别是0.89和0.83。

（2）量表的结构及评分标准

M-CHAT由A和B两部分组成。A部分共有9个问题，全部由婴幼儿的父母或者主要监护人回答"是"或"否"。B部分共有5个问题，由专业人员观察、测试后回答"是"或"否"。

（3）评价

该量表是目前国际上常被用于孤独症筛查的量表之一，临床上被广泛应用于孤独症的早期筛查。该量表的内容较为详细，每一个测试题都会给予具体的情境选项，方便其父母或主要监护人进行填写。但是由于量表的填写者是其父母或主要监护人，因此可能会受到其主观影响。

2.孤独症行为量表

（1）概述

孤独症行为量表由克鲁格（Krug）等人于1978年编制，适用于对18个月至35岁孤独症患者的筛查、辅助诊断。该量表的信度和效度分别是0.94和0.95。

（2）量表的结构及评分标准

该量表共有57个题目，涉及孤独症患者的感觉、行为、情绪、语言、生活自理等多方面的症状，可总结为5个因子：感觉（S，9个题目）、交往（R，12个题目）、躯体运动（B，12个题目）、语言（L，13个题目）和生活自理（S，11个题目）。每个题目根据其在量表中不同的负荷给予不同的分数，从1分到4分不等。任何一个题目，患儿只

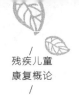

要有该项表现，无论症状轻还是重，都可得该项分数，最后根据所有题目的总分评定结果。评定结果的方法：总分＜53，阴性；53≤总分≤67，阳性；总分≥68，可辅助诊断孤独症。量表总分越高，孤独症的行为症状越严重。该量表由儿童的父母或者与其共同生活达 2 周以上的人进行评定，评定需要 10～15 分钟。

(3)量表内容

该量表的部分内容见表 7-3。

表 7-3　孤独症行为量表(部分)

项目	评分				
	S	R	B	L	S
1. 喜欢长时间自身旋转。					
2. 学会做一件简单的事，但很快就会忘记。					
3. 经常没有接触环境或进行交往的要求。					
4. 往往不能接受简单的指令(如坐下、过来)。					
5. 不会玩玩具(如没完没了地转动、乱扔、揉)。					

(4)评价

该量表被用于鉴别孤独症儿童具有较高的效度，但它的信度还有待提高。该量表适用的年龄范围较广，从婴幼儿到部分成年人均可用，而且评估的内容包括感觉、行为、情绪、语言、生活自理等多方面，能够较好地评估被评估者的整体情况。此外，该量表的测试时间仅有 10～15 分钟，测试较为方便，但是因为填写人员是儿童的父母或亲人，评估结果的客观性容易受到影响。

3. 儿童孤独症评定量表

(1)概述

儿童孤独症评定量表(childhood autism rating scale, CARS)是邵普勒(Schopler)等人编制的。经过 1988 年的一次修订，该量表目前被广泛应用于孤独症儿童的诊断。该量表的信度为 0.74。[1]

(2)量表的结构及评分方法

评估表的结构：CARS 包括 15 个分量表，分别是人际关系、模仿、情感反应、身体使用、与物体的关系、对环境变化的适应性、视觉反应性、听觉反应性、近接收器的反应性、焦虑反应、言语沟通、非言语沟通、活动水平、智力功能和总体印象。每

---

① 韦小满、蔡雅娟：《特殊儿童心理评估(第二版)》，308 页，北京，华夏出版社，2016。

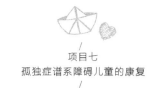

个分量表由正常到极不正常分为四级，分别记1分、2分、3分和4分。被试获得哪个等级分数，由他的行为特征决定。

评分方法：CARS的得分范围为15～60。如果被试的分数低于30，就表明没有孤独症；如果分数在30～36，表明有孤独症倾向；如果分数高于37(含)，就可确定有孤独症。

(3)量表内容

该量表的部分内容见表7-4。

表7-4　儿童孤独症评定量表(部分)

量表	评定			
	正常	轻微不正常	很不正常	极不正常
人际关系	羞怯、防卫、对人排斥的程度符合其年龄	有时缺少目光对视；有些排斥或回避；过于羞怯；对评估者缺少反应	比较冷漠，需要强刺激才有回应；以不正常的方式与人接触	极孤僻、冷漠，回避；对评估者几乎无反应，只有受到极强的刺激才有回应
模仿(言语的和动作的)	对言语和动作的模仿符合自己的年龄特征	常能自己模仿，但偶尔需敦促才会模仿或延迟模仿	偶尔会自己模仿，但评估者需有很大的耐心才能观察到其模仿	几乎没有言语或动作模仿

(4)评价

大量的实际应用情况表明，CARS是筛查孤独症的有效工具。该量表包括15个分量表，测量的内容较为广泛，包括被评估者的多个方面，其中的评估条目也十分具体。但是部分条目难以判断，如测量焦虑水平正常的具体指标是焦虑反应应符合儿童的年龄和所处情境，但是量表中并没有呈现判断焦虑是否延迟出现的标准。

4. 孤独症谱系障碍及相关发育障碍儿童评估量表

孤独症谱系障碍及相关发育障碍儿童评估量表——心理健康教育量表(psycho-educational profile，PEP)是专为孤独症谱系障碍及相关发育障碍儿童个别化评估设计的，通过评估患儿的发展水平和偏离正常发展的特征与程度，为临床医生、特殊教育工作者和家长制订个别化教育方案提供科学依据。PEP在美国于1990年和2004年进行了第一次修订(PEP-R)和第二次修订(PEP-2)，加上1979年的版本，目前共有三个版本的量表译本都在中国使用，接下来重点介绍C-PEP-3。

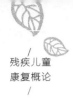

(1)C-PEP-3概述

心理教育量表中文修订第三版，是专为孤独症谱系障碍及相关发育障碍儿童个别化评估设计的，适用于生理年龄在12岁以下而心理功能仅相当于7岁以下学前儿童水平的儿童。该量表通过信度、效度及项目分析结果表明，各项心理测量学指标都达到了统计的显著性水平。

(2)C-PEP-3的内容结构

C-PEP-3涉及儿童功能发展领域的6个方面，共计95个题目。

①模仿：包括10个题目，用于评估儿童在口语及动作方面的模仿能力。模仿在人类社会学习及交往中起着不可估量的作用，却是孤独症儿童的薄弱环节。模仿的项目涉及对动作、声音及语言的模仿。

②知觉：由11个题目组成，用于评估视觉和听觉两种感知觉的发展水平。正常学习需要各种感觉信息的协调，而孤独症儿童的特点是注意力极为短暂，对外界各种刺激的筛选能力差，存在感觉超敏现象，也易引起情绪反应，从而干扰学习。

③动作技能：包括精细动作的10个题目，如穿珠子、用剪刀剪东西等；粗大动作的11个题目，如接球、踢球、行走、上阶梯、单脚站立、双脚跳等。所有题目均为儿童在最初几年应掌握的一些基本技能，这些技能也是发展更高级功能的基础。另外，这些题目由于不需要语言，也比较能吸引儿童的兴趣。

④手眼协调：包括14个题目，如在线内着色、临摹图形、堆积木、抄写汉字等。此方面的能力是掌握书写、绘画的基础能力。

⑤认知表现：包括20个题目，如认知身体部位，辨认形状、颜色、大小，拼图等，侧重对语言的理解而表现出的认知能力，它不需要任何直接的口语回答。

⑥口语认知：包括19个题目，与认知表现题目有一定的交叉，两者都需要语言理解，但它更侧重口语表达，如数数、心算、命名图片等。孤独症儿童在认知表现及口语认知方面都存在障碍。

C-PEP-3的病理学量表由44个题目组成，用来设计识别和评估儿童的病理学行为及严重程度。包括5个领域，即情感、人际关系、游戏及物品喜好、感觉模式和语言，题目涉及保持目光接触、适当考察测试材料、显示正常的嗅觉兴趣、使用与其年龄相适应的语言、非结构化时间的使用等。

(3)评价

C-PEP-3作为评估孤独症谱系障碍及相关发育障碍儿童当前发展水平和潜在能力

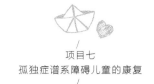

的评估工具，考虑到儿童的生理年龄与心理年龄，其测验结果也常常被作为评估治疗干预效果的重要指标。此外，测试的内容较为全面，有利于做个别化评估，充分了解儿童的各项发展情况。

5.孤独症诊断观察量表

(1)概述

孤独症诊断观察量表(autism diagnostic observation schedule，ADOS)是劳德(Lord)等人于1989年编制的。一种半结构化的评估工具，适用于2岁以上的孤独症患者。该量表必须由经过专门训练的评估者在标准化的活动情境下观察被试的行为，整个操作时间为35～40分钟。[①]

(2)量表的结构及评分标准

该量表根据被试的能力水平和年龄的不同，设置了不同的活动，要求评估者与之互动。透过这些活动，评估者可以观察儿童所表现的与诊断广泛性发育障碍有关的社会化行为和交流行为，然后对儿童的行为进行记录和编码，计算分数，得出结果。该量表提供了两个界限分：一个是诊断广泛性发育障碍的界限分；另一个是诊断孤独症的界限分。

(3)量表结构与计分方法

该量表共包括8个任务，包括结构化的任务(如猜谜、钉板等)和非结构化的任务(如绘画任务等)。评估者观察儿童在任务完成过程中是否出现了求助、象征性游戏、语言运用等靶行为，并对其进行编码、计分和评定，得出结果。评定包括4个方面(社交互动、语言交流、刻板行为、情绪和行为异常)，采用3点评分法(0为正常，1为可能异常，2为明确的异常)。

(4)评价

该量表被广泛应用于孤独症的临床诊断，与孤独症诊断访谈问卷修订版(autism diagnostic interview-revised，ADI-R)一样，被认为是诊断孤独症的标准。但该量表对评估者的临床技术要求较高，所以评估者必须接受严格的培训。而且该量表最初是为智力发育水平预估为3岁或超过3岁的儿童设计的，该信度的样本只包括有口语的儿童和青少年，对于区分严重发育迟缓的儿童是否患有孤独症存在局限性。

6.语言行为里程碑评估和安置计划

(1)概述

语言行为里程碑评估和安置计划(verbal behavior milestones assessment and place-

---

① 杨玉凤：《儿童发育行为心理评定量表》，220页，北京，人民卫生出版社，2016。

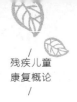

ment program，VB-MAPP)是由桑德伯格(Sundberg)编制的，是评估和跟踪孤独症儿童或其他发展障碍儿童的语言和社交能力的有效工具。VB-MAPP 以斯金纳的语言行为分析理论为基础，基于大量的实践经验(行为分析师、言语治疗师、作业治疗师、特殊教育老师和孤独症儿童家长的意见及现场测试的反馈)进行修订，已被广泛应用于孤独症儿童评估领域。

(2)VB-MAPP 的内容结构

VB-MAPP 由五部分构成，提供了儿童表现的基线水平、障碍评估、技能习得跟踪系统和干预指导等。

(3)评价

VB-MAPP 是个别施测的标准参照测验，是近年来被广泛应用于孤独症领域的语言评估工具。与其说它是一个测验，不如说它是一种方法，用于指导评估者根据斯金纳的语言行为分析理论对孤独症儿童的语言行为进行评估，以了解儿童的基线水平、存在的障碍和转介信息，从而制订出更有针对性的干预策略和计划。

7. 其他评估工具的使用

由于有很大一部分孤独症儿童兼有其他障碍，因此本书其他项目中介绍的评估工具有时也适用于孤独症儿童康复需求的评估，如适应性行为评估系统等。[①]

要点回顾 ……▶

本任务对孤独症儿童的康复需求进行了阐述，重点引导学习者了解评估的方法以及认识几种重要的孤独症儿童筛查评估和诊断工具，能够掌握孤独症行为量表、儿童孤独症评定量表等常见的评估工具的使用方法。

学习检测 ……▶

一、选择题

1. 适用于筛查 18～24 个月婴幼儿孤独症的量表是(　　)。

A. 孤独症诊断观察量表　　　　　　B. 孤独症行为量表

C. 儿童孤独症评定量表　　　　　　D. 改良婴幼儿孤独症筛查量表(中文版)

---

① 韦小满、蔡雅娟：《特殊儿童心理评估(第二版)》，227 页，北京，华夏出版社，2016。

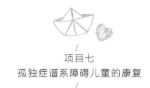

2. 下列( )活动属于大肌肉运动。

A. 跑步　　　　　　B. 拿笔写字　　　　C. 跳远　　　　　D. 穿珠子

3. 孤独症儿童在日常生活能力方面有( )的康复需求。

A. 提高穿衣技能　　B. 提高进食技能　　C. 提高如厕技能　　D. 提高家居技能

二、简答题

1. 简述孤独症儿童的主要康复需求。

2. 简述观察评估的主要内容和评估过程

3. 简述孤独症行为量表的结构和评分标准。

三、论述题

1. 针对班级里孤独症儿童的认知发展康复需求，请谈谈你应该如何设计康复活动。

2. 一位特殊教育教师说："我们只要了解如何制订教学计划就行了，不用了解那些复杂的评估工具，反正我们也不是专业的评估者。"请谈一谈你对这段话的看法。

▶任务四
孤独症谱系障碍儿童的康复训练方法

导入 ·····▶

　　乐乐是一个 7 岁的小男孩，就读于某特殊学校一年级，4 岁时被诊断为孤独症，韦氏智力测验得分为 50。乐乐的行为问题让老师十分头疼，在课堂上，乐乐经常会出现反复摇晃东西、揪头发、用手敲椅背或桌子等刻板行为，尤其是反复摇晃东西和揪头发这两种行为出现的频率最高。刻板行为对乐乐的学业与个性发展非常不利，严重影响了乐乐和其他同学的学习和活动，所以老师决定对他这两种问题行为进行干预。

　　经过两个学期的干预，乐乐的刻板行为得到了有效的改善。其中反复摇晃东西的次数迅速减少。到第二个学期结束时，乐乐揪头发的行为也大大减少了······

　　本任务将结合循证研究，重点介绍孤独症儿童主要的康复训练方法，带领学习者认识和掌握几种国内外常见且有效的干预方法。

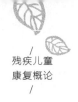

美国于 2005 成立了国家孤独症研究中心(National Autism Center，NAC)，以循证实践的原则为指导，对已有的干预方法进行筛选、鉴别和科学解读，试图寻找出被科学研究证明有效的干预方法。2007 年，美国教育部特殊教育项目办公室成立了孤独症谱系障碍国家专业发展中心(National Professional Development Center on Autism Spectrum Disorders，NPDC)，试图推进孤独症儿童及其家庭干预中的循证实践措施。2008 年，NPDC 通过研究发布了 24 项被证明是有效的孤独症干预方法。2014 年，NPDC 通过对年份更早及更新的多项研究论文回顾，公布了孤独症循证实践的最新结果，将第一次所发布的 24 种有效的干预方法增加到了 27 种。[①] 2020 年，美国国家孤独症证据与实践交流中心(National Clearinghouse on Autism Evidence and Practice，NCAEP)发布了循证干预实践报告，将原有的 27 种扩展成为 28 种。近年来，循证实践在国内外的孤独症谱系障碍儿童康复教学中都得到了广泛应用，同时也产生了大量的发展学习成果。拓展学习中列举了美国 28 种经循证研究证明有效的孤独症康复训练方法及简介。

循证实践是美国为保障孤独症儿童康复教育质量而进行的一项全国性特殊教育行动，也将美国的孤独症康复教育实践引上了科学的道路。虽然这些循证实践各有其特有的社会、文化、哲学以及教育背景，但孤独症儿童的诊断、干预可以借此归纳出普遍性的规律。我们可以通过参考这些研究证据，探索出适合我国孤独症儿童的本土化的教育康复方法。下面介绍几种国内外常用的孤独症儿童循证实践康复教育的方法。

一、应用行为分析

（一）应用行为分析概述

应用行为分析(applied behavior analysis，ABA)是目前最受认可与广泛应用的孤独症干预方法之一，由 20 世纪 60 年代美国加州大学洛杉矶分校的伊瓦·洛瓦斯(Ivar Lovaas)教授系统研究了这一方法，并将其运用于孤独症的治疗。

应用行为分析也称行为训练法、行为改变技术等，是指人们在尝试理解、解释、描述和预测行为的基础上，运用行为改变的原理和方法对儿童的行为进行干预，使其行为具有一定社会意义的过程。其基本原理就是行为主义的"刺激—反应—强化"过程。应用行为分析以分解目标、强化与辅助为原则，强调将每个技能拆分成小单元进行处

---

① 李芳、孙玉梅、邓猛：《美国自闭症儿童教育中的循证实践及启示》，载《外国教育研究》，2015(2)。

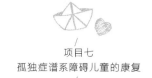

理，然后一步步地反复练习，必要时使用提示帮助儿童做出正确的反应，并给予适当及时的强化。应用行为分析通过控制行为出现的后果来改变行为的趋势，应用行为分析训练可以改善孤独症儿童的共同注意缺陷，帮助其掌握基本的学习技能，并对某些不良行为进行有效矫正。在众多孤独症干预方法中，应用行为分析获得的实验支持是最多的，其早期高强度、高密度的训练效果也最为显著。

（二）应用行为分析的特点

①将内容或动作分解成小步骤。

②恰当地使用强化程序。

③尽早实施干预，一般认为 3 岁之前为宜。

④坚持实施干预。

（三）应用行为分析在孤独症干预中的应用

1. 干预原则

①坚持干预场所的自然性。

②干预重点应从治疗转向教育。

③家长和教师才是最佳干预者和教育者。

④诊断的目的是更好地实施干预。

2. 具体操作方法

（1）辅助

辅助是应用行为分析主要的教学技巧之一。辅助给予受训者有助于促进其反应的提示。简言之，如果受训者不能独立使用某项技能，我们可以给予辅助来教授他们。辅助按照指导程度的多少分为多个等级，训练者应该使用必要且最少的辅助来帮助受训者做出正确的反应。需要强调的是，在教学中需要淡化辅助，避免对辅助造成依赖。辅助类型包括全躯体辅助、部分躯体辅助、姿势辅助、位置辅助、视觉辅助、言语辅助。例如，在颜色与颜色的配对训练中，儿童自己不能完成，教师用言语或动作示范，辅助儿童完成。

（2）强化[1]

强化是应用行为分析中另一个常用的训练技巧。强化能提高受训者的学习动机和学习兴趣，促进受训者能力的改善和技能的进步。运用强化策略需要注意以下几点。

---

[1] Knapp J & Turnbull C：《应用行为分析（ABA）完整教程：基础技能分步训练》，贾美香、白雅君译，4～5 页，北京，人民卫生出版社，2017。

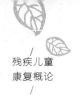

第一，强化物应该是功能性的。例如，有些受训者会为了获得喜欢的冰激凌而努力，而对于其他不喜欢冰激凌的人，冰激凌的强化作用就不会有效。此外，强化物随着时间的推移会发生改变，在一段时间内起强化作用，过一段时间可能会失去强化作用，所以需要不断重新评估强化物的功能性。

第二，持续发现或开发新的功能性强化物。评估受训者喜欢玩什么，是否喜欢旋转的东西、发光的物体或狭小的空间，可以利用其喜好来发现或开发强化物。

第三，训练一项新的技能时，强化物应该立即出现。要建立行为与强化的关联，最有效的方法是在受训者做出正确的反应后的 1 秒内给予其强化。他们会立即明白，如果做出正确的反应，就能获得强化物，这有助于促进学习的过程。

第四，强化物只可以在治疗过程中或者在自然环境中训练技能时使用。例如，训练如厕技能时使用特定的视频作为强化物，则要确保受训者在其他时间看不到该视频。如果可以在训练之外的时间看到该视频，那么他们可能就不会积极进行如厕训练。

第五，区别性强化。这意味着当受训者不需要辅助就能做出正确的反应时，需马上奖励受训者最喜欢的强化物；如果受训者需要辅助才能做出回应，仅给予其一般喜欢的强化物；如果做出错误的反应则不给予其强化物。区别性强化有助于受训者更快地学会技能。

第六，采用一系列强化物来避免受训者对某个特定强化物产生抵触情绪。针对阅读的训练，可以制作一个有强化物贴图或手写强化物的强化板，以便他们可以自己选择想要得到的强化物。在强化物被选定之后，要把相关条目从强化板上移除，以确保在随后的活动项目中，其他强化物得以利用，这样可避免对一种强化物产生厌倦情绪。简言之，要不断更换强化物。

第七，随着受训者对新技能的日益熟练，强化物的作用应逐渐消退。那些正在训练的项目，或受训者容易完成的项目，可以降低强化频率，即采用延迟强化。代币制有助于淡化或削弱强化物的作用，避免受训者过度依赖强化物，习得的技能可在其他自然环境中得到泛化。

第八，言语强化表达要具体，要避免一般的、缺乏描述的赞美。不要说"做得好"或"好样的"，因为这些非描述性的赞美难以体现受训者的实际进步，应确保言语强化具体而又明确。

(3)回合试验教学法

回合试验教学法(discrete trial training，DTT)是应用行为分析中主要的策略之一。回合试验教学法将要训练的技能分解成小的教学单元，一次只是集中反复训练一个步骤或者一个目标，直到受训者达成目标。其整个教学过程包括多个回合，每个回合都有明确的开始与结束。每个回合都主要包括三个环节：给出刺激、受训者做出反应、强化或消退受训者的行为(见图7-2)。例如，目光对视训练，教师拿出儿童喜欢的糖果放在自己眼前，说："看老师的眼睛。"儿童看了教师，教师表扬儿童并奖励糖果。与教师的目光对视是教师对儿童进行模仿行为训练的分解回合，在此基础上还可以发展出更多的能力，如自理能力、语言能力、社交能力等。

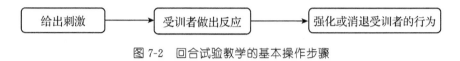

图7-2　回合试验教学的基本操作步骤

（四）应用行为分析的评价

应用行为分析是迄今为止为数不多的、被很多随机对照研究证实的对孤独症儿童有效的治疗方法之一。它能增加儿童的适应性行为，减少不良行为，顺利教授儿童新的技能，对改善儿童认知、语言、适应性行为等预后发展有明显的效果。但是由于应用行为分析的回合式操作教育需在结构化的教学情境中进行，其泛化不易让儿童达到在自然情境或人际交往中的应用效果，如果训练方法使用不当，如出现辅助不及时、泛化不足等，还可能会导致儿童过度的机械反应。因而训练者需要参加严格的专业培训，通过专业资质的认定后，才可上岗操作；此外，儿童在习得技能后，尽早在自然情境中练习与泛化技能也是非常重要的。

二、结构化教学

（一）结构化教学的定义

结构化教学是一套为孤独症以及有相关沟通障碍儿童及其家人而设计的临床服务及专业训练项目，旨在让孤独症儿童有效地发挥最大潜能，通过提高孤独症儿童对环境的理解，培养他们的适应能力及自主性。

（二）结构化教学的作用

1. 促进理解

结构化教学利用孤独症儿童处理视觉信息的优势，通过具体简明的视觉信息、辅助口语，帮助他们对事物做出整体判断，以减小分析、提取和整合时出现的难度，从而理解环境的要求及他人的指令，使他们的注意力集中于重要的内容，形成整体概念，

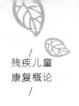

而避免沉浸于过度的细节信息中。

2. 增强自主表达和增强对环境的操控

通过创设合适的学习环境，提供适宜的辅助，主动制造机会，孤独症儿童的学习动机、交往兴趣和主动表达得以提高。他们可以在为自己设定的环境中，明确工作的内容、日程并通过视觉提示，加强与教师、家人、同伴的沟通，提高对环境的适应能力。

3. 培养独立学习和工作的能力

学习、家居和工作环境的特定布置和安排，能让孤独症儿童了解环境所要求的原则和流程，自行完成工作。结构化教学中的"个人工作系统"的建立，有助于孤独症儿童实现个人工作结构和习惯的建立，帮助他们按照日常流程轻松地完成学习活动与工作程序，提升独立生活以及学习与工作的效率。

4. 增强学习能力

程序明确的环境有助于加强孤独症儿童的专注力，提高其学习质量。通过将新的学习技能细分为一连串清晰的步骤，配合清晰的视觉提示和要求，反复练习，有助于孤独症儿童发展多方面的学习技能。

5. 促进自我管理及调控

可预测的学习任务与学习环境，能减少孤独症儿童因适应新事物或转变环境所带来的不安，促使他们的情绪稳定，降低自我管理的难度，从而有助于自我调控，减少问题行为的发生。

（三）结构化教学的组成部分及作用

1. 个别化评估

结构化教学强调个别化学习的重要性，了解孤独症儿童各方面的能力和限制，结合他们的兴趣和需要，系统和循序渐进地制订个别化、结构化教学的学习计划，有助于发掘孤独症儿童的最大潜能。

结构化教学有两个标准化的评估量表，除此之外，还有一些非标准化评估可以评估孤独症儿童各方面的能力。

前文对此评估已有介绍，以下主要介绍结构化教学的形式。

2. 结构化教学的形式

(1)环境空间安排

适当地划分环境空间，可以让孤独症儿童了解环境和活动的关系，知道在何处工作、何处休息，也能知道活动的开始和结束，有助于增强其独立能力。

（2）程序时间表

程序时间表指对孤独症儿童每天或某一时间段里所进行的活动的安排和规划，清晰地显示活动的开始和结束，以及表明活动进行的次序。常见的程序时间表有全日流程时间表、行事历表和工作程序表。

（3）视觉安排

视觉安排可被用于组织、规划工序及活动。通过在学习及工作环境中对不同的教具、材料以及工作程序的特意安排，明确区域功能及所需教具，提供清楚、具体的视觉线索，让学生通过视觉辨识，明白其中的意义和要求，从而完成任务。

（4）个人工作系统

个人工作系统是建立及促进儿童系统、独立和有条理地完成课堂工作的模式。清晰明确地运用视觉信息，告知孤独症儿童需要做什么工作、要做多少才算完成、完成后会发生什么事情，从而协助他们计划工作，并明白工作的要求。

（5）常规

常规是指处理事情的惯用程序及方式。孤独症儿童在进行一些特定任务时，往往需要一个有系统且持续不变的依据及惯例。常规能给予孤独症儿童一个预测事情发生顺序的策略，减少他们的焦虑及冲动，从而使他们愿意尝试学习新的技能。

3．注意事项

①个别化。通过观察和评估，设计个别化教育计划。

②持续评估和调整。对孤独症儿童进行持续评估，可以评价教学的目标及评估所应用的教学模式是否能针对儿童的需要。

③提供弹性。在孤独症儿童掌握了结构化教学模式后，可逐渐加入一些适当的变化，循序渐进地使他们接受固有流程的改变以及增强他们对环境与事物灵活应变的能力。

④提供互动。结构化教学并不一定是教师与孤独症儿童进行一对一的个别化训练，可加入多元的元素，如同伴游戏、小组活动，增强他们与教师、家长及同伴的互动交流。

（四）结构化教学的评价

结构化教学在近年来不断发展，其教育康复质量评估获得了大量科学研究的支持，使得结构化教学在世界范围内得到广泛应用，受到广大学校、机构教师和孤独症儿童家长的欢迎与认可，但也有部分质疑的声音，如结构化教学着重培养独立学习的能力，

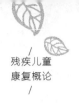

是否会忽略儿童与人沟通能力的培养，等等。这些都需要训练者在实际干预过程中科学、综合、全面地思考。

三、正向行为支持

（一）正向行为支持的概念

正向行为支持，是在应用行为分析的基础上发展而来的一种行为干预方法。它在功能性行为评估技术的基础上，采用强化方法发展个体的积极行为，通过系统地改变影响行为问题发生的情境，从而长期、有效地预防或减少行为问题，增加适宜行为，提高个人的社会适应性及改善家庭生活质量。

（二）正向行为支持的核心特征

①考虑长久、持续的生涯(家庭生活、工作、社会关系等)效果。

②强调生态效度和社会效度。

③强调系统改变、多方合作。

④强调预防、重视前奏干预和个体的适应性行为。

⑤强调基于行为功能进行多方面干预。

（三）正向行为支持的应用

1. 选择和确定问题行为

问题行为可分为紧急行为、严重行为、过度行为，可根据问题行为主观量表来了解问题的严重性，从而选择优先介入的目标行为。

2. 分析问题行为的功能

孤独症儿童的个体差异较大，其问题行为的功能特点和典型性表现各有不同。因此对于问题行为的功能性评估，需要根据具体情况并综合考虑各方面的因素，以提高评估的准确性。

(1)正强化的功能特点

如果当儿童问题行为较适当行为能够获得更积极的结果反馈，那么此时其问题行为则具有正强化的功能。例如，某儿童在小组合作时经常会出现争抢物品的行为，在一次小组活动时，他没有做出该行为，教师对他进行表扬，即对其正确行为进行强化，以促进其正确行为替代不良行为。

(2)负强化的功能特点

当孤独症儿童攻击性行为出现的目的是逃避学业压力或某项活动，此时攻击性行为就具有负强化的功能。例如，孤独症儿童想逃避跑步锻炼，在运动场中做出脚踢老师的行为，若老师让其罚站而中止了该项锻炼，那么其实无意中就强化了其用脚踢行为来逃避锻炼的行为。

(3)感觉调整和感觉刺激的功能特点

孤独症儿童通过调整自己的兴奋与抑制水平获得身心的愉悦感和舒适感是非常困难的。他们常常会因为刺激不足或过度，产生不当行为。例如，在课堂上只要同学们鼓掌，孤独症儿童就会尖叫，这并非故意扰乱课堂，而是无法忍受鼓掌的声音。

3. 干预问题的策略

(1)前因控制，防患于未然

首先应强调确保所处环境的安全性。孤独症儿童对环境的统一性要求极高，因此不要频繁变换或随意改变其生活的环境或情境；其次应确保教育活动任务的合理性，及时对课程和相应的教育任务进行合理调整，适应儿童的实际要求，增加其成功的体验；最后因为问题行为具有感觉刺激调整的功能特点，所以保持儿童周围物理环境的舒适性也非常关键。

(2)社会消退，切断强化来源

对孤独症儿童的问题行为进行评估后，如该儿童的行为具有正强化的功能，特别是为了获得关注或想要的物品时，此时干预者可以采用消退法，避免儿童的该行为受到强化。使用消退法时需要注意两个方面。第一，确定行为功能。第二，该行为对儿童自身或他人的安全与发展无实质性伤害，可以暂时容忍。如果造成实质性伤害，干预者则应立即制止，避免加重后果。

(3)区别强化，培养合适的替代行为

正向行为支持认为，如果儿童能用恰当的行为满足需要，那么问题行为也会随之减少。因此，教师和家长要学会区分儿童的行为表现，及时强化积极行为，以此预防和替代不良行为。

(4)塑造积极行为，建立有效的交流技巧

正向行为支持是帮助儿童养成良好行为习惯的有效途径，问题行为其实是个体需求表达的一种方式，因此建立有效的情境控制，塑造积极行为，有助于提高儿童的沟通交流技能，合理规避不良行为的发生。

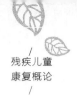

四、人际关系发展干预

（一）人际关系发展干预概述

人际关系发展干预是由美国临床心理学家从对孤独症儿童的临床治疗经验中总结出来的，一种培养儿童人际互动能力和社交技巧的方法。该方法针对孤独症儿童的人际交往和适应能力的发展迟缓，在评估儿童当前发展水平的基础上，根据发展正常儿童习得建立情感关系的方式，强调提升孤独症儿童大脑快速适应新环境的"动态智力"，以及使用帮助孤独症儿童在已知与未知间搭建桥梁的"引导式参与"来设计活动，让孤独症儿童和父母、照料者及同伴一起游戏，循序渐进地激发孤独症儿童产生运用社会性技能的动机，进而使其习得的技能在不同的情境中迁移，最终发展出与他人分享经验、享受交往乐趣及建立长久友谊的能力，提高孤独症儿童的人际交往能力。

人际关系发展干预的理论基础是经验分享互动理论及心智理论。

经验分享互动理论将常人的不同经验分为六级：调适阶段、学习互动阶段、即兴变化与共同创造阶段、分享外在世界阶段、分享内在世界阶段、连接自己和他人阶段。每一级又有四个阶段，这六级中的每一个阶段都代表人际关系发展的转折性进步。儿童自出生以后，经验分享互动从第一级开始，随着年龄的增长，从低到高逐渐发展到第六级。

①调适阶段(出生至6个月)：分为情感调谐阶段、社会参照阶段、分享兴奋阶段和简易游戏阶段。

②学习互动阶段(6个月～1岁)：分为基本架构阶段、变化与趣味阶段、互动舞步课程阶段和一起动作阶段。

③即兴变化与共同创造阶段(1～1岁半)：分为不断地共同加入变化阶段、流畅的过渡转换阶段、即兴动作阶段和共同创造阶段。

④分享外在世界阶段(1岁半～2岁半)：分为分享知觉阶段、观点取替阶段、独特的反应阶段和添加想象阶段。

⑤分享内在世界阶段(2岁半～4岁)：分为分享想法阶段、欣赏差异阶段、内在与外在世界阶段和心智的重要性阶段。

⑥连接自己与他人阶段(4岁以后)：分为独特的自我阶段、团体的归属感阶段、伙伴与玩伴阶段和历久不衰的友谊阶段。

心智理论研究学者则认为孤独症儿童缺乏"读心"的能力，应该让他们学会认知他人的四种主要情绪：高兴、害怕、生气、受伤。

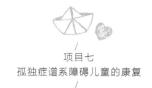

（二）人际关系发展干预的应用

1. 干预目标

人际关系发展领域的干预目标示例见表 7-5。

表 7-5　人际关系发展领域的干预目标示例

干预目标	以积木游戏为例
了解并欣赏经验分享的各种阶段	—
在经验分享互动过程中，成为共同调控和协调互动关系的平等伙伴	幼儿 A(孤独症儿童)与幼儿 B 在游戏过程中，愿意共同制订并遵循游戏规则，每个人轮流搭一块积木
了解并重视他人的独特性——观点、想法与感受	幼儿 B 提出想要变换游戏的玩法，每个人轮流搭两块或使用不同颜色的积木；幼儿 A 表示尊重并了解幼儿 B 的想法，可以询问其变换游戏规则的原因
重视并努力维持长久的情感关系	幼儿 A 就自身的想法与幼儿 B 进行讨论，协商后达成一致，形成新的游戏规则，共同为今后成为朋友继续进行游戏打下基础
在社交与非社交的情境下解决问题时，都具有适应与保持弹性的能力	当幼儿 B 提出不一样的想法，如不想继续积木游戏，想去踩单车时，幼儿 A 与幼儿 B 彼此协商，共同做出让步，最终决定先玩一会儿积木游戏，再踩单车
认识自己的独特性，并使自我认同持续发展	幼儿 A 与幼儿 B 在共同建构一个积木造型时，对于如何建构出现了分歧，彼此有不同的观点，幼儿 A 能够对幼儿 B 的想法表示尊重和接纳，但同时对自己的想法表示认可，能够知道使用不同的方法也是可以完成建构任务的，并非只有一种方法

2. 治疗原则

①社会参照，是指当一个人面对无法决定的情境时，通过参照他人，从他人身上获得对情境诠释的信息，进而决定要如何进行下一步行动。例如，孤独症儿童在进入图书馆时，在对图书馆内的其他人员进行观察后，能够获得"在图书馆内应当保持安静"的认知，进而自身也做出保持安静的行为。

②功能先于方法，认为孤独症儿童理解使用社交技能的能力比学会与人交往的外在模式和步骤更重要。因此，孤独症儿童可能很快地学会某种方法与特定的人社交互动，但对社交互动的本质没有任何概念。例如，孤独症儿童能够较快地学会通过握手的方式与人进行社交互动，但对"握手"这一互动行为的本质并不理解。

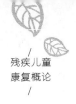

③共同调控，是指互动的其中一方的自发性反应，为了维系双方互动的共同意义而改变自己的行为，注重让孤独症儿童通过改变自身的行为来配合他人的反应，而不是让他人配合孤独症儿童的反应来改变自己，要让孤独症儿童成为共同调控者。例如，在进行体育游戏时，孤独症儿童需要思考自己应当如何更好地配合搭档进行游戏：是放慢还是加快速度？除此之外，孤独症儿童还要做出进一步的行动，以达到和搭档协调前进的效果。①

3. 实施

（1）人际关系发展的评估

对于人际关系发展干预，首先会使用孤独症诊断观察量表和孤独症诊断面谈修订版来为儿童进行诊断，以判断儿童是否患有孤独症；其次评估儿童的语言、认知、注意力及情绪控制能力等能力；最后会通过对其人际关系发展的评估来评估儿童的经验分享能力。人际关系发展的评估包括以日常生活为背景的观察及针对父母与专业人士的问卷和访谈两部分。②

（2）干预的实施：人际关系发展干预课程

史蒂文·葛斯汀（Steven Gutstein）根据儿童交往技能的六个阶段，设置了人际关系发展干预课程，这一课程主要通过游戏的方式进行。针对每个发展阶段，葛斯汀设置了六级活动课程，共 24 个阶段，每级活动都包括四个阶段。这些活动过程前后衔接，分别被称为新手、学徒、挑战者、旅行者、探险家和合作伙伴。

在对孤独症儿童进行人际关系发展干预课程之前，需要对他们的人际交往技能进行评估，判断处于六个阶段的哪一阶段，从而确定孤独症治疗干预的目标和训练方案。

如何判断儿童处于人际交往技能中的哪一阶段？

第一级，新手。这一级旨在教导儿童学习人际互动的必要条件，做好开始学习人际关系和情感的准备。这个阶段儿童须学会将注意力集中在成人身上，关注训练者的面孔与手势，并发展社会参照的技巧，即将他人作为其重要的参照点。

第二级，学徒。这一级的儿童要利用训练者的非语言信息，并将其作为关键的参照点来引导自己的行为，并逐渐担负起调控和修复互动中出现的问题的职责，学会享受变化所带来的兴奋感，能够进行同步双人互动的游戏。

---

① 杨广学、王芳：《自闭症整合干预》，92 页，上海，复旦大学出版社，2015。
② 杨广学、王芳：《自闭症整合干预》，93 页，上海，复旦大学出版社，2015。

第三级，挑战者。这一级要让儿童体会即兴及共同创造的乐趣，让儿童体会到团体意识，乐于不断尝试新的变化，双方配合，并逐渐学会开展集体活动。

第四级，旅行者。这一级的主要任务是让儿童理解主观体验和对外部世界的体验，并知道这两者是同等重要的，即由外部动作过渡到内心体验。

第五级，探险家。这一级的主要任务是让儿童分享彼此的内心世界，包括对事物的观点、情绪体验、兴趣等，并重视伙伴的内心世界，有高度的意愿分享自己的内在状态、判断伙伴的真正内心状态，进而发展出同理心。

第六级，合作伙伴。这一级的主要任务是培养密切的伙伴关系，努力促进儿童发展和与同龄人之间的个人友谊，形成自己生活中重要的、紧密的人际关系，建立相互信任与相互照顾的亲密友谊。

在进行人际关系发展干预的过程中，训练者的重要任务是要审慎决定活动的速度，包括加快新活动的速度、调整目前活动的速度及将活动连贯起来的速度。有效的调整速度，可为学生创设安全、可预测的环境，即便在互动中加入新的要素，整个过程也会保持稳定的状态。

（三）对人际关系发展干预的评价

人际关系发展干预强调父母的引导式参与，在家庭中建立人际关系发展干预生活模式。以游戏为核心，尊重儿童游戏发展的阶段理论，根据儿童处于不同的发展水平，设计一系列从新手阶段到合作伙伴阶段的各种游戏。通过遵循其干预目标、治疗原则和实施阶段，结合我国的本土游戏，探索出适合我国文化背景和人际关系的本土化人际关系干预疗法。

五、社会故事法

（一）社会故事法的基本概念

社会故事法于1991年创立，是指由专业治疗师、教师或父母针对孤独症儿童的特殊教育需求而撰写的简短小故事。通过描述一个特定的社会情境中涉及的相关社会线索和人的适宜反应，由治疗师、家长等向孤独症儿童解释事件与行为的前因后果。社会故事法符合孤独症儿童视觉加工优势的特点，采用简洁的语言文字、条理清晰的逻辑信息增进其对环境的理解，从而引发他们符合社会规范的行为与社会技能。

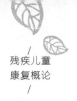

（二）社会故事法的应用

1. 干预目标[1]

社会故事法既注重减少孤独症儿童的不适当社会行为，也注重提高孤独症儿童的社会适应能力，进而改善孤独症儿童的社会生活质量。以下是社会故事法的几个具体干预目标。

①增加研究对象的适当行为。

②减少研究对象的不适当行为。

③提高研究对象的生活自理技能。

2. 实施步骤

(1)确定目标行为与技能

在这一阶段，专业治疗师、教师和家长等对孤独症儿童进行观察和评价，确定孤独症儿童的主要社会行为障碍，有针对性地选择目标行为和技能。

(2)评定社会行为障碍的发生原因和目标行为的基线水平

通过观察儿童目标行为所涉及的环境，如情境特征、人物关系、行为的发生过程等，并详细记录目标行为的发生次数和频率，进而得出造成孤独症儿童社会能力障碍的主要原因，建立儿童目标行为的基线水平。

(3)编写社会故事

社会故事分为基本句型与完整句型，基本句型包括描述句、观点句、肯定句和指导句；完整句型包括基本句、控制句和合作句。

在编写社会故事时，应遵循以下原则：应有适当的标题；包括主题导言、主体、结论三部分；采用第一或第三人称；多使用肯定的语言；必须使用描述句，可结合其他几种句型；描述多于指导；编排形式要符合孤独症儿童的能力和兴趣；辅助图片等形式帮助理解；社会故事要能够回答"是什么""为什么""怎样做"等问题；有目的地向孤独症儿童呈现可靠的信息，鼓励其取得进步。[2]

(4)实施社会故事法干预[3]

首先，呈现社会故事。社会故事的阅读最好安排在事件发生前的几分钟，孤独症

---

① 王永固、张庆、黄智慧等：《社会故事法在孤独症儿童社交障碍干预中的应用》，载《中国特殊教育》，2015(4)。

② 李晓、尤娜、丁月增：《社会故事法在儿童自闭症干预中的应用研究述评》，载《中国特殊教育》，2010(2)。

③ 王永固、张庆、黄智慧等：《社会故事法在孤独症儿童社交障碍干预中的应用》，载《中国特殊教育》，2015(4)。

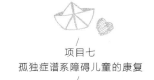

儿童可以及时、充分地理解故事内容，进行应用并获得反馈。

其次，理解并掌握社交技能。治疗人员注意根据孤独症儿童的理解能力等的发展情况，采用其能够理解的方式呈现故事，可多次呈现，帮助他们理解社会情境和社会交往行为，进而掌握社交技能。

最后，模拟练习社交技能。在现实生活中创设与社会故事内容相同或相似的社交情境，引导孤独症儿童在现实情境中使用所学的社交技能。[①]

3. 社会故事的实施原则

①假设社会故事的难度适宜，孤独症儿童可自行阅读，建议家长或教师与孤独症儿童一起阅读社会故事两次。第一遍由指导者朗读，然后孤独症儿童再跟着念一遍，最后重复整个过程。

②假设社会故事对孤独症儿童的难度较大，儿童无法自行阅读，可将社会故事改成录音形式，让儿童自己播放录音并跟着录音阅读。

③无论孤独症儿童能否完整阅读社会故事，都可以将社会故事制作成录影集，依据社会故事内容的发展顺序一页一个场景地呈现。

（三）对社会故事法的评价

社会故事法对提升孤独症儿童的社会交往能力具有明显的作用，能够帮助孤独症儿童更好地理解社会规则、适应周围环境，促进孤独症儿童与环境的良性互动，转化孤独症儿童的不良行为。该方法可以根据孤独症儿童的发展水平，灵活选用其中的策略并探索与其他干预方法相结合的康复教育途径。

六、扩大及替代性沟通系统

（一）扩大及替代性沟通系统概述

扩大及替代性沟通系统(augmentative and alternative communication，AAC)，是指运用除了口头语言之外的表达方式来沟通。平时用面部和肢体语言及书面语言交流的人群，除了使用以上所列举的交流方式之外，还可以使用其他专门用于沟通的系统，如手语、沟通板和可发音的电子设备。AAC 包括扩大性沟通和替代性沟通两个方面。当前常被用于孤独症儿童教育干预的 AAC 有图片交换沟通系统、图片交换、语音输出系统及手势语等。

ACC 是干预与治疗孤独症儿童的一种重要手段，有助于孤独症儿童的表达及理解

---

① 李婷：《社会故事在提高自闭症儿童社会交往能力中的应用》，载《中小学心理健康教育》，2009(12)。

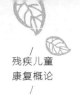

能力的提升，控制情绪和行为。AAC 的实施需要为孤独症儿童进行专门评估，制订专门的干预方法，选择恰当的系统和策略，以支持孤独症儿童在日常生活中运用切实的方式顺利地进行交流。AAC 干预的成功还需要依靠孤独症儿童的家庭成员与专业人士之间的密切合作，以便在各种环境中为这些儿童提供支持。

（二）扩大及替代性沟通系统的类别

1. 不使用辅具的 AAC

不使用辅具的 AAC 是指运用人身体的一部分来传递信息，包括面部表情、肢体语言和手语。

2. 使用科技辅具的 AAC

使用科技辅具的 AAC 是指运用人身体之外的工具来传递信息，包括物品、图片、书面语言和可发音的电子设备。

①低科技辅具，如物品、照片、图片及书面文字。

②中科技辅具，如扬声器、电子沟通板。

③高科技辅具，如计算机、电话及平板电脑。

3. 他人辅助下的交流

可在以下几个方面为 AAC 使用者提供帮助。

①情感方面：鼓励 AAC 使用者。

②身体方面：如拉回 AAC 使用者的手，帮助 AAC 使用者伸出食指。

③交流方面：忽视 AAC 使用者的刻板行为和语言，使用结构化句子。

（三）扩大及替代性沟通系统的使用原则

1. 提高交流的积极性和主动性

在设定 AAC 治疗的目标时，应针对孤独症儿童能有效交流和沟通所需要的技能，使其能够独立交流和自主选择。

2. 运用多重模式进行交流和沟通

与所有的交流者和沟通者一样，AAC 使用者在不同的情况下喜爱使用不同的沟通方式。在日常沟通中，无论孤独症儿童使用何种沟通方式，重点都应放在尊重他们沟通的意愿上。

3. 示范 AAC 的使用

AAC 的示范可以帮助孤独症儿童学习如何表达更复杂的语句。父母和老师需要创造机会让这些儿童使用 AAC 来进行交流。

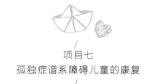

（四）扩大及替代性沟通系统的评价

1. 可促进儿童的语言在不同阶段的发展

AAC 适合处于各发展阶段的儿童，当儿童的语言表达无法满足日常沟通的需求时，他就有资格得到 AAC 的支持。AAC 的服务应根据儿童发展的需要量身定做，而日后的服务也应根据儿童的改变进行调整。

2. 可增强理解能力和支持积极行为

AAC 也被用于帮助孤独症儿童理解别人所说的话，以及别人对他们的期望。有交流困难的孤独症儿童常常使用具有挑战性的行为（如攻击、发脾气、尖叫、自我伤害行为）来表达他们的需求，这是因为他们无法充分表达他们的想法，而且对于在不同情境下人们对他们的期待感到困惑。

3. AAC 训练者难以选择合适的 AAC 策略

孤独症儿童的异质性使 AAC 无法适用于所有的孤独症儿童，图片的使用需要孤独症儿童具有分辨图标的能力以及书写的能力，而孤独症儿童之间的能力是有差异的。虽然有研究证明语音输出系统能够促进孤独症儿童需求的表达以及社会交往能力的提高，但是合成语音比较呆板，没有语调和情感的变换。虽然手势语自然、便于理解、容易表达，但是手势的表达需要孤独症儿童具有良好的精细动作以及理解情境的能力。这些都是孤独症儿童所要面临的挑战。

七、SCERTS 模式

（一）SCERTS 模式概述

提高孤独症儿童的社会沟通能力和情感发展能力，一直被广泛认为是干预方案的重中之重。SCERTS（social communication，emotion regulation，transactional support）是一个全方位的、以临床研究为基础的干预体系。该干预体系将家庭环境中的社交沟通、儿童的情绪调节以及交往支持作为三个重要的干预维度，共同形成了支持孤独症儿童的关键。与单一症状的干预模式不同，SCERTS 这种全面的干预模式提供了一个广阔的框架，其目标是提高儿童的全方位的能力，并且产生长期的积极效果。

该模式参照社交沟通、情绪调节、交往支持三个主要干预维度。

1. 社交沟通

社交沟通是指发展一种自然主动的交际能力。该能力促使孤独症儿童和其他儿童或者成年人建立牢固、可靠、相互信赖的人际关系，同时了解不同社交场合的惯例。

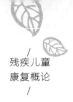

2. 情绪调节

情绪调节旨在让孤独症儿童保持良好的情绪来面对每天的各种压力，从而让自己有效地学习和互动。

3. 交往支持

交往支持提供具体的辅助支持，让沟通伙伴能够对孤独症儿童的需要、兴趣高度敏感，及时调整环境，提供能够促进孤独症儿童学习的方法。交往支持能够给家人提供教育和情感支持，并促进临床工作者与家庭成员之间的合作。

（二）SCERTS 模式的特点

①该模式以孤独症儿童发展的最新研究为基础。

②该模式可以与其他干预模式结合。

③针对不同的个体需要，个性化地应对孤独症的主要缺陷。

④以家庭为核心，考虑家庭的需求以及决策干预治疗所投入的时间、精力与资金。

（三）SCERTS 模式的应用

1. 社交沟通

针对孤独症儿童最核心的社交沟通障碍制订干预计划并展开训练，其目的是促使孤独症儿童在日常生活中主动与人交流、游戏并打开沟通圈，提高参与社会交往活动的能力。孤独症儿童在社交沟通上的缺陷主要包括共同注意能力和符号运用能力两个方面。

(1)共同注意能力

缺乏共同注意能力是引起孤独症儿童社会交往障碍、兴趣狭隘和刻板行为潜在的因素，会导致孤独症儿童出现协调注意力的限制、分享自我意愿的限制、社交功能的限制等问题。针对以上社交沟通中出现的主要困难，SCERTS 提出在进行训练时需优先处理的干预目标：学会主动表达自我意愿、扩大沟通的功能、增进社会交往中的互动、增进沟通中的眼神交流和情绪共享。

(2)符号运用能力

在语言学习过程中，儿童会通过与周边环境及他人的互动来构建自身的框架。其运用符号的能力越高，学习与内化知识的能力就越好。孤独症儿童运用符号的能力有缺陷会使他们难以准确使用常用手势和其他非语言的沟通行为、语言行为存在异常以及难以参与象征性游戏。针对孤独症儿童运用符号能力的缺陷，本模式提供优先处理的训练目标：将不恰当的沟通行为转变为普遍被人接受的功能性沟通行为、从运用非象征工具转变为开始运用符号、语言从仿说转变为建构、增进对语言认知和其他象征性符号系统的理解。

针对孤独症儿童社交沟通上的核心挑战，本模式采用发展的三个连续的阶段进行评估，即社交伙伴阶段、言语伙伴阶段、对话伙伴阶段，同时提出功能性、发展性和家庭优先三个标准，供干预人员为孤独症儿童制订康复计划。社交伙伴阶段包括两次转变：一是可以有目的地与他人进行沟通；二是能够使用基本的口语或手势语。言语伙伴阶段要求儿童能够有目的、有意识地使用单一的象征物，并且能够创造性地对这一象征物展开想象，掌握这项技能标志着儿童未来能够发展出创造性的语言。对话伙伴阶段希望儿童可以掌握语法、句法和基本的交互式语言技能。在这个阶段，孤独症儿童需要学习如何成为一个真正的谈话者，如何适应他人的谈话风格以在社交环境中达到他人的期望。

2. 情绪调节

情绪调节主要包括两个方面：一是相互调节；二是自我调节。相互调节策略多发生在社交环境中，包括对他人帮助的回应以及使自我保持良好状态的能力。当社交意识和沟通能力有所提高时，孤独症儿童会开始使用相互调节策略，有意识地向家长表达需要。针对孤独症儿童的情绪调控能力，本模式提出的优先训练目标包括：增进自我调控的能力、增进相互调控的能力、加强从情绪失衡状态中恢复的能力。

3. 交往支持

本模式提出交往支持的理念，强调灵活处理不同的社交环境和学习环境，而不是刻板的回合教育，孤独症儿童及其家庭成员能够通过接受不同类型和程度的交往支持来促进孤独症儿童能力的发展。交往支持主要分为教育和学习支援、人际支援、家庭支援和专业人员支援。

（四）SCERTS 模式的评价

SCERTS 模式为有效处理孤独症儿童的主要问题提供了一个综合性的框架。针对孤独症儿童的核心缺陷，重点关注其感受、理解和表达能力的发展，注重运用象征手段实现家庭中的人际交流，促进孤独症儿童的自我调节和互动。这种模式广泛吸收了当今孤独症干预研究的成果，提供了个别化干预的新动向和新策略。在我国，对本模式的相关研究和实践都还处在初步尝试和摸索的阶段，缺乏严密的实验设计和效果评估程序。采用本模式需切实考虑我国本土的文化语言特征、孤独症儿童的教育安置形式、师资特点以及家长的参与度等因素，不断创新与突破，开发出适合我国孤独症儿童现实

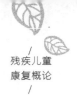

情况的本土化的综合干预方案，以促进孤独症儿童的全面发展。

八、其他干预方法

（一）音乐治疗

音乐治疗在孤独症儿童教育康复中的应用广泛。大量研究表明，孤独症儿童对音乐有着普遍的积极反应。音乐治疗是一个系统的干预过程，在这个过程中，治疗师会运用各种形式的音乐体验与在治疗过程中发展起来的治疗关系，以此帮助治疗对象达到健康的目的。通过开展丰富的音乐治疗活动，孤独症儿童在其认知、情感与社会性的发展方面均可获得明显的提升。

1. 音乐治疗的作用

①有效调控情绪，促进情感的发展，减少不良行为。

②有助于树立审美意识，丰富个人生活，提高生活质量。

③积极提升沟通动机，提高社会交往能力。

④引发对外部世界的探索，促进认知功能的发展。

2. 音乐治疗的形式

音乐治疗的形式主要分为以下四大类。

(1)聆听式

聆听式主要指通过聆听音乐，使治疗师接触儿童的内心世界，引导儿童表达内心的感受和想法，进而有效地协助治疗。例如，通过聆听特选的音乐，激发儿童内心的愉悦之情，引导儿童加入音乐律动、唱歌等音乐互动与表现中。

(2)再现式

再现式主要指儿童在音乐治疗师的带领下，结合音乐的引导，采用声音、乐器或者肢体动作将音乐表现出来，如学习唱歌、演奏乐器、参与团体音乐活动及进行音乐表演等。

(3)即兴式

即兴式主要指治疗师通过音乐即兴的方式(如唱、奏、跳等)引导儿童参与治疗活动，以达到治疗目的的一种音乐治疗形式。即兴式音乐治疗是一种帮助儿童表达情绪及感受的治疗方式，能够将人的喜、怒、哀、乐借由快、慢、强、弱的音乐表现，运用在音乐即兴活动中。例如，即兴演奏引发儿童的发声，根据儿童的情绪、环境、活动等引导儿童即兴律动或唱奏歌曲，等等。

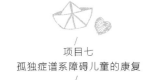

（4）创造式

创造式主要指引导儿童进行音乐编创活动，包括改编与新编曲调、歌词、编创具有音乐形象的动作以及简单的乐器制作等活动。其中，歌曲编创是一种简单而常用的方法，如歌曲《幸福拍手歌》，引导儿童通过不同的动作编唱歌曲，以达到引发积极参与活动并促进创造性表现的目的。

（二）游戏治疗[①]

1. 游戏治疗概述

（1）游戏治疗的定义

游戏治疗是指治疗师通过创设自然、自由和宽松的游戏环境，与需要接受心理治疗的儿童建立信任关系，使这些儿童能在自然、和谐的游戏环境中真实地表现自己，既能宣泄内心的负面情绪，又可增强感觉运动能力、言语能力、认知能力、情绪调控能力、社会交往技能等。通常游戏治疗适合 3～12 岁的儿童。

（2）游戏治疗的原则

建立温暖、友善的气氛，以及良好、和谐一致的关系；接受儿童就是他本身；允许儿童自由表达他的感受；警觉儿童所表达的情绪，并能做出回应，让儿童更加明白他的行为；尊重儿童自己解决问题的能力。

（3）游戏治疗的功能

宣泄；转移；非语言表达；解决问题；遵从规则；重塑自我和关系。

2. 如何设计角色扮演游戏——以戏剧治疗为例

（1）热身

在热身阶段主要帮助个体或团体准备好进入戏剧治疗的工作，开始思考想要在治疗过程中呈现的主要的个人议题或者想要修通的情况。热身的部分包括身体、心智，还有空间。

（2）主要的活动

主要的活动可以是一个团体各自提出议题，也可以是分成数个小组，各自处理小组内的议题。通过的方式可能是剧场的演出、故事的表达、神话故事的运用、面具、装扮、身体雕塑，或使用对象来呈现团体或个人议题。

（3）去角色与结束阶段

主要的活动结束后，个体必须"走下"舞台，回到真实的日常生活中。

---

① 邵智、郝建萍：《儿童自闭症康复治疗学》，重庆，西南师范大学出版社，2018。

（三）运动疗法

1. 运动疗法概述

运动疗法以运动学和神经学为基础，以各种运动方式，包括中国传统医学的各种健身方法，徒手或者借助一些器材器械来进行。运动疗法包括两点：治疗者主动参与治疗和以运动功能恢复为目的。

2. 运动疗法的具体方法

(1)被动运动疗法

被动运动疗法是指依靠治疗师、患儿本人的健康部位或器械进行活动的运动疗法。适用于各种原因引起的肢体运动障碍，可松弛肌肉痉挛、牵伸痉缩肌腱和韧带；保持和增强关节活动，增强本体感觉，诱发肢体的屈伸反射，为主动运动做准备。

(2)主动运动疗法

主动运动疗法是指儿童在没有辅助力也不给予任何阻力的情况下依靠自身的肌力进行活动的方法。主动运动疗法能增强肌力，改善局部和全身的功能。对儿童可以采用有趣味性的游戏活动，引导儿童做自主运动。

(3)助力运动疗法

助力运动疗法是在治疗师或器械的协助下，由儿童通过自己主动的肌肉收缩来完成的运动训练。通常由治疗师托住儿童肢体的近端或用滑车重锤悬吊起肢体的远端，抵消肢体本身的重量和地心引力及改善肢体功能。[1]

3. 注意事项

在使用运动疗法时，应注意：考虑儿童的实际情况，目的明确，重点突出；内容要有趣味性，选择合适的治疗场所；儿童身穿舒适的服装；训练前需排便；做热身运动；与儿童充分沟通；治疗师应和蔼亲切；做好儿童行为记录。

（四）常用的药物治疗方法

由于目前孤独症的病因和发病机制尚未被完全阐明，国际上还缺乏针对儿童孤独症核心症状的药物治疗，核心症状的治疗多以行为干预为主，药物治疗常被用于改善孤独症儿童的情绪和行为问题。研究发现，超过70%的孤独症存在并发的医学、发展或精神疾病，如共患非特异性疾病(如智力障碍、言语障碍、癫痫)、特异性疾病(如结节性硬化症、脆性 X 综合征)、行为和运动控制失调(如注意缺陷多动障碍)、易怒和行为问题、喂养和胃肠道问题以及其他情绪与行为问题(如睡眠问题、学习障碍)。共

---

① 徐景俊：《特殊儿童康复概论》，天津，天津教育出版社，2013。

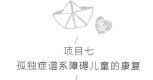

患病与孤独症的临床表现相互影响，故药物治疗是有一定必要性的。

1. 中枢兴奋药物

对于患有 ADHD 的孤独症儿童，可以使用一些药物，有效改善儿童的注意缺陷、多动及易怒等症状。

2. 抗精神病药物

抗精神病药物有利培酮和阿立哌唑等。利培酮能有效改善孤独症儿童的易激惹、情绪不稳、攻击、自伤及刻板行为等症状，对社交障碍、认知问题有一定的应用前景。利培酮可引起嗜睡、流口水、头晕、便秘、肥胖、震颤及心动过速等不良反应，目前只适用于严重行为问题的短期治疗。阿立哌唑能有效治疗孤独症儿童易怒、多动等症状，主要的不良反应有致肥胖、嗜睡及锥体外系表现。此外，也有将喹硫平、奥氮平等抗精神病药物用于孤独症临床治疗的报道。

3. 抗癫痫药物

抗癫痫药物除了可以抗癫痫外，还可以被用于许多精神疾病，如强迫症、情绪障碍。因此，抗癫痫药物被用于缓解孤独症儿童共患癫痫或合并上述疾病症状。例如，对于孤独症儿童，丙戊酸钠可改善易激惹及强迫重复行为等症状，且副反应少见。

4. 抗抑郁药物

5-羟色胺在孤独症儿童外周血中水平升高，但在脑内水平降低，这种 5-羟色胺的反常现象为临床治疗提供了方向。三环类抗抑郁药(tricyclic antidepressants，TCA)能阻断去甲肾上腺素和 5-羟色胺再摄取，增加这些神经递质在中枢神经系统中的可用性。根据它们对 5-羟色胺的影响，三环类抗抑郁药已被用于治疗孤独症儿童。但目前治疗的有效性仍有不一致性，其常见的不良反应包括失眠、食欲减退、注意力减退、镇静、多尿等。

5. 益生菌

部分孤独症儿童存在肠道问题，肠道微生物及其代谢产物在孤独症儿童脑—肠—微生物轴中的作用机制逐渐得到重视，恢复肠道细菌的健康平衡有助于缓解孤独症儿童的症状。此外，也有研究表明无麸质饮食可在一定程度上改善孤独症的症状。

6. 中医治疗

目前多数中医学者认为，先天不足，肾气亏虚，心神失养，肝失条达是孤独症的主要病因，遂在研究其病因的基础上，结合八纲、脏腑、六经辨证，对孤独症进行辨证论治，建立了一定的医理基础。

以上药物辅助治疗仅作为参考，在进行药物治疗时选择合适的治疗目标非常关键，

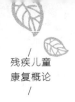
需根据儿童的实际情况，求助于有资质的医师，进行有效的医教结合。

要点回顾 ……▶

本任务对孤独症儿童的干预方法进行了阐述，重点引导学习者认识和掌握几种重要的孤独症儿童干预方法。

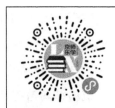

延伸阅读：关于
孤独症儿童的
干预方法及案例

学习检测 ……▶

一、选择题

1. 下列(　　)不属于回合试验教学的具体操作步骤。

A. 塑造　　　　　　B. 刺激　　　　　　C. 反应　　　　　　D. 强化或消退

2. 人际关系发展干预的治疗原则有(　　)。

A. 社会参照　　　　B. 共同调控　　　　C. 功能先于方法　　D. 方法先于功能

3. 下列(　　)属于结构化教学的形式。

A. 视觉安排　　　　B. 常规　　　　　　C. 程序时间表　　　D. 个人工作系统

二、简答题

1. 请简述人际关系发展干预疗法的基本概念及评价。

2. 请简述结构化教学的原理及其作用。

三、论述题

1. 经过本任务的学习，请介绍你印象最深刻的一种干预方法。

2. 请你结合本任务所学的干预方法，为导入部分的乐乐同学设计一节干预课。

项目八　学习障碍儿童的康复

导言

　　有这样一群学生，他们大多就读于普通学校，并且多数会被贴上"学习不好、成绩差、多动"等标签，但是他们的智力没有明显问题，也无法就读于特殊学校，可以说是游走于普通教育领域和特殊教育领域边缘的一类学生……他们就是学习障碍儿童。

　　通过本项目的学习，你将对学习障碍有一些基本的认识，包括学习障碍的定义、病因、诊断标准以及身心发展特点等，并知道他们主要的康复需求以及常用的评估方法，掌握一些针对其主要康复需求进行的教育康复训练的基本方法。

学习目标

1. 知道学习障碍的定义，了解学习障碍的病因。
2. 了解不同类型的学习障碍儿童有哪些特征。
3. 清楚学习障碍儿童的康复需求，了解学习障碍的评估方法与工具。
4. 掌握对学习障碍儿童在教育方面进行的康复训练方法。

知识导览

```
                                          ┌─ 学习障碍的定义
                          任务一  认识学习障碍 ─┼─ 学习障碍的分类
                          │                └─ 学习障碍的病因
                          │
                          │  任务二  学习障碍儿童的 ─┬─ 学习障碍儿童的一般特点
                          │  身心发展特点         └─ 不同学习障碍类型的特点
项目八  学习障碍 ─────────┤
儿童的康复                  │  任务三  学习障碍儿童的 ─┬─ 学习障碍儿童的康复需求
                          │  康复需求及其评估       └─ 学习障碍儿童的评估
                          │
                          │                        ┌─ 阅读障碍儿童的康复训练方法
                          └─ 任务四  学习障碍儿童的 ─┼─ 书写障碍儿童的康复训练方法
                             康复训练方法            └─ 数学障碍儿童的康复训练方法
```

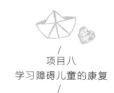
▶任务一
认识学习障碍

导入 ·····▶

对于学习障碍儿童这个群体，你一定感到既陌生又有很多疑惑：学习障碍儿童就是学习差的孩子吗？学习障碍儿童就是有智力问题的孩子吗？学习障碍儿童与学习困难儿童有何区别？……

究竟什么是学习障碍？哪些儿童可以被定义为学习障碍儿童？学习障碍的病因是什么？通过本任务的学习，你将对这些问题有一定的认识。

据统计，我国有5%～6%的6～7岁的学龄儿童会出现学习障碍；在公立学校中，被鉴定为需要特殊教育的学生几乎一半都具有学习障碍。[①] 可以说学习障碍已经成为特殊教育中人数较多的一种障碍类型。

顾名思义，学习障碍(learning disability，LD)就是"在学习上存在障碍"。学习障碍这一术语在未被正式提出以前，人们常用轻微脑损伤、学习迟缓、知觉障碍等名称来描述这群智力相对正常但是在学习上存在问题的儿童。

1963年，塞缪尔·柯克(Samuel Kirk)首次提出了学习障碍这一概念，将那些在语言、言语、阅读、写作、计算或其他科目上存在迟缓或障碍的儿童称为学习障碍儿童。[②] 至此，学习障碍作为一个单独的研究领域开始建立起来，开始受到越来越多的研究者的关注。

一、学习障碍的定义

要对学习障碍有更深入的了解，首先需要梳理其定义的变化。有关学习障碍的定义，国内外的争议较大。据统计，自从20世纪60年代这一术语被提出以来，已有11种对学习障碍的定义在一定程度上获得了认可，但一直都没有统一的版本。下面介绍

---

① ［美］丹尼尔·P. 哈拉汉、［美］詹姆士·M. 考夫曼、［美］佩吉·C. 普伦：《特殊教育导论(第十一版)》，肖菲等译，167页，北京，中国人民大学出版社，2010。

② Bateman B，"The Play's the Thing,"*Learning Disability Quarterly*，2005(2)，pp. 93-95.

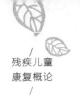

一些国内外比较权威的、有影响力的定义。

（一）国外对学习障碍的定义

1. 柯克的定义

作为第一个提出学习障碍这一概念的人，柯克将学习障碍定义为，由可能的脑功能失调和(或)情绪或行为障碍的困扰，而不是智力落后、感觉剥夺或文化、教学等因素导致的在听、说、读、写、算术或其他学科中的一项或多项的落后、失调或延缓。[1]这一概念首次提出了心理过程失调导致学习障碍的观点，并且排除了由智力、文化、教学导致的学习困难。可以说，这一定义为之后人们对学习障碍的界定打下了基础。

2. 美国国家学习障碍联合委员会的定义

美国国家学习障碍联合委员会是由与学习障碍有关的专业组织的代表所组成的群体，也称全美学习障碍联合会。

该委员会将学习障碍定义为一个概括性术语，是指一系列异质性障碍，这些障碍主要表现为在听、说、读、写、推理或数学能力等的获得与使用上存在显著困难，并推测这些困难是个体固有的，是由中枢神经系统障碍引起的，通过日常生活表现出来，并且可能发生在任何年龄段。自我调节行为、社会知觉等问题都可能与学习障碍并存。虽然学习障碍儿童可能伴有其他残疾情况或者其他外在不利条件(如不充分或不适当的教学、文化差异)的影响，但这都不是造成学习障碍的直接原因。[2]

这是对学习障碍的第一个较为完备的定义。而美国国家学习障碍联合委员会之所以提出这一定义，主要是对《所有残疾儿童教育法》中所提出的定义不满，他们认为该定义忽略了学习障碍的内在本质，未提及病因，学习障碍应是个体的中枢神经系统功能失调的结果。

3. 美国《残疾人教育法》的定义

1997年，《残疾人教育法》对学习障碍的定义与以上美国国家学习障碍联合委员会提出的定义基本没有区别，该定义同样认为学习障碍是一种或多种心理过程障碍，包括语言、言语、书写等障碍，这些障碍主要表现在听、说、读、写或计算等活动中，但这些障碍不包括视觉障碍、听觉障碍、智力障碍、情感障碍及环境、文化、经济等因素造成的学习问题。[3]

---

① Kirk S A, *Educating Exceptional Children*, Oxford, Houghton Mifflin, 1962.
② 辛自强、俞国良：《学习不良儿童的界定与操作化定义》，载《心理学动态》，1997(2)。
③ Bradley R, Danielson L, & Hallahan D P, *Identification of Learning Disabilities：Research to Practice*, Hillsdale, Erlbaum, 2002, pp.1-42.

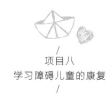

（二）我国对学习障碍的定义

当前，学习障碍在我国还未被单列为一类法定的残疾/障碍类型，相关的特殊教育法规还有待完善，因此我国还没有法律法规对学习障碍有明确的定义。不同学者对学习障碍的定义主要有以下几种。

方俊明将学习障碍定义为在学习上存在一定的问题和障碍，缺乏普遍的竞争能力，学习成绩落后于普通儿童的现象。有时伴有轻度的脑功能障碍或其他轻度的伤残。但其主要特点是缺乏正确的学习策略，没有形成良好的认知结构。[1] 在《学业不良儿童的教育与矫治》一书中，徐芬将学习障碍定义为"智力测验分数在正常范围内，但在学校的学习中有明显的困难，如在某门或某几门课的学习中有一些缺陷；此外，可能在某些学习技能(如听说读写计算)上有一定缺陷。而且，这些缺陷并不是由生理或身体上的缺陷(如盲聋哑)造成的"。

通过以上对学习障碍的定义的梳理，我们可以发现，尽管不同的研究者对学习障碍的定义不尽相同，但是基本都认同学习障碍具备以下几个特征。

第一，学习障碍儿童的智力水平正常，至少达到了同年龄段普通儿童的平均水平甚至高于其平均水平。

第二，学习障碍儿童不伴有其他障碍，如智力障碍、视觉障碍、听觉障碍等。

第三，学习障碍儿童是在与学习高度相关的技能与领域(如听、说、读、写、计算、解决问题等方面)存在问题且这些问题不是由环境因素，如教育环境不利等导致的。

二、学习障碍的分类

柯克将学习障碍分为发展性学习障碍与学业性学习障碍。[2]

一般来说，普通儿童在发展过程中应该自动发展出为达到学业目标而产生的基本学习能力，如注意力、记忆力、思维能力、语言能力等。发展性学习障碍主要是指儿童在发展过程中，在这些本应具备的基本学习能力上产生障碍。

学业性学习障碍是指在学校进行学习、获得相关知识方面产生的障碍。具有学业性学习障碍的学生的学业成绩水平普遍偏低，低于其智力潜能应该具有的能力水平，

---

① 方俊明：《特殊教育学》，336~337页，北京，人民教育出版社，2005。
② 盛永进：《特殊儿童教育导论》，260页，南京，南京师范大学出版社，2014。

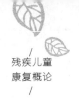

主要包括阅读障碍、书写障碍以及数学障碍。①

①阅读障碍，也称诵读困难，是一种持久的缺陷，并不仅仅是语言或者基本阅读技能上的发展性的落后，它是目前为止学习障碍学生最为普遍的特征，是学习障碍各个类型中最普遍的一类。阅读障碍儿童具有平均或高于平均的智力水平，拥有充分接受教育的机会，也没有明显的器质性缺陷或神经障碍，但在阅读能力方面显著低于同龄人，处于阅读困难的状态中。②

②书写障碍，是指在语言书写和拼写上存在困难，尤其是在词汇、语法、标点符号和拼写方面，在书写的可辨性上也存在严重缺陷。它包括动作型书写障碍(即由动作缺陷导致的书写障碍)、视空型书写障碍(也称空间型书写障碍，即由视觉—空间知觉缺陷导致的书写障碍)、语言型书写障碍(也称阅读困难型书写障碍，即由语言缺陷导致的书写障碍)。③

③数学障碍，也称数学学业成就低下，是指在数学推理和计算方面存在问题，尤其是在数字回忆和解决应用题上有明显缺陷。数学障碍儿童虽然智商处于平均水平甚至高于平均水平，也不伴随其他感官障碍，但是在数学学习上，其成绩明显落后于同年龄段或同年级其他学生。④

三、学习障碍的病因

造成儿童学习障碍的原因多种多样，但总体可以归纳为两类：个人因素与环境因素。

（一）个人因素

1. 遗传

已有较多研究发现，学习障碍具有明显的家族遗传倾向。例如，在学习障碍儿童的一级亲属中，学习障碍的发病率为 45%；同卵双生子同时发生学习障碍的相关性极高，而且父亲患学习障碍传给子代的比例为 40%，母亲患学习障碍传给子代的比例为 35%；许多学习障碍儿童的父母都患有学习障碍。⑤

---

① 盛永进：《特殊儿童教育导论》，262～263 页，南京，南京师范大学出版社，2014。
② 方俊明：《特殊教育学》，349 页，北京，人民教育出版社，2005。
③ 杨双、刘翔平、王斌等：《空间书写障碍的个案研究》，载《心理学报》，2007(1)。
④ Lucangeli D，Tressoldi P E，Bendotti M，et al.，"Effective Stratergies for Mental and Written Arithmetic Calculation from the Third to the Fifth Grade,"*Educational Psychology*，2003(5)。
⑤ 王书荃：《儿童学习障碍的原因及早期表现》，载《中国医刊》，2000(10)。

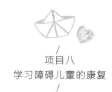

2. 生物化学失调

有研究者认为，学习障碍的病因之一有可能是个体体内的生物化学元素失调，如缺乏某种维生素以及对某种食品添加剂过敏。[①]

3. 脑损伤

学习障碍儿童脑损伤的发生率比普通儿童高。如果儿童的大脑损伤，则会改变大脑的某些结构和功能，继而影响他们的学习与行为，造成学习障碍。而已有一些研究表明，通过核磁共振脑成像，一些学习障碍儿童与普通儿童在大脑结构上有差别。[②]而造成脑损伤的原因可能是局部外伤、被撞击、发高烧、脑瘤等。

4. 大脑结构异常

学习障碍儿童大多有轻度脑结构异常，而大脑皮质功能失调常被认为是学习障碍产生的主要原因，包括大脑功能不全、脑血流局部灌溉不足等问题。[③]普通人的大脑半球前部左侧小于右侧，后部左侧大于右侧，而核磁共振脑成像显示，学习障碍者的左右脑半球后部虽与普通人无异，但前部左右两侧形态无差别或右侧偏小。

（二）环境因素

1. 家庭环境

家庭是儿童接触最早也接触最多的环境，家庭环境对儿童的影响是持久而深远的。已有研究发现，学习障碍儿童的家长的一般文化素质水平较低，提供给儿童的物质条件、生活条件、学习条件较差，同时给予的关心、爱护等情感支持较少。[④]因此，家庭环境是造成儿童学习障碍的一大成因。

2. 教育环境

儿童的学习与教育环境对儿童知识的获得、学习能力的提升意义重大。教育环境对儿童的主要影响者是教师。教师在小学生中是权威的代名词，具有很高的信服力，教师对儿童的态度和期望将直接影响儿童的学习态度、兴趣和学习成效，而教师对儿童的管教方式则会影响儿童出现不同的行为特征。[⑤]例如，在民主型教师教育下的学生情绪稳定且积极向上，而支配型教师教育下的学生则常常表现为情绪紧张，易出现攻击性行为，且在课上不能很好地学习知识。因此，教育环境对儿童的学习障碍有一

① 王小英、陈溶辉：《学习障碍儿童的"障碍"探析与鉴别》，载《学前教育研究》，2001(5)。
② 徐雪梅：《学习障碍儿童个别化教育及干预综述》，载《神州》，2013(24)。
③ 关虹：《儿童学习障碍研究述评》，载《中小学心理健康教育》，2010(18)。
④ 程玉兰、崔伊薇、吴汉荣：《儿童学习困难影响因素的研究》，载《中国学校卫生》，2000(1)。
⑤ 李雪荣：《现代儿童精神医学》，42页，长沙，湖南科学技术出版社，1994。

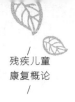

定的影响。

值得注意的是，这些因素并不一定必然会导致儿童的学习障碍，学习障碍也不是一种因素引发的，一般都是由多种因素引发的。我们在对学习障碍的病因进行分析时应该从多方面进行考虑。

要点回顾 ⋯⋯▶

本任务对学习障碍的定义、分类、病因进行了阐述，有助于学习者对学习障碍有大致的了解。

学习检测 ⋯⋯▶

一、选择题

1. 阅读障碍、书写障碍、数学障碍都属于哪一类型的学习障碍？（   ）

　A. 学业性学习障碍　　　　　　　　B. 发展性学习障碍

　C. 空间性学习障碍　　　　　　　　D. 动作性学习障碍

2. 哪一类型的学习障碍最为常见？（   ）

　A. 书写障碍　　　　　　　　　　　B. 阅读障碍

　C. 数学障碍　　　　　　　　　　　D. 理解性书写障碍

3. 由语言缺陷导致的书写障碍叫作（   ）。

　A. 动作型书写障碍　　　　　　　　B. 空间型书写障碍

　C. 阅读困难型书写障碍　　　　　　D. 视空型书写障碍

二、判断题

1. 学习障碍儿童存在智力障碍。（   ）

2. 学习障碍可能是由轻微脑功能失调引起的。（   ）

3. 学习障碍仅仅是由儿童大脑结构异常引起的。（   ）

4. 我国已经将学习障碍划分为一种单独的障碍类别。（   ）

三、论述题

依据所学的对学习障碍的定义，谈谈你对学习障碍儿童的认识。

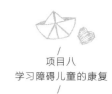

▶任务二
学习障碍儿童的身心发展特点

导入 ……▶

如果一个儿童具有学习障碍，那他会有哪些表现呢？这些表现是不是只会在学校或者在课堂情境中表现出来？他们的身体、心理发展有何特点？通过本任务的学习，你将对这些问题有一个简要的了解。

学习困难往往与听、推理、记忆、注意、选择和关注相关刺激、感知和处理视听觉信息等方面相关，既具有低学业成就、社会技能缺乏、注意缺陷多动障碍和行为问题等共性特征，又具有其独有的特征。

一、学习障碍儿童的一般特点

除此之外，学习障碍儿童还有一些具体的表现特征。虽然当前未对学习障碍的定义及诊断有统一的标准，但是我们可以确定的是，学习障碍确实存在脑功能异常和心理加工过程缺陷，这些缺陷会对学习障碍儿童造成一定的影响。学习障碍儿童主要表现出以下特征。

（一）学业成绩问题

学业障碍是学习障碍儿童的显著特征，如果不存在学业上的问题，也就不会有学习障碍了。与普通儿童相比，学习障碍儿童的学业成绩一般较差。

（二）注意缺陷多动障碍

注意力是指心理活动对一定事物的指向和集中，是心理活动得以产生和进行的必不可少的条件，包括注意广度、注意稳定性、注意分配、注意转移等，对学业成绩的影响较大。[1] 由于有些学习障碍儿童不能完成某个任务或者频繁进行无意义的活动，持续表现出注意缺陷和多动的行为特点，因此有的学习障碍儿童被认为同时具有注意缺陷多动障碍。约一半的学习障碍儿童有注意缺陷问题，注意稳定性较差，很难长时

---

① 张灵聪：《小学生注意稳定的初步研究》，载《心理科学》，1996(4)。

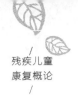

间集中、专注地完成一项任务，经常会被其他人或物影响而分心。例如，上课时本该专注于老师和黑板，但他们却喜欢东张西望，一会儿玩玩笔，一会儿看看窗外，听到外面的声响也想探出头去一探究竟，做作业也是做一会儿，玩一会儿。总之，他们难以长时间集中于某一任务，总喜欢动来动去。他们在注意力的分配方面和注意力的广度方面存在缺陷。①

（三）社会技能缺陷

研究表明，大约四分之三的学习障碍学生在社交技能方面有困难，这可能是由于他们不能察觉他人的感情，尤其是非言语的情感表达。社会技能缺陷可能会导致学习障碍儿童经常被拒绝、缺乏与教师的积极交流、交友困难和孤独等。

（四）情绪与行为问题

虽然并非所有，但大多数学习障碍儿童都伴有多动、焦虑、冲动、睡眠障碍，偶尔还会伴有违纪行为、攻击性行为、社会退缩及抑郁等问题。若不及时被发现与干预，他们成年后易出现危害社会的行为。

（五）记忆问题

很多父母与教师都意识到，很多学习障碍儿童难以记住布置的作业和与他人的约定。研究者也发现他们确实可能存在短时记忆障碍与工作记忆障碍，他们大多难以回忆起刚听过或见过的信息，在完成一项任务时存储信息的能力较差，如在进行数学运算时，他们很难调取学过的公式、运算法则等快速算出答案。

（六）动机问题

当问题发生时，学习障碍儿童宁愿放任问题的发生也不愿意去改变。他们似乎有些习得性无助，认为自己无论怎么努力也改变不了，都会失败。他们认为，自己的生活受运气等外在因素的影响，而不受他们的能力等内在因素的影响。

二、不同学习障碍类型的特点

任务一中介绍了常见的学习障碍有阅读障碍、书写障碍及数学障碍，不同的学习障碍类型有不同的特点。

（一）阅读障碍

阅读障碍儿童在学习的多个方面都有困难，如认字识字困难，朗读时跳行、错行、

---

① 朱冽烈、许政援、孔瑞芬：《学习困难儿童的注意、行为特性及同伴关系的研究》，载《心理科学》，2000(5)。

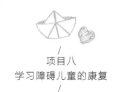

随意增减字，读了之后不能理解文字的意思；拼写、听写能力也弱，常常听的是一个字，写出来的是另一个字或错别字；阅读速度也较慢[①]；但有研究表明，他们具备其他领域的优势，如他们具有更强的直觉、洞察力、想象力以及创造力。[②]

 | 案例分享 |

以下是来自一个语文老师真实的案例分享。

"我二年级的班上有一个孩子，平时学习很认真、很刻苦，老师布置的任务都会积极去完成，与人沟通交往也不存在问题。但是每次读书总是吞吞吐吐的，明明很熟悉的字，甚至是数字，读的时候都会数次卡顿，好像突然间就不认识这些字了，要花费较长时间才能回想起这个字怎么读。而且，今天会读的字，隔天就不记得了；虽然她具备一定的抄写能力，但是听写能力完全跟不上班级整体的进度，每次听写时，老师念的是一个字，她写出来的是另一个字。她的理解能力也较差，如阅读一篇简单的短文，读完之后她不能正确回答后面简单的问题，甚至是选择题也难以判断。但是她在体育课上表现优异，奔跑速度位列班级前茅。"

想一想：老师描述的这个学生有没有可能具有学习障碍，你的判断依据是什么？

（二）书写障碍

任务一中讲解了书写障碍可以分为动作型、视空型和语言型书写障碍三类，每一类书写障碍的具体表现都有所不同。

①动作型书写障碍表现为知道字应该如何写，但是书写速度慢，写字时用力过猛、握笔过紧、身体姿势和握笔方式不正确；书写汉字时，汉字部件的位置和方向会改变，书写笔迹笨拙、潦草等。

②视空型书写障碍表现为写出的字笔画正确，但位置错误，如写出来的字不匀称、笔画移位、字与字之间的空间关系不明显，常常挤在一起或"分家"，甚至还会倒写某些字，出现镜像书写。图 8-1 呈现的是视空型书写障碍者在书写英语字母时经常出现的镜像书写错误。

---

① Rolka E J & Silverman M J, "A Systematic Review of Music and Dyslexia," *The Arts in Psychotherapy*, 2015, 46, pp. 24-32.

② 萨莉·施威茨：《聪明的笨小孩：如何帮助孩子克服阅读障碍》，刘丽、康翠萍等译，195 页，北京，北京师范大学出版社，2019。

③语言型书写障碍表现为笔画、偏旁的遗漏或增添，或字形结构正确，但并非任务文字，或选词不当、组句混乱等。①

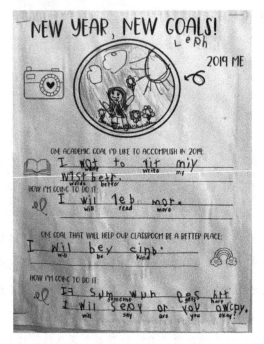

图 8-1　空间型书写障碍的表现

（三）数学障碍

数学障碍儿童通常计算错误较多、运算法则混乱甚至理解数学符号和数学术语以及计数困难，心算能力较差②，最为突出的是在数学推理和计算方面，尤其是在数字回忆和解决数学应用题的能力上有明显缺陷。

要点回顾 ⋯⋯▶

本任务针对不同类型的学习障碍儿童的表现进行了阐述，并针对学习障碍儿童面临的学业成绩问题、注意缺陷多动障碍、社会技能缺陷、情绪与行为问题、记忆问题、动机问题等进行了阐述。

---

① 毛荣建、顾新荣：《汉语发展性书写障碍研究的现状探析》，载《北京联合大学学报（自然科学版）》，2014(3)。
② 黄大庆、陈蒲晶、陈英和：《数学困难儿童解题策略综述》，载《中国特殊教育》，2008(9)。

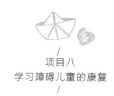

学习检测 ……▶

一、选择题

1. 学习障碍儿童具有哪些特征？（　　　）

　A. 学业成绩问题　　　　　　　　　B. 注意缺陷多动障碍

　C. 情绪与行为问题　　　　　　　　D. 记忆问题

2. 阅读障碍儿童可能具有哪些特征？（　　　）

　A. 跳行　　　　　　　　　　　　　B. 随意增减字

　C. 读过去也不明白意思　　　　　　D. 不识字

3. 写字时用力过猛、握笔过紧、笔顺错误的学生可能具有下列哪一类学习障碍？（　　　）

A. 阅读障碍　　　　B. 数学障碍　　　　C. 书写障碍　　　　D. 语文障碍

二、判断题

1. 一旦学生具有学习障碍，他在学习上将得不到任何发展。（　　　）

2. 学习障碍儿童可能存在情绪与行为问题。（　　　）

3. 阅读障碍儿童在阅读时难以理解文本的意思。（　　　）

三、论述题

1. 不同类型的学习障碍儿童有哪些特征？

2. 学习障碍儿童普遍具有哪些特征？

▶任务三
学习障碍儿童的康复需求及其评估

导入 ……▶

　　我是小学二年级的班主任，班里有一名叫贝贝的孩子，平时看着学习挺认真的，也很机灵，口算又快又准，语言表达能力也很棒，可就是写字写不好。书写时总不按笔画顺序来写，有时多一笔，有时少一笔，有时还会"自创"新笔画，甚至还会写成"镜子里的文字"。无论教多少遍、写多少遍，贝贝总是写不对、写不好，老师和家长都很着急，不知道如何解决。

　　贝贝是不是有学习障碍呢？怎样评估一个儿童是否有学习障碍呢？

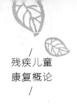

一、学习障碍儿童的康复需求

（一）阅读障碍儿童的康复需求

阅读是指儿童从书面文字符号获取信息的复杂的认知活动。[①] 阅读既包括宏观的阅读理解，又包括微观的基本字词解码能力。阅读障碍儿童在这两个方面都存在不同程度的缺陷，主要表现为语素、语音、识字、阅读流畅性、阅读理解等方面的能力水平显著低于普通儿童。这几个方面的能力很有可能会相互影响，如有研究表明语素意识会通过阅读流畅性间接影响阅读理解能力，[②] 因此采用有针对性的方法进行康复非常重要。

（二）书写障碍儿童的康复需求

书写障碍儿童的康复需求是由动作型、视空型和语言型三类具体的障碍表现决定的，应根据任务二中对三类儿童的书写特点分别进行精细动作、空间知觉、语言理解等领域的有针对性的康复训练。大多数学习障碍儿童的书写和拼写技能可以通过策略教学、系统反馈等方法得以提高。

（三）数学障碍儿童的康复需求

数学障碍儿童的康复需求主要集中在认知方面，主要有元认知康复、工作记忆康复及特定认知领域康复。元认知是指对于"认知的认知"，是认知活动的核心，一般由元认知知识、元认知经验及元认知技能构成，数学障碍儿童在这三个方面都可能存在缺陷[③]，影响解决数学问题的能力。工作记忆可以使我们在有干扰的环境中及时、准确地获取相关信息，包括视觉空间模板、语音回路和中央执行系统三部分，数学障碍儿童可能在这三个环节出现问题，影响数学信息的获取。[④] 特定认知领域指的是数学认知的内部成分，特别是在基本数字加工方面。[⑤] 数学障碍儿童不能估计物品的数量、难以准确地感知数量、符号与数量意义之间的匹配出现问题等都可能是特定认知出现了异常。

---

① 李文玲、舒华：《儿童阅读的世界．Ⅰ，早期阅读的心理机制研究》，北京，北京师范大学出版社，2016。

② 程亚华、王健、伍新春：《小学低年级儿童汉语语素意识在阅读理解中的作用：字词阅读流畅性的中介效应》，载《心理学报》，2018(4)。

③ 牛卫华、张梅玲：《学困生和优秀生解应用题策略的对比研究》，载《心理科学》，1998(6)。

④ Geary D C, Hoard M K, Byrd-Craven J, et al., "Cognitive Mechanisms Underlying Achievement Deficits in Children With Mathematical Learning Disability,"*Child Development*, 2007(4), pp. 1343-1359.

⑤ 赵晖、路浩、张树东：《发展性计算障碍的最新研究进展》，载《心理发展与教育》，2013(4)。

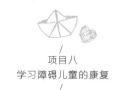
二、学习障碍儿童的评估

（一）学习障碍的诊断与鉴定方法

判断一个儿童是否有学习障碍，不能仅仅依靠上述从理论层面对其进行的定义，而要有一个操作性的定义以用于实际的界别。以下梳理了多种较为常见的对学习障碍的诊断与鉴定方法。

1. 智力—学业成就差异模式

智力—学业成就差异模式是鉴定学习障碍最传统、最早的方法。如果一个儿童在口语表达、书写表达或阅读理解、基本阅读技能、数学计算、数学推理或拼写等一个或若干领域上具有成绩和智力的显著差异(低于智力预测成绩的50%以下)，就可以将其界定为特定性学习障碍。[①] 这一定义为智力—学业成就差异模式的鉴定提供了理论基础。该模式在具体评估时有两种方法，一种是计算智力分数与成绩分数的相关，然后筛查智力分数高而学业成绩低的儿童；另一种是计算智力年龄与学业成就年龄，两者之间存在差异即有学习障碍。[②] 该鉴别模式最关注的是学业成就与智力之间的差异，操作简单，易于理解，在国外实践中获得了广泛应用。

智力—学业成就差异模式也是我国鉴定学习障碍时最为常见的模式。例如，张承芬、赵海等人基于此模式确定了学习障碍的诊断标准：①主课(数学、语文)的平均成绩居全班第十个百分位内(10%)；②班主任和任课教师对其综合评定为"学习困难"；③智商在90分以上；④没有明显的躯体、精神疾病或其他因素干扰。[③] 王艳在筛查数学学习障碍时，同样使用智力—学业成就差异模式，采用二十五百分点和四十百分点作为截止值。[④]

2. 标准化测验法

在国外，有很多专门用于鉴别学习障碍的标准化测验，如斯坦福诊断测验、广域成就测验、伍德库克—约翰逊心理教育测验、综合性数学能力测验等。不同的测验设

---

① Kavale K A & Forness S R, "What Definitions of Learning Disability Say and Don't Say: A Critical Analysis," *Journal of Learning Disabilities*, 2000(3), pp. 239-256.

② 刘翔平：《从差异取向的评估到认知—干预取向的评估——学习障碍评估模式的新趋势》，载《中国特殊教育》，2003(5)。

③ 张承芬、赵海、付宗国：《学习困难儿童和非学习困难儿童元记忆特点的对比研究》，硕士学位论文，山东师范大学，1999。

④ 王艳：《数学焦虑、工作记忆对数学学习困难儿童应用题解决的影响研究》，硕士学位论文，华中师范大学，2018。

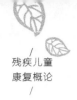

定的诊断标准不同，一般使用百分位数或标准差。研究者将标准化数学成绩处于后 10％的学生认定为具有数学障碍，而将成绩处于11％～25％的学生认定为有低数学成就。[1] 还有研究者以标准差为诊断标准，将标准化测验成绩低于1.5个标准差的学生认定为具有数学障碍。[2] 由于不同测验的计分方式不同，常模不一，使用的百分位数或标准差的临界值不同，筛查障碍的出现率就会有所差异。

3. 假设检验 CHC 模式

假设检验 CHC 模式是在 2010 年被提出的。[3] 该模式以差异模式和干预反应模式为基础，通过提出假设并验证假设的方式，对学生的一般认知能力、具体认知加工能力与学业表现进行评估，根据学生学习需求的个体差异进行干预。该模式包括认知优势、认知劣势/缺陷、学业劣势/失败三个因素，评估学生的学业发展是否充分、实施标准化治疗方案、进行假设检验评估及综合性评估 4 个层级和 11 个具体步骤。[4]

4. 国内常用的其他诊断方法

当前，国内对学习障碍的诊断还常常使用以下 3 种方法。

(1) 能力—成绩差异比较法

与智力—学业成就差异模式相似，该方法主要是将儿童实际的统考成绩与同年级同年龄段儿童相比，如果某儿童落后1～2个标准差，就可能有学习障碍。

(2) 排除法

排除法就是按照一定的标准选出一些成绩较差的儿童，然后对这些儿童进行智力测验，排除具有智力障碍的儿童，然后通过临床诊断排除具有感官障碍的儿童，剩下的儿童则可能有学习障碍。简言之，排除法的核心是儿童的学业成绩，即一步步将成绩不佳的儿童可能有的障碍类型排除，如果排除了其他类型障碍的可能性后他仍然学业不佳，那么其原因可能就是有学习障碍。

(3) 筛选法

筛选法是以临床诊断为主确定学习障碍的方法。首先对儿童的行为表现进行观察，

---

① Geary D C, Hoard M K, Nugent L, "Independent Contributions of the Central Executive, Intelligence, and In-Class Attentive Behavior to Developmental Change in the Strategies Used to Solve Addition Problems," *Journal of Experimental Child Psychology*, 2012(1), pp. 49-65.

② Andersson U & Stergren R, "Number Magnitude Processing and Basic Cognitive Functions in Children with Mathematical Learning Disabilities," *Learning and Individual Differences*, 2012(6), pp. 701-714.

③ Flanagan D P, Fiorello C A, Ortiz S O, "Enhancing Practice Through Application of Cattell-Horn-Carroll Theory and Research: A 'Third Method' Approach to Specific Learning Disability Identification," *Psychology in the Schools*, 2010(7), pp. 739-760.

④ 孙英红、佟月华：《假设检验 CHC 模式——特定学习障碍评估的新方法》，载《中国特殊教育》，2013(2)。

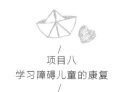

同时观察其学习表现，其次在此基础上确定可疑的个案，最后将这些个案进行智力及其他障碍的检查，最终确定具有学习障碍的儿童[①]。

以上 3 种方法都是我国常见的界定学习障碍儿童的方法，这些方法能帮助教师和家长诊断与鉴别具有学习障碍的儿童，他们之前大多单独使用这 3 种方法，现在将 3 种方法结合使用已经成为当前诊断学习障碍的趋势[②]。

| 想一想 |

你认为哪一种诊断方法更好？为什么？

（二）学习障碍评估量表

1. 学习障碍筛查量表

学习障碍筛查量表由 5 个分量表组成：听觉理解和记忆、语言、时间和方位判断、运动、社会行为，共 24 个题目。该量表适用于 5～15 岁儿童，由接触学生至少 3 个月以上的班主任评估。按照 5 级评分法进行评定，选择最接近儿童情况的数字。[③]

2. 学习障碍评估量表

学习障碍评估量表由 6 个维度构成：听（listening，LI）、说（speaking，SP）、读（reading，RD）、写（writing，WT）、计算（mathematics，MT）和推理（reasoning，RE）。每个维度均含 15 个题目，按照九分制评分法计分。该量表适合 8～18 岁儿童，测试时间为 10～20 分钟。

（三）阅读障碍评估量表

1. 汉语阅读障碍量表

汉语阅读障碍量表包括 8 个分量表，分别为视知觉障碍和视觉—运动协同障碍、听知觉障碍、意义理解障碍、书写障碍、口语障碍、书面表达障碍、不良阅读习惯与注意力障碍，共 58 个题目。该量表适用于小学三至五年级学生，由了解学生的家长和教师根据学生的近期表现进行评定。按照 5 级评分法计分，得分越高表明阅读障碍越严重，将原始分数转换成 T 分数进行评定。[④]

---

① 向友余、华国栋：《近年来我国数学学习障碍研究述评》，载《中国特殊教育》，2008(7)。
② 王恩国：《工作记忆与学习能力的关系》，载《中国特殊教育》，2007(3)。
③ 李君荣、周平、丁继良等：《学习障碍儿筛检测试的应用研究》，载《中国学校卫生》，1999(6)。
④ 吴汉荣、宋然然、姚彬：《儿童汉语阅读障碍量表的初步编制》，载《中国学校卫生》，2006(3)。

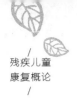

2. 汉字识字量测验

汉字识字量测验由舒华教授的课题组开发，共 150 个字，按照由易到难的顺序排列。在测试时，需要学生从头至尾大声读出每一个字，记录学生的发音，并判断对错。正确读音得 1 分，读错或者不认识，得 0 分，满分 150 分。[1]

3. 阅读流畅性测验

阅读流畅性测验由舒华教授的课题组开发，要求学生快速阅读简单的句子，并判断句子所陈述的内容是否正确（如"太阳从西边升起"就是错误的）。整个测验共有 100 个题目，限时 3 分钟。判断正确的得分为"1"，判断错误的得分为"－1"，空白的得分为"0"。分别计算儿童得分为"1"和"－1"的句子所包含的总字数，然后用回答正确的总字数减去回答错误的总字数，再除以 3，得到儿童在 1 分钟内能够正确阅读理解的字数，将其作为该测验的成绩。[2]

（四）数学障碍评估量表

1. 综合数学能力测试

综合数学能力测试主要由 12 个子测验构成。核心子测验主要由加、减、乘、除、问题解决、图表 6 个子测验构成，其中加、减、乘、除子测验测量的是基本计算能力，问题解决和图表子测验测量的是数学推理能力。补充测验包括代数、几何、有理数、时间、记忆、度量 6 个分测验。该测验的施测对象是 7 岁至 18 岁 11 个月的儿童及青少年。

2. 发展性数学障碍诊断工具

发展性数学障碍诊断工具在结构上分为三个模块：听觉言语模块、视觉数字模块和类比数量模块。其中，听觉言语模块测验由正着数数、倒着数数、数点、口头计算和口头应用 5 个子测验组成；视觉数字模块测验由读数、书面应用和书面计算 3 个子测验组成；类比数量模块测验由点数比较、口头比较、书面比较、相对数量、数字线和数量感知 6 个子测验组成。整个测验包括 14 个子测验、103 个题目。该测验的施测对象是小学一至四年级的学生，施测时间大约为 45 分钟。

要点回顾 ……▶

本任务针对学习障碍的不同类型，即阅读障碍、书写障碍和数学障碍的不同康复

---

[1]　Jin X，Hua S，Hong L，et al.，"The Stability of Literacy-Related Cognitive Contributions to Chinese Character Naming and Reading Fluency,"*Journal of Psycholinguistic Research*，2013(5)，p. 433.

[2]　Jin X，Hua S，Hong L，et al.，"The Stability of Literacy-Related Cognitive Contributions to Chinese Character Naming and Reading Fluency,"*Journal of Psycholinguistic Research*，2013(5)，p. 433.

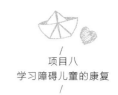

需求进行了阐释，强调了评估对确定首要康复需求的重要性。此外还针对不同学习障碍类型群体的评估量表进行了介绍。

学习检测 ⋯⋯▶

一、选择题

1. 学习障碍评估量表包括哪些维度？（　　　）

A. 听说　　　　　　B. 读写　　　　　　C. 计算　　　　　　D. 推理

2. 发展性数学障碍诊断工具分为哪些模块？（　　　）

A. 听觉言语模块　　　　　　　　B. 视觉数字模块

C. 类比数量模块　　　　　　　　D. 空间知觉模块

3. 以下属于数学障碍评估量表的有（　　　）。

A. 汉语阅读障碍量表　　　　　　B. 汉字识字量测验

C. 综合数学能力测试　　　　　　D. 发展性数学障碍诊断工具

二、论述题

1. 请简述学习障碍的康复需求。

2. 请简述两种阅读障碍评估量表。

3. 请简述两种数学障碍评估量表。

▶任务四
学习障碍儿童的康复训练方法

导入 ⋯⋯▶

作为一名班主任，当班级出现了学习障碍的学生时，我要采用怎样的方法教育学生呢？重复讲授可以提高他们的学业成绩吗？在对阅读障碍、数学障碍的长期研究中形成了一些较为有效的康复方法，现在就来一起看看吧！

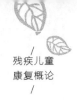

一、阅读障碍儿童的康复训练方法

（一）语素意识干预

语素，又称词素，是最小的音、义结合体，是能独立运用的最小的造词单位、最小的语法单位，反映的是字形和意义之间的联系。汉语属于非拼音文字，基本单位是汉字。汉语语素可以有单音节语素、双音节语素以及多音节语素等不同的形式。汉语语素意识的内容包括词素意识、同音语素意识、同形语素意识、形旁意识等内容。[1]在对语素意识进行干预时，可从以下 4 个方面进行。

 延伸阅读

语素意识干预

词素意识。学习者对词内部结构的意识以及词素和整词之间关系的意识，如"钱包"中的"钱"和"包"的结构关系。

同音语素意识。区分同音语素的能力，即发音相同但是字形和意义不相同，如"柏（bai）树"和"百（bai）姓"。

同形语素意识。区分同形语素的能力，即字相同但意义不同，如"花朵"和"花费"中的"花"。

形旁意识。对形旁含义和功能的认识理解和运用，如"海"中的"氵"的作用。[2]

1. 词素意识的康复

词素意识主要涉及主谓短语、动宾短语、偏正短语、并列短语和动补短语五种短语结构，并对不同的短语结构进行区分。例如，主谓短语（河水奔流）、动宾短语（写字）、偏正短语（黄叶）、并列短语（理睬）和动补短语（拿起来）。

2. 同音语素意识的康复

同音语素意识主要涉及同音异形字的内容，提高对同音字的辨别能力。例如，奥（ao）运—骄傲（ao）、梅（mei）花—眉（mei）毛、蜜蜂（feng）—信封（feng）。

3. 同形语素意识的康复

同形语素意识主要涉及同形的字，对相同字的不同意义进行辨别。例如，指甲—

① 龙艳林：《语素意识对汉语阅读障碍小学生阅读能力的作用研究》，硕士学位论文，西南大学，2020。
② 耿雅津：《汉语发展性阅读困难儿童语素意识测量及干预研究》，硕士学位论文，厦门大学，2014。

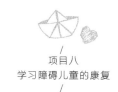
指标、美景—景色、笔直—笔尖。

4. 形旁意识的康复

形旁意识主要涉及形旁在形声字中的指示作用，对含有相同形旁的生僻字能够猜测字义。例如，"氵"——湖、海、江、河一般都与水有关，"贝"——购、财、账、赔一般都与金钱有关。

（二）语音意识干预

语音意识是指对音节等语音单元的感知和操作，通常使用音位删除、音节删除、音位替换、音位计数、韵母识别等任务进行训练。

 | 延伸阅读 |

语音意识干预

音位删除是指删除指定音位，读出新的拼音。

音节删除是指呈现两到三个音节，读出删除指定音节后的部分。

音位替换是指用指定的音位替换拼音中原来的音位，读出新的拼音。

音位计数是指计算由几个音位组成。

韵母识别是指呈现一个目标音和两个备选音及相应图片，选择与目标音的韵母相同的备选音。

（三）识字训练干预

识字训练通常使用部件拆分法、基本字带字法、形声字归类法、联想识字法等进行训练。

1. 部件拆分法

部件即偏旁部首，汉字偏旁部首按照左右、上下、包围、内外、左中右、上中下六种构字规律组合而成，教学中将不同的部件按照先后顺序进行呈现，经过反复练习，儿童能够达到在识别生字时自主形成将生字拆分成几个部件的好习惯，如"懈"的讲解。

一级部件：懈 ➡ 忄＋解

二级部件：解 ➡ 角＋觲

三级部件：角 ➡ 夕＋用

觲 ➡ 刀＋牛

2. 基本字带字法

基本字指的是一组汉字中所共有的并且能够独立成字的构字部件，主要用于形声字的识记。例如，基本字"青"，带字"请""清""晴""情"等。

3. 形声字归类法

形声字在汉字中所占的比例较大。形声字归类法充分利用形旁表形、声旁表声的特点，给学生呈现一个部首，让其写出以此为部首的字，指导学生充分利用这一规律来识记汉字。例如，"打""招""拎"等都是形声字，教字时引导学生记忆形旁"扌"与手部动作相关，发音取决于声旁，同时理解字义，达到高效识记汉字的目的。

4. 联想识字法

识记汉字时充分发挥学生的想象力，通过联想动作、故事、谜语的方式来帮助识记。例如，可借助 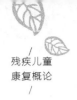 来识记汉字"山"。

（四）阅读流畅性干预

阅读流畅性是指当阅读达到解码相对省力、朗读准确自然有韵律、注意力能够被分配到阅读理解上的这种状态时阅读的准确性和速度。[①] 阅读流畅性包括准确性(accuracy)、自动化(automatic)、韵律性(prosody)三个特征。[②] 阅读流畅性通常使用重复阅读和阅读加速方案进行训练。

1. 重复阅读

重复阅读是指对一篇文章或者一份材料进行反复阅读，以实现速度和理解上的提升和深化。[③] 重复阅读的形式有很多种，如独立重复朗读、示范跟读、同伴重复朗读等。

2. 阅读加速方案

阅读加速方案是一种计算机程序化的、针对阅读流畅性的干预方案。研究者首先编制出一系列前测句子及每个句子对应的问题，将其输入程序中。屏幕上显示一个句子，儿童默读句子后回答问题。在前测中，儿童做完前一半句子后，计算机会测算出儿童的初始阅读速度和回答问题的正确率，并在后一半句子中，句子中的字以相应的

---

① 张旭、毛荣建：《阅读流畅性及其与阅读障碍关系的研究进展》，载《中国特殊教育》，2013(4)。

② Valencia S W，Smith A T，Reece A M，et al.，"Oral Reading Fluency Assessment ：And Consequential Validity，"*Blackwell Publishing Ltd*，2010(3)，pp. 270-291.

③ 王靖菲：《汉语阅读障碍儿童阅读流畅性的干预研究》，硕士学位论文，河北师范大学，2017。

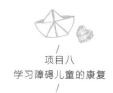

速度一个一个地消失，促使儿童以自己最快的速度读完句子，并回答问题。①

（五）阅读理解干预

阅读是一种以"理解"为核心的认知活动，能够读出文字，并不一定能理解文章的意义。在对阅读理解进行干预时，常用的训练策略有阅读理解监控策略、交互式教学训练、思维导图训练等。

1. 阅读理解监控策略

自我阅读理解监控指的是阅读主体在阅读过程中根据预定的阅读目的，自我持续地对阅读过程进行监控、评价，并自主调节、控制阅读策略，其包括阅读前计划、阅读中监控、阅读后评价三个方面。②

2. 交互式教学训练

交互式教学训练需要建立学习小组，对小组学生进行预测、提问、总结和澄清等教学。预测可以帮助学生了解课文接下去将会出现什么，这涉及课文背景知识；提问给学生提供了鉴别测验问题的信息类型的机会，也提供了讨论不同类型问题的学习方法。总结给学生提供了整合课文内容的机会，也帮助学生讨论了文章的中心思想。澄清可以帮助学生鉴别和辨析阅读中的疑难问题及模糊的概念。③

3. 思维导图训练

利用思维导图理解文字，帮助学生理解记忆，可从故事骨架、故事主题和读者心得三大要素绘制思维导图。

 | 延伸阅读 |

PASS 阅读增强方案

PASS 阅读增强方案是基于认知加工过程的训练方案。该方案建立在认知心理学与神经心理学的理论基础之上，包括以训练同时性(窗口排列、连接字母、连接形状、矩阵)和继时性(相关记忆集合、形状和物体、追踪、形状设计)加工过程为主的8个任务。每个任务都有一个基础训练部分；同时，每个任务都还有一个过渡训练

① 杨靖：《汉语阅读障碍儿童的阅读流畅性干预研究——基于 RAP 阅读加速度干预方案》，硕士学位论文，陕西师范大学，2016。
② 宋怡：《小学三年级学生汉语阅读障碍发生率及干预研究》，硕士学位论文，鲁东大学，2016。
③ 易琳：《阅读理解障碍儿童的阅读监控及其干预研究》，硕士学位论文，南京师范大学，2008。

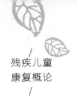
部分，在主要的加工过程上与基础训练部分保持一致，但是采用的材料与阅读更为相关，使得在基础训练部分获得的技能可以被迁移到实际的阅读学习中。[①]

以上训练任务通过卡片的形式呈现，要求学生仔细观察卡片，把卡片放到与它最相似的图形下面，尽量快速完成。实施步骤如下。

1. 让学生重复任务要求，确认他理解后，就开始让他做任务。

2. 学生完成任务后，让他说说自己把每个卡片和抽象图形归到某一类别的原因。

3. 如果学生出现错误，就让他再仔细观察卡片和抽象图形，再次进行归类。可以和学生讨论他出现错误的原因，还有后来做出重新归类的原因。

4. 在所有任务完成后，与学生讨论他完成任务时使用的策略以及策略的有效性，并让学生说说自己是如何改进和完善策略的。

二、书写障碍儿童的康复训练方法

在教育教学中，可以通过一些策略为书写障碍学生提供教育支持。

（一）加强对汉字结构的观察

针对汉字书写空间布局的问题，可以用加强对汉字结构的观察，利用故事、歌谣对汉字进行再加工等教学方法。例如，在书写"谐"字时，先读出字音，再对汉字的间架结构进行细致观察和分析——左右结构，左窄右宽，最后鼓励学生用自创编的故事或歌谣等进行识记和理解。

（二）对易错笔画做标注

针对同一汉字反复书写错误的问题，需要关注错字的细节，发现错字与对字的不同之处，用颜色字符进行标记。通过鲜明的视觉提示，帮助学生快速从汉字中进行信息的提取与加工。

（三）调整作业完成方式

针对汉字书写慢、书写错误等问题，也可采用调整作业完成方式，帮助学生树立学习自信心。例如，在写作文时，使用软件将语音转换成文字；使用大字格的作业本，通过大空间的书写，降低写字的难度。

---

① 薛靖：《汉语发展性阅读障碍的干预研究》，硕士学位论文，华东师范大学，2014。

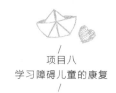
（四）多感官教学

有系统、循序渐进地运用多种感官进行教学，帮助学生书写汉字。在视觉方面，可用不同的方式和字体将文字书写出来，引导学生仔细观察；在听觉方面，将汉字读出来，或播放儿歌、童谣；在触觉方面，可以在沙子上写字；在动觉方面，可以运用四肢动作强化记忆。

三、数学障碍儿童的康复训练方法

（一）元认知干预策略

元认知干预策略是指导儿童在解决数学问题时经过计划—监控—评价阶段，注重对学习过程的指导、监督和管理，强调自我提问、生生互问、师生互问的"出声思维"学习方式。[1]

（二）工作记忆干预策略

工作记忆干预策略是对数学障碍儿童的工作记忆进行训练，增大工作记忆容量。工作记忆的训练一般包括两种训练范式，一种是策略训练，另一种是核心训练。策略训练是指教给学生进行有效编码、保持和从工作记忆中提取信息的方法，如复述策略、组块策略、联想策略等。核心训练是指重复工作记忆的任务。

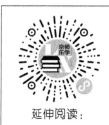

延伸阅读：
N-back 任务

（三）特定认知领域干预策略

特定认知领域干预策略通常包括数字线游戏、数量估计任务、符号—数量匹配任务等。

1. 数字线游戏

将数字与其在数字线的相应位置正确匹配。训练的方式有两种。一种是数字—位置匹配：数字线上有四个不同的位置，向儿童呈现一个指定的数字，要求儿童在数字线上找到与数字匹配的位置。另一种是位置—数字匹配：数字线上有一个指定的位置，向儿童呈现四个不同的数字，要求儿童找到与指定位置匹配的数字。数字线任务示例见图 8-2。

---

① 韩丽莹、赵微：《我国数学学习困难干预研究的现状》，载《现代特殊教育》，2020(20)。

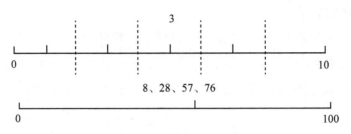

图 8-2　数字线任务示例

2. 数量估计任务

数量估计任务要求儿童在规定的时间内估计图片中圆点的数量(见图 8-3)。

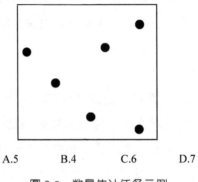

A.5　　　　B.4　　　　C.6　　　　D.7

图 8-3　数量估计任务示例

3. 符号—数量匹配任务

符号—数量匹配任务要求儿童在规定的时间内将图片中圆点的数量与相对应的阿拉伯数字匹配(见图 8-4)。

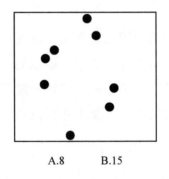

A.8　　　B.15

图 8-4　符号—数量匹配任务示例

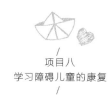

拓展学习 ......▶

1. 耿雅津. 汉语发展性阅读困难儿童语素意识测量及干预研究. 厦门：厦门大学，2014.

2. 白利园. 阅读障碍的语音加工缺陷与干预研究. 石家庄：河北师范大学，2016.

3. 王钎杰. 运用联想识字法提高识字效率. 课程教育研究，2016(21).

4. 杨靖. 汉语阅读障碍儿童的阅读流畅性干预研究——基于 RAP 阅读加速度干预方案. 西安：陕西师范大学，2016.

5. 彭乐. 思维导图教学方案对阅读障碍儿童阅读理解能力的成效研究. 重庆：重庆师范大学，2016.

6. 韩丽莹，赵微. 我国数学学习困难干预研究的现状. 现代特殊教育，2020(20).

7. 刘翠珍. 数学学习困难学生的工作记忆训练研究. 呼和浩特：内蒙古师范大学，2013.

8. Layes S, Lalonde R, Bouakkaz Y, et al. Effectiveness of working memory training among children with dyscalculia：Evidence for transfer effects on mathematical achievement — a pilot study. Cognitive Processing，2018，19(3).

要点回顾 ......▶

本任务介绍了阅读障碍、书写障碍、数学障碍儿童常见的康复方法，对于阅读障碍儿童可以从语素意识、语音意识、识字训练、阅读流畅性、阅读理解五个方面进行训练；对于书写障碍儿童可以从加强对汉字结构的观察、对易错笔画做标注、调整作业完成方式、多感官教学等方面进行训练；对于数学障碍儿童可以从元认知、工作记忆及特定认知领域等方面进行训练。学习障碍儿童的教师及家长在教育教学过程中，要根据儿童的缺陷类型，有意识地运用这些方法，促进学习障碍儿童学业水平的提高。

学习检测 ......▶

一、选择题

1. 语素意识可以从哪些方面进行干预？（　　　）

A. 词素意识　　　　　　　　　　B. 同音语素意识

C. 同形语素意识　　　　　　　　D. 形旁意识

2. 语素意识通常使用哪些任务来训练？（　　）

A. 音位和音节删除　　　　　　　　B. 音位替换

C. 音位计数　　　　　　　　　　　　D. 韵母识别

3. 下列哪些是数学障碍儿童的特定认知领域的干预策略？（　　）

A. 数字线游戏　　　　　　　　　　　B. 复述策略

C. 符号—数量匹配任务　　　　　　　D. 数量估计任务

二、论述题

1. 请简述阅读障碍儿童康复训练的方法。

2. 请简述数学障碍儿童康复训练的方法。

3. 请简述书写障碍儿童康复训练的方法。

三、实操题

1. 请根据部编版小学一年级上册语文教材的内容，设计一份语素意识干预的练习题。

2. 请设计一个适合学龄前数学障碍儿童的数字线游戏。

项目九 注意缺陷多动障碍(ADHD)儿童的康复

导言

作为现代社会的参与者和未来社会的建设者，学生的动作、情绪、行为与注意力品质等无不影响其生活和学习。与此同时，注意缺陷、多动等术语也越来越多地被教育者谈及。ADHD主要发生在学龄前与学龄期儿童身上，在世界范围内都是关注的焦点。本项目将带领大家了解ADHD的概念及其诊断标准，了解ADHD儿童的身心发展特点，了解其康复需求等，并梳理出可以供教育康复工作参考的康复训练方法。

学习目标

1. 理解ADHD的概念、分类。
2. 能够辨析不同类别的ADHD儿童的表现与特点。
3. 正确看待ADHD儿童的身心发展特点，树立正确的ADHD儿童观。
4. 掌握和理解ADHD儿童的康复领域。
5. 认识主要的ADHD儿童康复评估工具。
6. 掌握ADHD儿童康复训练的主要方法和要点。

知识导览

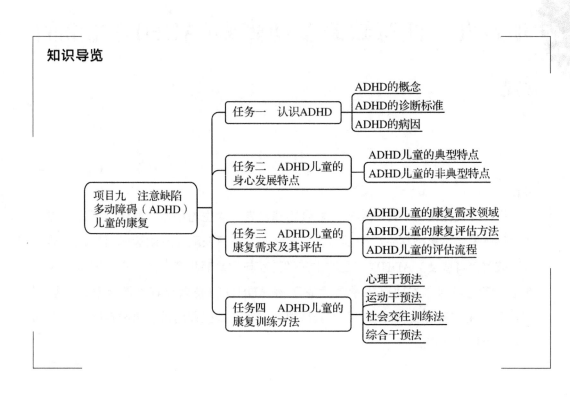

项目九　注意缺陷多动障碍（ADHD）儿童的康复

任务一　认识ADHD
- ADHD的概念
- ADHD的诊断标准
- ADHD的病因

任务二　ADHD儿童的身心发展特点
- ADHD儿童的典型特点
- ADHD儿童的非典型特点

任务三　ADHD儿童的康复需求及其评估
- ADHD儿童的康复需求领域
- ADHD儿童的康复评估方法
- ADHD儿童的评估流程

任务四　ADHD儿童的康复训练方法
- 心理干预法
- 运动干预法
- 社会交往训练法
- 综合干预法

▶任务一
认识 ADHD

一、ADHD 的概念

注意缺陷多动障碍(attention deficit and hyperactive disorder,ADHD)是儿童常见的行为障碍之一,有注意缺陷、多动和冲动三种核心症状。医学界也常将其作为一种病症称其为注意缺陷多动症,简称多动症。

该术语最早于《精神障碍诊断与统计手册(第二版)》(DSM-Ⅱ)中被提出,但当时仅简单地将其定义为儿童活动过度。1980 年,美国制定的"多动症诊断标准"中增加了注意缺陷,但总的来说诊断仍然不够全面和准确。1994 年,《精神障碍诊断与统计手册(第四版)》(DSM-Ⅳ)明确将 ADHD 分为注意缺陷型、多动—冲动型、混合型三类亚型。其中注意缺陷型主要表现为注意力明显缺陷;多动—冲动型主要表现为动作多、易冲动;混合型表现为前两者的综合。它还明确了该障碍的发生时间一般开始于儿童早期,一般是 7 岁以前,且该症状随着儿童的发展还将一直持续。[1]

---

[1] Barkley R,"Behavioral Inhibition,Sustained Attention,and Executive Functions:Constructing a Unifying,"*Psychological Bulletin*,1997(121),pp.65-94.

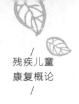

二、ADHD 的诊断标准

基于 ADHD 的分类，注意缺陷型、多动—冲动型和混合型 3 种 ADHD 儿童的诊断标准有所差异。不同组织或学者从不同的角度提出了 ADHD 的不同诊断标准。

（一）《精神障碍诊断与统计手册》中的诊断和分类标准

美国精神医学学会(APA)于 2013 年颁布了 DSM-5，其中包含 ADHD 的诊断和分类标准。注意缺陷型和多动—冲动型各需要满足至少 6 种症状，混合型则需要同时满足注意缺陷型和多动—冲动型的不同诊断标准。[①] 具体要求如下。

Ⅰ. 一个持续的注意缺陷和/或多动—冲动的模式，干扰了功能或发育，以下列①或②为特征。

①注意障碍：6 项(或更多)的下列症状持续至少 6 个月，且达到了与发育水平不相符的程度，并直接负性地影响了社会和学业/职业活动。

a. 经常不能密切关注细节或在作业、工作或其他活动中犯粗心大意的错误(如忽视或遗漏细节、工作不精确)。

b. 在任务或游戏活动中经常难以维持注意力(如在听课、对话或长时间的阅读中难以维持注意力)。

c. 当别人对其直接讲话时，经常看起来没有在听(如即使在没有任何明显干扰的情况下也显得心不在焉)。

d. 经常不遵守指令以致无法完成作业、家务活工作中的职责(如可以开始任务但很快就失去注意力、容易分神)。

e. 经常难以组织任务和活动(如难以管理有条理的任务，难以把材料和物品放得整整齐齐，凌乱、工作没头绪，不良的时间管理，不能遵守截止日期)。

f. 经常回避、厌恶或不情愿从事那些需要精神上持续努力的任务(如学校作业或家庭作业)。

g. 经常丢失任务或活动所需的物品(如学校的资料、铅笔、书、工具、钱包、钥匙、文件、眼镜、手机)。

h. 经常容易被外界的刺激分神。

i. 经常在日常活动中忘记事情(如做家务、外出办事)。

---

① 李玉杰：《父母教养方式与学龄期儿童注意缺陷多动冲动症状的关系——同伴关系的中介作用》，硕士学位论文，天津师范大学，2019。

②多动—冲动：6 项(或更多)的下列症状持续至少 6 个月，且达到了与发育水平不相符的程度，并直接负性地影响了社会和学业/职业活动。

a. 经常手脚动个不停或在座位上扭动。

b. 当被期待坐在座位上时却经常离座。

c. 经常在不适当的场合跑来跑去或爬上爬下。

d. 经常难以安静地玩耍或从事休闲活动。

e. 经常"忙个不停"，好像"被发动机驱动着"。

f. 经常讲话过多。

g. 经常在提问还没讲完之前就把答案脱口而出。

h. 经常难以等待轮到他(如当排队等待时)。

i. 常常干扰或侵扰他人(如插入别人的对话、游戏或活动，没有询问或未经允许就开始使用他人的东西)。

Ⅱ. 若干注意障碍或多动—冲动的症状在 12 岁之前就已存在。

Ⅲ. 若干注意障碍或多动—冲动的症状存在于两个或更多的场所(如在家里、学校或工作中，在与朋友或亲属的互动中)。

Ⅳ. 有明确的证据显示这些症状干扰或降低了社交、学业和职业功能的质量。

Ⅴ. 上述症状并非出现在精神分裂症或其他精神病性障碍中，也不能用其他精神障碍来更好地解释(如心境障碍、焦虑障碍、分离障碍、人格障碍、物质中毒或戒断)。

需要说明的是，该标准诊断的年龄标准是 12 岁，而且诊断标准不是一成不变的，随着社会的发展，每隔若干年会重新修订。ADHD 的最终诊断需要精神科医生进行专业判断。

（二）基于症状学的诊断标准

有学者基于症状学的视角提出了 ADHD 的症状学诊断标准。该标准共有 5 项要求，要求必须同时达到这 5 项标准，才可被诊断为 ADHD。该标准的具体要求如下。[①]

①至少符合 6 项注意缺陷症状，持续至少 6 个月，达到适应不良的程度并与发育水平不相称。注意缺陷症状如下。

a. 在学习、工作或其他活动中，常常不注意细节，容易出现粗心所致的错误。

b. 在学习或游戏活动时，常常难以保持注意力。

c. 注意力不集中(说话时常常心不在焉、似听非听)。

---

① 洪庆成、王薇：《实用儿科新诊疗》，168～169 页，上海，上海交通大学出版社，2011。

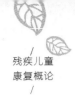

d. 往往不能按照指示完成作业、日常家务或感知(不是由于对抗行为或未能理解)。

e. 经常难以完成有条理、有顺序的任务或其他活动。

f. 不喜欢、不愿意从事那些需要精力持久的事情(如作业或家务),常常设法逃避。

g. 常常丢失学习、活动所必需的东西,如玩具、课本、铅笔、书或工具等。

h. 很容易受外界刺激的影响而分心。

i. 在日常活动中常常丢三落四。

②至少符合6项多动、冲动症状,并持续至少6个月,达到适应不良的程度并与发育水平不相称。多动、冲动症状如下。

a. 常手脚动个不停,或在座位上扭来扭去。

b. 在教室或其他要求坐好的场合,常常擅自离开座位。

c. 常常在不适当的场合过分地跑来跑去或爬上爬下(青少年或成人可能只有坐立不安的主观感受)。

d. 往往不能安静地游戏或参加业余活动。

e. 常常一刻不停地活动,好像有个马达在驱动他。

f. 常常话多。

g. 常常别人问话未完就抢着回答。

h. 在活动中常常不能耐心地排队等待轮换上场。

③常常打断或干扰他人,如别人讲话时插嘴或干扰其他儿童游戏。

④以上某些症状造成的损害至少在学校和家里两种场合出现。

⑤在社交、学业或成年后职业功能上,具有明显的临床损害证据。

⑥必须排除精神发育迟滞、广泛性发育障碍、儿童精神分裂症、躁狂发作和双相障碍、焦虑障碍、特殊性学习技能发育障碍、各种器质性疾患(如甲亢)和各种药物的不良反应所致的多动障碍等。

从以上两类ADHD诊断标准的要求可以看出,无论是何种诊断标准,只有当学生的行为和心理表现均达到一定的时间和量的要求时,我们才能做出伴有注意缺陷多动症症状的诊断,而且在做出诊断之前,需要明确分析儿童的行为表现与其他障碍症状之间的关系。

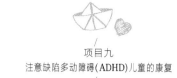

三、ADHD 的病因

（一）遗传因素

ADHD 具有遗传倾向，遗传率大约为 40%。[①] 研究表明，父母有 ADHD 症状与青少年有 ADHD 症状密切相关[②]，父母患有 ADHD 的孩子较父母没有患 ADHD 的孩子的患病风险高 7 倍。[③] 有研究进一步表明，40% 的多动症儿童的父母和亲属中也有人患有多动症。[④] 此外，虽然现在医疗水平有了很大提升，一些可能导致 ADHD 的易感基因不断被发现，但迄今为止无法确定基因与疾病的因果关系及多基因遗传因素在其发病机制中的作用。[⑤]

（二）环境因素

孕期胎儿生长的环境对 ADHD 的产生有影响。如果母亲孕期吸烟、喝酒或者长期暴露于吸烟的环境中都将增加孩子患 ADHD 的风险。[⑥]

儿童出生之后，家庭环境因素是儿童患 ADHD 重要的社会心理因素之一，父母教养方式在儿童的行为和注意力培养过程中起着重要作用。一项围绕某小学二至四年级 801 名儿童及其家长展开的调查发现，权威型教养方式与学龄期儿童 ADHD 症状呈负相关，专制型教养方式与 ADHD 症状呈正相关。[⑦] 此外，父母的情绪、人格特质也有一定的作用。研究表明，ADHD 儿童的父亲比其他儿童的父亲更焦虑、依赖性更强、更内向，而且支配性更弱；ADHD 儿童的母亲与其他儿童的母亲相比，疑病、抑郁、癔症、焦虑和精神病态的程度更高；使用父母教育方式问卷发现，ADHD 儿童的父母在教育方式上更偏向于过度保护或排斥；使用家庭环境量表发现，ADHD 儿童的家庭在亲密度、情感、独立性、知识性、道德性、组织性、娱乐性等维度上比对照组差，且家庭矛盾比对照组多。[⑧]

---

① 郑杰、陈燕惠：《注意缺陷多动障碍发病机制研究进展》，载《中国当代儿科杂志》，2018(9)。

② Nikolas M A & Momany A M, "DRD4 Variants Moderate the Impact of Parental Characteristics on Child Attention-Deficit Hyperactivity Disorder: Exploratory Evidence from a Multiplex Family Design," *Journal of Abnormal Child Psychology*, 2017(3), pp. 1-14.

③ Moss S B, Rajasree N, Anthony V, et al., "Attention Deficit/Hyperactivity Disorder in Adults," *Primary Care Clinics in office Practice*, 2007(3), pp. 445-473.

④ 高晓雷：《ADHD 儿童箱庭治疗过程》，硕士学位论文，河北大学，2010。

⑤ 何丽、张雨平：《儿童注意缺陷多动障碍循证研究进展》，载《山东医药》，2020(7)。

⑥ 费春华、张平、杜昊等：《儿童注意缺陷多动障碍病因研究进展》，载《国际精神病学杂志》，2016(6)。

⑦ 李玉杰：《父母教养方式与学龄期儿童注意缺陷多动冲动症状的关系——同伴关系的中介作用》，硕士学位论文，天津师范大学，2019。

⑧ 沈渔邨、崔玉华：《精神科特色治疗技术》，224 页，北京，科学技术文献出版社，2004。

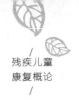

除了家庭环境因素之外，学校中的同伴关系也对 ADHD 的形成有着重要影响。如果儿童在社会环境中被同伴接纳，这个儿童可能有更多积极的心理，能够更为有效地集中精力去完成学习任务；反之，如果过多地被同伴拒绝，则很有可能会出现注意力不集中或多动的问题，但不一定会发展为 ADHD。

（三）遗传—环境交互作用

有研究发现，携带 DRD4 GG 基因型的儿童暴露于高水平磷酸二甲酯环境中，将明显增加其罹患 ADHD 的风险。[①] 在父母存在社会—心理逆境时，DAT1 基因的长重复等位基因会增加儿童罹患 ADHD 的风险，即父母行为和儿童基因型之间的相互作用可能会促使 ADHD 的发生。[②]

（四）后天病理性因素

还有部分研究指出某些后天疾病可能与 ADHD 的出现有关。例如，特应性皮炎作为一种儿童期常见的慢性炎症性皮肤疾病，会引起儿童的睡眠障碍，可能会引起尤其是学龄期儿童的注意力不集中、多动/冲动症状。[③]

（五）其他因素

随着人们接触电子设备频次和强度的增加，有研究发现"无手机恐惧症""手机依赖""手机使用成瘾"等与成人 ADHD 的症状水平呈显著正相关[④]，并且指出不良的手机使用方式或许正在成为引起儿童出现注意力不集中与多动问题的重要影响因素。

还有研究指出学生入学年龄小逐渐成为一个影响因素。有研究者根据对 12731 名 5～13 岁男性小学生的心理状况调查的数据，分析了男性小学生 ADHD 与入学年龄的关系，发现有 1915 名儿童在未满 6 岁时就进入小学，并且提前入学的男性小学生比适龄入学的男性小学生更容易出现 ADHD 症状。原因首先可能是随着年龄的增长，儿童认知、思维、注意等心理水平不断发展，故年龄较大的儿童比年龄较小的儿童有更持久的注意力；其次教师教学时面对同一群体，会采取同一的教育方案，年龄偏小的儿童在这种环境中可能会面临更多的压力与困难，从而导致心理和行为问题。[⑤]

---

① Chang C H, Yu C J, Du J C, et al., "The Interactions Among Organophosphate Pesticide Exposure, Oxidative Stress, and Genetic Polymorphisms of Dopamine Receptor D4 Increase the Risk of Attention Deficit/Hyperactivity Disorder in Children," *Environmental Research*, 2017, pp. 339-346.

② Li J J & Lee S S, "Interaction of Dopamine Transporter Gene and Observed Parenting Behavirors on Attention-Deficit/Hyperactivity Disorder: A Structural Equation Modeling Approach," *Journal of Clinical Child & Adolescent Psychology*, 2013(2), pp. 174-186.

③ 冯玲杰：《6～12 岁儿童特应性皮炎与注意缺陷多动障碍的相关性及危险因素分析》，硕士学位论文，重庆医科大学，2020。

④ 李梦茹：《问题性手机使用与成人 ADHD 的关系研究》，硕士学位论文，华中师范大学，2019。

⑤ 《现代教育论丛》编写组：《教师教育：精神的事业》，250 页，上海，上海教育出版社，2016。

　　综上所述，虽然目前还没有明确某一因素是 ADHD 发生的决定因素，但共识是其产生受多种因素的影响。我们在学习本任务后，应该全面理解这些因素及其背后的原理，以做好今后的预防、教育咨询和干预工作。

要点回顾 ······▶

　　本任务首先呈现 ADHD 概念的演变过程，由最初仅限于过于多动，发展为增加了注意缺陷以及其他冲动行为，直至 1994 年总结出三种类型，并且明确提出了其判定的主要标准。学习者要明确对 ADHD 的诊断需严格按照标准中对量和时间的要求。此外，在了解概念和诊断标准的基础上，认识 ADHD 产生的各种相关影响因素。

学习检测 ······▶

　　一、选择题

　　1. ADHD 一般包括(　　)、(　　)和混合型三类亚型。

　　A. 冲动型　　　　　　B. 注意缺陷型　　　　C. 多动型　　　　　　D. 多动—冲动型

　　2. 在 ADHD 的诊断标准(DSM-5)中，注意缺陷型和多动—冲动型各需要满足至少(　　)种症状。

　　A. 4　　　　　　　　B. 5　　　　　　　　C. 6　　　　　　　　D. 7

　　3. 在 ADHD 的影响因素中，(　　)因素起着越来越重要的作用。

　　A. 遗传　　　　　　B. 环境　　　　　　C. 教育　　　　　　D. 尚不确定

　　二、判断题

　　1. 只有学龄期的儿童才会伴有 ADHD 症状。(　　　)

　　2. ADHD 的诊断标准(DSM-5)对 ADHD 诊断的年龄标准是 12 岁，而且诊断标准是一成不变的。(　　)

　　3. 遗传与环境之间的交互作用对 ADHD 的产生起着决定作用。(　　　)

　　三、论述题

　　结合身边的或你所知道的 ADHD 儿童个案，论述影响个案 ADHD 产生及缓解的因素。

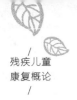
►任务二
ADHD 儿童的身心发展特点

导入 ……►

小关是一个小学五年级的学生，课下和其他同学玩得都很好，但最令家长和老师苦恼的问题是，小关在学习或家务的时候，注意力很难集中，也很难自己独立完成。例如，听课的时候总是坐不住，一会儿敲一敲前座同学的背，一会儿挪一挪椅子，一会儿又随意接着说话；写作业或做笔记的时候，他找本子、笔的时间往往会占用很长时间；写一个字要用好几分钟的时间，而且往往要擦好几遍才能写完，如果不督促的话，他就不知道接着写下一个字。

小关既表现出注意缺陷，又伴有多动行为，属于混合型 ADHD。那么 ADHD 儿童还有哪些心理和行为表现呢？

ADHD 儿童身心发展的阶段性特征和普通儿童没有差别，只是在进入学龄阶段后，参与学习、社会活动时，其心理和行为表现出特定的不符合其年龄段的现象。

一、ADHD 儿童的典型特点

ADHD 儿童通常存在执行功能缺陷。执行功能是指在完成复杂的认知任务时，对其他认知过程进行控制和调节的过程；它包括转换、抑制和工作记忆能力几种核心成分，还包括问题解决、推理和计划能力更为复杂的成分。[①] 基于此，巴克利(Barkley)于 1997 年提出了抑制模型，认为原发的抑制控制缺陷是 ADHD 的核心缺陷，引发了非言语工作记忆、情绪调控、语言内化及行为重组 4 个方面的继发缺陷，从而导致症状的出现。

按照 ADHD 的 3 种亚型来看，注意缺陷型儿童的心理特点主要表现为注意力不能集中。前面案例中的小关所表现出来的就是典型的注意缺陷障碍，即该类儿童的

---

① 钱英：《注意缺陷多动障碍儿童心理治疗：系统式执行技能多家庭团体训练》，北京，北京大学医学出版社，2018。

注意力品质差，注意力的指向和集中出现问题。行为上表现为经常丢三落四，对需要集中注意力做的事情没有耐心，难以专心地从事一项活动，时常分心。学龄阶段的主要表现：课堂上容易被其他事情干扰，难以集中注意力，写作业时拖拉、马虎且常出错。

多动—冲动型儿童的主要表现为动作多、易冲动。这类儿童的自我控制能力差，不能很好地掌控自己的行为，容易与同学发生冲突；上课的时候不安静，经常做小动作，表现出坐立不安的情况，不能遵守纪律；在意志力方面，对挫折的耐受能力差。冲动行为主要表现为适应新情境较为困难，容易过度兴奋；做事欠思考，行为冲动不顾及后果，甚至伤害他人；可能会在课堂上大喊大叫，来回走动；常有冒险行为，不遵守游戏规则，缺乏忍耐和等待；考试时匆匆交卷，不愿检查核对等。[①]

混合型 ADHD 儿童的身心发展特点主要为以上两种类型的结合。

需要注意的是，ADHD 的症状特征在不同年龄段存在异质性。例如，学龄前儿童的 ADHD 症状以运动不稳定、攻击和破坏行为表现为主，而青少年至成人的主要症状为执行功能、冲动和注意力不集中。[②] 其中，过度活跃、任性、冲动行为等症状会随着年龄的增长逐渐得到控制或减弱，但注意力不集中的症状会长久保持，甚至持续终生。[③]

二、ADHD 儿童的非典型特点

除了上述典型特点之外，ADHD 儿童又表现出许多与其他障碍儿童相同或相似的特点，这些特点往往是在典型特点的基础上衍生出来的。

（一）可能伴有情绪与行为障碍

因为注意缺陷或多动的问题，ADHD 儿童在完成面部表情识别任务和情感韵律任务时，视觉情绪识别的准确度和听觉情绪识别的速度显著低于对照组儿童。[④] 在面部

---

① 河北省卫生厅职改办：《河北省卫生系列高级资格评审答辩指南(儿科学分册)》，149 页，北京，中国科学技术出版社，2008。

② Mostert J C，Onnink M，Klein M，et al.，"Cognitive Heterogeneity in Adult Attention Deficit/Hyperactivity Disorder：A Systematic Analysis of Neuropsychological Measurements,"*European Neuropsychopharmacology*，2015(11)，pp. 2062-2074.

③ Yoshimasu K，Barbaresi W J，Colligan R C，et al.，"Adults with Persistent ADHD：Gender and Psychiatric Comorbidities—A Population-Based Longitudinal Study,"*European Psychiatry*，2016(33).

④ Waddington F，Hartman C，De Bruijn Y，et al.，"An Emotion Recognition Subtyping Approach to Studying the Heterogeneity and Comorbidity of Autism Spectrum Disorders and Attention-Deficit/Hyperactivity Disorder,"*Journal of Neurodevelopmental Disorders*，2018(1).

表情的识别上，ADHD 儿童的准确率与普通儿童之间差异显著。[1] 研究证明，部分 ADHD 儿童伴有一定的情绪困扰，44％的 ADHD 儿童至少有一种心理障碍，32％的儿童有两项、11％的儿童甚至有三项心理指标异常；常见的情绪困扰有焦虑、抑郁、自卑等；另外，此类儿童的心因性疾病也较普通儿童多，他们常常会出现头痛、肚子痛或者其他身体不适等症状。[2]

（二）学习上容易出现问题

 | 案例分享 |

2021 年 1 月 25 日至 1 月 27 日，央视第 9 频道上映了 3 期关于"阅读障碍儿童"主题的纪录片。其中名为"校校"的小朋友具有典型的混合型 ADHD 特征，且伴有学习障碍。他在课堂上坐不住，手头的一切东西随时就变成了玩具，注意力尤其分散，沉浸在自己的世界里。最严重的一次是下课玩了二十多分钟，老师找了他三四次，最后调监控才找到他。在学习方面，主要是在音节的认、读、写方面存在障碍。在阅读的时候，会将"蓝色的鹦鹉"读成"绿色的鹦鹉"，"阿历克斯是人类护林队队长阿海的宠物"读成"阿历克斯是人类护林员阿海的动物"，"农民"读成"农庄"，等等。校校吐露自己的阅读感受："我看书的时候特别累，那些字都是一闪一闪的，就一会儿白一会儿黑。"

案例中的校校就是典型的伴有学习障碍的 ADHD 儿童。学习问题是学龄期 ADHD 儿童的一个严重问题，他们往往不能集中精力听讲，对所需要学习的知识不能融会贯通；或自我控制较差，不能遵守学习纪律，不能很好地适应校园的学习和生活节奏。长此以往，他们往往被认为没有上进心，慢慢地在学习方面的成就动机变弱，不太在意是否能在学习上取得成就。已有研究表明，ADHD 儿童现有的学业水平低于其智商应该达到的学业水平。标准化广泛范围成就测验的结果发现，他们所有的学科都落后于平均数，包括阅读、书写、数学；在阅读方面，约有 9％的 ADHD 儿童被发现有阅读低成就，主要表现在阅读和阅读理解上，但 ADHD 儿童的词汇落后现象比阅

---

[1] Demirci E & Erdogan A, "Is Emotion Recognition the Only Problem in ADHD? Effects of Pharmacotherapy on Face and Emotion Recognition in Children with ADHD," *Attention Deficit & Hyperactivity Disorders*, 2016 (4), pp. 1-8.

[2] 吴增强：《多动症儿童心理辅导》，5 页，上海，上海教育出版社，2006。

读文章的落后情况要好些。这可能是因为词汇和注意力持续的关系不大，而阅读理解需要持续的注意力，因此 ADHD 儿童的阅读困难比较明显。[①]

（三）社会交往容易出现问题

因为 ADHD 儿童具有情绪识别能力较差、行为冲动等特点，同龄人往往会因为他们这种所谓"不良行为习惯"而不喜欢与之做朋友。这种社交上的障碍往往会干扰 ADHD 青少年和成人的社会交往。研究表明，ADHD 成人的情绪调节问题不仅会妨碍他们的恋爱关系，而且会广泛地影响社会功能。[②]

（四）认知和语言特点

一般来说，ADHD 儿童伴有一定的认知能力不足。虽然 ADHD 儿童的智力不存在显著缺陷，但是根据多元智能理论，在智力的不同维度，该类儿童的发展是不均衡的。他们的视动协调能力要差于普通儿童。另外，他们的记忆力、组织加工能力、问题解决能力等都表现出明显的困难。

部分 ADHD 儿童的语言发展存在一定的障碍。ADHD 儿童早期出现语言发展迟缓的比例比正常同龄儿童高，达 6%～35%，而普通儿童出现语言发展的迟缓率为 2%～5.5%。从语言发展的内容来看，ADHD 儿童的表达性语言障碍比接受性语言障碍多，尤其是需要立刻回答的谈话困难更为明显。[③]

（五）身体与动作发展特点

ADHD 儿童容易出现轻微生理异常的现象。研究发现，ADHD 儿童在婴儿和幼儿期比普通儿童有更多的健康问题，如容易过敏、尿床、睡眠不好等。另外，ADHD 儿童比普通儿童更容易发生意外伤害事故，如骨折、头部受伤等。

在动作发展方面表现出精细动作偏差，主要是因为他们的视动协调、手眼协调能力较差。所以，他们的动作多，好爬上爬下，跑来跑去，但是他们在运动或者体育方面的表现并不比普通儿童好。

综上可知，ADHD 儿童在情绪行为、学习、社会交往、认知和语言、动作与身体健康等方面均可能存在一定的发展障碍。但是我们应该明晰的一点是，其核心障碍仍然是注意缺陷和多动行为，其他发展特点更多是基于核心障碍引发而来的，因此不能

---

① 吴增强：《多动症儿童心理辅导》，5 页，上海，上海教育出版社，2006。

② Bodalski E A，Knouse L E & Dmitry K，"Adult ADHD，Emotion Dysregulation，and Functional Outcomes：Examining the Role of Emotion Regulation Strategies，"*Journal of Psychopathology and Behavioral Assessment*，2019(3).

③ 吴增强：《多动症儿童心理辅导》，5 页，上海，上海教育出版社，2006。

说 ADHD 儿童就一定有学习困难或动作发展迟缓等现象。

 | 延伸阅读 |

注意 ADHD 与其他疾病的鉴别

由于 ADHD 儿童具有上述发展特点，因此人们容易将 ADHD 与普通儿童的多动或其他障碍相混淆。[①]

首先是普通儿童的多动。普通儿童，特别是男童，在某些情境或某个年龄段可能有好动、注意力集中时间短暂等表现。这些表现常与外界无关，而与刺激过多、疲劳、学习目的不明确、注意力缺乏训练、未养成有规律的生活习惯等因素有关，一般无学习困难的表现。

其次是品行障碍。该类儿童表现出明显违反与其年龄相应的社会规范或道德准则的行为，损害他人或公共利益，有较强的攻击性行为。ADHD 儿童可能同时伴有品行障碍，但品行障碍儿童不一定都是 ADHD 儿童。

再次是精神发展迟滞。该类儿童的智力水平在 70 以下，且社会适应能力普遍较差。ADHD 儿童可能会表现出明显的智力结构不平衡，但是其整体智力水平在正常范围内。

最后是孤独症谱系障碍。该类儿童多发现于 3 岁以前，存在明显的交往障碍、语言障碍、刻板行为，且兴趣范围狭窄，无意注意较多。相较而言，ADHD 儿童只是在注意力方面与孤独症儿童表现出部分相同的特点，但是多为注意分散，在适宜的辅导下能进行有意注意，不存在其他明显的障碍。

要点回顾 ⋯⋯▶

本任务主要阐述了 ADHD 儿童身心发展的典型特点和其他非典型特点。以 ADHD 的三类亚型为参照点，讲述 ADHD 儿童具有注意力品质差、多动、易冲动等特点。同时，基于 ADHD 儿童个体较差的注意力等，其在情绪与行为、学习、社会交往等方面存在许多问题。

---

① 河北省卫生厅职改办：《河北省卫生系列高级资格评审答辩指南（儿科学分册）》，149 页，北京，中国科学技术出版社，2008。

学习检测 ⋯⋯▶

一、选择题

1. ADHD 儿童的社交障碍，可能更多是由(　　)引起的。

A. 遗传因素 　　　　　　　　　　B. 社会环境

C. 自己的个性特征 　　　　　　　D. 父母态度

2. ADHD 儿童的典型特点包括(　　)。

A. 情绪与行为障碍 　　　　　　　B. 执行功能缺陷

C. 注意力品质差 　　　　　　　　D. 多动、易冲动

二、判断题

1. ADHD 儿童都伴有智力障碍。(　　)

2. 学习障碍儿童一定伴有 ADHD。(　　)

3. ADHD 儿童不会受到同伴的欢迎。(　　)

4. 混合型 ADHD 儿童肯定同时伴有 ADHD 的典型和非典型特点。(　　)

三、论述题

结合影响 ADHD 产生的因素，论述 ADHD 儿童的非典型特点。

▶任务三
ADHD 儿童的康复需求及其评估

导入 ⋯⋯▶

当孩子被确诊为患有 ADHD 时，家长往往会陷入苦恼之中：孩子的问题是不是很严重，具体从哪些方面着手干预其心理和行为问题？

要回答家长的这个问题，就需要学习者了解 ADHD 儿童主要涉及哪些康复需求领域，并且知道相应的评估工具，以及如何结合评估确定每个 ADHD 儿童具体的需求领域。

一、ADHD 儿童的康复需求领域

结合 ADHD 的概念，我们不难推断出在 3 种亚型里，每一种亚型的 ADHD 儿童

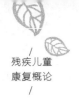

都有其主要的康复需求，如对于注意缺陷型的 ADHD 儿童，主要干预其注意力集中、分配与转移的能力，提高其注意力品质；对于多动—冲动型的 ADHD 儿童，主要干预其多动的行为问题；对于混合型的 ADHD 儿童，则需要综合干预。

康复需求的差异不仅体现在不同亚型的儿童之间，而且在每一种亚型的 ADHD 儿童群体内部，每名儿童的特殊需要也都是不一样的。有的需要综合考虑其注意力和学习问题；有的需要提升其情绪识别、社会交往能力等。

综上所述，结合 ADHD 儿童的心理和行为特点，其康复需求主要包括注意力品质、多动—冲动行为控制、情绪识别与管理、社会交往等领域。

二、ADHD 儿童的康复评估方法

目前已有一系列 ADHD 评定量表在临床及科研中被广泛运用。本任务中将会介绍在临床上应用较多的 4 种量表及其使用方法[1]，以及其他辅助性评估方法。[2]

（一）康纳斯行为评定量表

目前国内常用的是 1978 年修订的康纳斯父母症状问卷(parent symptom questionnaire，PSQ)和康纳斯教师评定量表(teacher rating scale，TRS)，以及仅有 10 个项目的康纳斯简明症状问卷。[3] 研究人员进行了常模制定和信效度研究。[4][5]目前康纳斯又发展出了康纳斯 3 系列问卷(Conners 3 rating scales)，包括父母版、教师版(6~18 岁)和自评版(8~18 岁)3 个分量表，每个分量表都有完整版和简化版。同时还包括两个辅助量表(ADHD 指数和总体指数)，被认为具有良好的跨文化适应性。[6]

康纳斯父母症状问卷有 48 个项目(见表 9-1)，包括 6 个因子，分别是品行问题、学习问题、身心问题、冲动—多动问题、焦虑问题、多动问题；另外还设计了仅有 10 个项目的康纳斯简明症状问卷(多动指数)，适用于筛查儿童多动症及追踪疗效。

---

① 朱琳、李斐、陈立：《4 种常见评定量表在儿童注意缺陷多动障碍诊断与随访管理中的应用》，载《重庆医科大学学报》，2020(1)。

② 刘翔平：《学习障碍儿童的心理与教育》，159~161 页，北京，中国轻工业出版社，2010。

③ 李梦瑶、杜亚松：《学龄期儿童注意缺陷多动障碍标准化评估量表的临床应用》，载《实用儿科临床杂志》，2014(24)。

④ 苏林雁、李雪荣、黄春香等：《Conners 父母症状问卷的中国城市常模》，载《中国临床心理学杂志》，2001(4)。

⑤ 儿童行为评定量表全国协作组：《Conners 教师评定量表的中国城市常模》，载《中国实用儿科杂志》，2001(12)。

⑥ Schmidt M，Reh V，Hirsch O，et al.，"Assessment of ADHD symptoms and the Issue of Cultural Variation：Are Conners 3 Rating Scales Applicable to Children and Parents With Migration Background?"*Journal of Attention Disorders*，2017(7)，pp. 587-599.

　　该问卷的评分方法按 0～3 四级评分：0 代表没有此问题；1 代表偶尔有一点问题或表现轻微；2 代表常常出现此问题或较严重；3 代表此问题很常见或十分严重。康纳斯父母症状问卷项目的数量适度，内容简单易懂，家长仅需 5～10 分钟即可完成。苏林雁等人使用该问卷在全国 20 个城市采样 1759 例，试图建立该问卷的中国城市常模并检验其信度和效度。结果显示，该问卷的重测信度为 0.15～0.63，分半信度为 0.88，克隆巴赫系数为 0.92，项目与总分的一致性系数为 0.49～0.85，表明该问卷的效度较好。[①]

表 9-1　康纳斯父母症状问卷样题

因子	样题
品行问题	对成人冲撞，言语行为冒失
学习问题	学习方面有困难
身心问题	头疼
冲动—多动问题	易激惹、冲动
焦虑问题	害怕(新情况、生人或新地方)及怕去学校
多动问题	易分心，注意力保持的时间短

　　康纳斯教师评定量表包括 28 个项目。该量表的计分方式与康纳斯父母症状问卷一样，均为 4 级评分。包括 4 个因子：品行问题、多动、不注意—被动、多动指数。[②] 康纳斯教师评定量表中的很多问题和康纳斯父母症状问卷一样，如易激惹、易分心、注意力保持的时间短。但由于该量表的作答对象为教师，因此和康纳斯父母症状问卷相比加入了一些儿童在学校中的行为描述，如总在教室里走来走去、需要教师给予极大的关注、能和同学合作等。

　　研究发现，儿童在康纳斯父母症状问卷和康纳斯教师评定量表上的得分显著相关，提示父母对儿童行为的评价与教师评价存在一致性，但并非完全一致。对 ADHD 儿童的评估和鉴定，要采用多种方式，从不同的渠道和方面来进行，要仔细分析来自各方面的材料。在评估的过程中，既要充分考虑到不同的年龄、性别、社会文化背景，也要考虑到各种量表的信度和效度。

　　总之，ADHD 儿童和其他特殊儿童一样，需要早期发现和早期干预。行为的发展需要一个过程，如果不良行为只是偶尔出现，尚未形成牢固的行为联结，其矫正和根

---

　　① 苏林雁、李雪荣、黄春香等：《Conners 父母症状问卷的中国城市常模》，载《中国临床心理学杂志》，2001(4)。

　　② 范娟、杜亚松：《Conners 教师评定量表的中国城市常模和信度研究》，载《上海精神医学》，2004(2)。

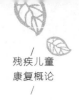

除的难度就小。但是，如果没有得到及时的评估和后续干预，这些不良行为日积月累，量变就会引起质变。所以，在日常生活中，父母和教师都要有敏锐的警戒心，对ADHD儿童的评估给予高度重视。

（二）SNAP 评定量表

SNAP 评定量表(Swanson，Nolan and Pelham rating scales)最早由斯旺森等人根据美国《精神障碍诊断与统计手册》(DSM-Ⅲ)中的 ADHD 诊断标准制定，并被命名为SNAP-Ⅲ，旨在评估 ADHD 患者对中枢兴奋剂的反应。后来随着诊断标准的不断修订，该量表也分别做了相应修订，近年来被广泛应用的版本为 SNAP-Ⅳ。

该量表的中文版本包括教师与父母两个版本，均由 26 个项目组成，分为注意力不集中、冲动/多动、对立违抗 3 个因子。采用 4 级评分："从不"得 0 分，"偶尔"得 1分，"经常"得 2 分，"总是"得 3 分。相关学者均对该量表的信效度进行了相关评价，均证实该量表具有可靠的信效度。

（三）ADHD 诊断量表父母版

ADHD 诊断量表父母版(ADHD diagnostic scale-parent，ADHDDS-P)的编制依据DSM-Ⅳ诊断标准中的 18 种症状。ADHD 诊断量表父母版由注意缺陷和多动/冲动两部分组成，每部分各 9 项，共 18 个项目，采用 0(无)到 3(总是)四级评分。国内研究者已经制定了该量表的中国城市儿童常模，并进行了信效度检验。

（四）Vanderbilt 量表

Vanderbilt 量表是根据 DSM-Ⅳ诊断标准中的内容制定的，适用于 6～12 岁儿童，包括父母评定量表、教师评定量表和父母随访量表、教师随访量表共计 4 个子量表。

其中，父母评定量表、教师评定量表均包括行为和表现两部分。在行为部分，父母评定量表包括 47 个项目，分为注意缺陷、多动/冲动、对立违抗、品行障碍、焦虑/抑郁 5 个因子；教师评定量表包括注意缺陷、多动/冲动、对立违抗、焦虑/抑郁 4 个因子，每个项目采用 4 级评分："从不"得 0 分，"偶尔"得 1 分，"经常"得 2 分，"总是"得 3 分。在表现部分，两个量表均包括 8 个项目，可快速评估儿童的学习能力、人际交往能力。每个项目都采用：很好(1)、较好(2)、一般(3)、稍差(4)、很差(5)5 级评分。最新版本还增加了关于抽动障碍筛查与既往诊治的内容。

父母随访量表、教师随访量表同样包括行为和表现两部分，主要从注意缺陷、多动/冲动、对立违抗及功能损害 4 个方面对干预治疗后的患者进行随访。父母随访量表的行为部分共 26 个项目，与父母评定量表行为部分中的前 26 个项目的内容一致；教

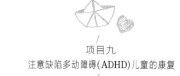

师随访量表的行为部分共 18 个项目，与教师评定量表前 18 个项目的内容一致。2 个随访量表的表现部分均为 8 个项目，项目数及评分方式均与评定量表相同。

综上可知，该量表具有完整的干预前和干预后评定工具，但是目前中国并未有关于该量表使用效度的检验。

（五）其他辅助性评估方法

1. 教师和家长访谈

量表测量获取的是数字，而借助量表的内容询问教师、家长关于特定的行为问题表现有助于佐证数据的科学性和对 ADHD 儿童的情绪与行为问题进行详细诊断，进而促进日后的干预治疗。教师和家长要尽可能地提供有关学生社会交往、学业表现与成就、ADHD 问题发现的历程、家庭成员是否有 ADHD 相关特征以及家庭教养方式与行为等的情况，结合上文关于 ADHD 的影响因素可知，这些询问有利于探究可能的影响因素，进而根据具体原因做出相应的干预。

2. 直接的行为观察

虽然运用量表能够获得关于儿童表现的比较全面的数据信息，但是在填写量表的过程中，难免会受到主客观因素的影响，因此还要借助直接的行为观察来获得更加客观的第一手资料。一般来说，行为观察每次都会持续 10～30 分钟，医生或者学校心理老师会在不同的情境下(如课上、课间操、家里)对儿童进行多次反复观察，记录问题行为发生的频率、持续时间以及儿童交往风格、同伴关系情况等内容。在观察过程中，建议参照标准的关于 ADHD 的行为检查表或实验法进行系统观察。持续性操作测验(continuous performance test，CPT)是测查儿童是否患有 ADHD 的经典测验，利用计算机程序测试儿童的选择性注意力水平、持续注意能力以及冲动行为等。该测验持续约 20 分钟，不仅能够提供关于儿童注意力方面的量化指标，而且由于测验时间长，任务相对枯燥，施测者可以在测验过程中对儿童的行为(如东张西望、频繁询问测验时间、敲打键盘)进行观察。

3. 基于 Das-Naglieri 认知评估系统测验与视听整合持续性操作测试的评估

基于 Das-Naglieri 认知评估系统测验与视听整合持续性操作测试的评估以"ADHD 的核心症状是反应抑制功能和持续注意的缺陷"[①]为主要理论依据。

加拿大的达斯(Das)等学者根据智力 PASS(planing-attention-simultaneous-succes-

---

① McQuade J D，Tomb M，Hoza B，et al，"Cognitive deficits and positively biased self-perceptions in children with ADHD,"*Journal of abnormal Child Psychology*，2011(2).

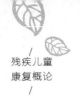

sive)理论，将认知过程分为计划、注意、同时性加工、继时性加工 4 部分，从而开发了 Das-Naglieri 认知评估系统，并且已证实能够用于辅助 ADHD 的诊断和评估。[1] 该系统主要用于评估 5～17 岁儿童和青少年的认知功能，包括计划、注意、同时性加工和继时性加工 4 个分量表。其中，注意分量表包括表达性注意、数字检测和接受性注意 3 个测验。若得分小于 86 分，则该儿童或青少年可以初步被诊断为患有 ADHD。

视听整合持续性操作测试同样对 ADHD 的诊断有辅助作用。[2] 该测试包括声音和视觉刺激的测试系统，分为预热、练习、主测试和恢复 4 个阶段；该测试包括 4 个认知变量[遗漏(靶目标遗漏的数目)、错击(对非靶目标反应的数目)、反应时(反应速度、认知加工速度)、稳定性(前后反应时的变化)]以及 28 个与认知变量相关的商数指标。被试在理解商数尺度正确率大于 60% 的前提下，且符合相应三条要求中的任一条，即可被诊断为患有 ADHD。[3]

需要说明的是，以上两种方法辅助诊断 ADHD 的各项指标均达到了可接受的水平。在实际的临床工作中，为了提高灵敏度，降低误诊率，也可以将两种方法结合使用，综合评定。

三、ADHD 儿童的评估流程

综合 ADHD 评估相关资料的规定，ADHD 儿童的评估主要分为教育评估、医学与心理及行为等综合评估、干预策略制定三个阶段。[4][5][6][7] 下面阐述各阶段的重点。

（一）教育评估

ADHD 儿童的问题主要在学习场景中表现出来，因此教育评估筛查是初步诊断 ADHD 的基本的、必要的评估。教育评估主要注意以下几个方面。

①关注教育场景中核心症状的记录；同时，与学生父母取得联系，获得他们对给

[1] Das J P, Naglieri J A, Kirby J R, *Assessment of Cognitive Processes*: *The PASS Theory of Intelligence*, Boston: Allyn Bacon, 1994, pp.151-159.

[2] 陈一心、焦公凯、王晨阳等：《整合视听连续执行测试对认知功能障碍儿童的测试初探》，载《临床精神医学杂志》，2003(5)。

[3] 林经伟：《Das-Naglieri 认知评估系统测验与视听整合持续性操作测试对儿童注意缺陷多动障碍的诊断比较》，载《中国临床新医学》，2018(1)。

[4] [美]克耐普、[美]琼斯玛：《学校咨询与学校社会工作指导计划》，周司丽、余蓉蓉、潘子彦等译，62～63 页，北京，中国轻工业出版社，2005。

[5] 杨斌让：《儿童、青少年注意缺陷多动障碍的评估及管理》，载《中国儿童保健志》，2018(10)。

[6] 邓红珠、邹小兵：《2011 版美国儿科学会〈儿童青少年注意缺陷多动障碍诊断、评估和治疗临床实用指南〉解读》，载《中国实用儿科杂志》，2012(2)。

[7] 徐通：《儿童注意缺陷多动障碍的诊断与功能评估》，载《中国儿童保健杂志》，2013(9)。

儿童实施 ADHD 测验的许可，给出时间让父母表达他们的担忧和提供一些背景信息。

②辅以 ADHD 评定量表、课堂行为等观察记录单，并仔细完成观察记录单，注意任何与 ADHD 症状有关的信息，以及它是如何影响他的学校适应的。

③提供相关信息的教师与儿童接触至少 4 个月。

④召开家长、教师、儿童参与的评估会，并回顾 ADHD 的测量结果。

（二）医学、心理及行为等综合评估

首先，在教育评估的基础上，需要进行医学评估，从生理和遗传的角度了解儿童的生理与精神状态。医生进行医学评估时，主要评估儿童的疾病史及相关家族史、体格和精神状态。在进行医学评估时，医生会对儿童或青少年进行与之年龄相适应的访谈。例如，对于学龄前的儿童，可同时辅以与父母的访谈，与年长的儿童进行一对一的单独访谈。访谈内容包括儿童对自己行为的担心、家庭关系、同伴关系和学校情况等。

其次，要评估儿童的家庭环境、家庭功能、父母养育方式、家庭压力、社会心理应激源等可以影响儿童的总体功能因素。

最后，需要详细访谈父母，包括每一种症状发生的年龄、持续时间、场景及功能损害的程度、鉴别共患的情绪与行为障碍、发展的里程碑等。实施时需要注意以下几个方面。

①先让父母表达他们的担忧并提供一些背景信息。

②家长与评估者会面，通过访谈等方法收集家庭环境信息及学生情绪与行为等发展信息。

③合理评估收集到的信息，注意分析儿童是否共存其他障碍。

（三）干预策略制定

在以上评估活动结束之后，各个阶段的评估者或者至少主要的教育康复实施者应该与家长面对面地评估、分析、汇总，进而商议出综合康复干预计划。

此评估流程呈现出的是教育康复师对 ADHD 儿童进行评估时，主要经历的 3 个阶段。我们从中可以看出，ADHD 的诊断和评估需要教师、家长和医学、心理学领域人员共同参与，也要遵循科学性、伦理性原则，综合使用各种正式和非正式的观察或访谈工具。需要说明的是，评估是一个动态的过程，一次评估能为下一阶段的干预提供可靠性的参考。干预工作的开展还需要不断融入下一阶段的诊断性评价。

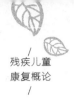

拓展学习 ⋯⋯▶

1. 崔继华，凌昱，宋玉，等. Vanderbilt 和 Conner's 父母评定量表在注意缺陷多动障碍儿童评估中的应用. 人人健康，2019(13).

2. 杨斌让. 儿童、青少年注意缺陷多动障碍的评估及管理. 中国儿童保健杂志，2018，26(10).

3. 毛正欢，杜瑜，王慧，等. Griffiths 发育评估量表—中文版在注意缺陷多动障碍儿童中的发展水平结构模式分析. 中国实用儿科杂志，2020，35(11).

4. 宋玉. SNAP-Ⅳ 评定量表在教师中的应用. 医学信息，2018，31(23).

5. 周晋波，郭兰婷，陈颖. 中文版注意缺陷多动障碍 SNAP-Ⅳ 评定量表-父母版的信效度. 中国心理卫生杂志，2013，27(6).

6. 张慧凤，张劲松，帅澜，等. 学龄前儿童中文版 SNAP-Ⅳ 评定量表父母版的信效度检验. 中国儿童保健杂志，2016，24(12).

7. 范方，苏林雁，耿耀国，等. 注意缺陷多动障碍诊断量表父母版构想效度的验证性因素分析. 中国临床心理学杂志，2006(6).

8. 苏林雁，耿耀国，王洪，等. 注意缺陷多动障碍诊断量表父母版的中国城市儿童常模制定及其信度和效度的检验. 中国实用儿科杂志，2006(11).

9. 朱琳. 注意缺陷多动障碍 Vanderbilt 评定量表信效度初步分析(单中心结果). 重庆：重庆医科大学，2019.

10. 邓赐平，刘明，张莹，等. D-N 认知评估系统的结构验证院一项基于初中生样本的分析. 心理科学，2010，33 (3).

11. 刘芳，刘海润，秦岭，等. 注意缺陷多动障碍儿童韦氏智力测验与 Das-Naglieri 认知评估系统测验的相关性. 中华实用儿科临床杂志，2014，29(24).

12. 张微，江叶萍，莫书亮，等. 视听整合持续性操作测试在中国的适用性：基于临床和学校样本的评估结果. 中华行为医学与脑科学杂志，2015，24(10).

要点回顾 ⋯⋯▶

本任务主要讲述了 ADHD 的康复需求主要包括注意力品质、多动—冲动行为控制、情绪识别与管理、社会交往等领域。针对这些康复需求，主要介绍了康纳斯行为评定量表、SNAP 评定量表、ADHD 诊断量表父母版等常用的评估量表，这些量表适用范围囊括了 ADHD 儿童及其父母。此外，本任务还讲解了主要评估流程与注意事项，供相关人员在实践中参考使用。

学习检测 ······▶

一、选择题

1. ADHD 儿童的康复领域包括(　　)。

A. 注意力品质　　　　　　　　　　B. 多动—冲动行为控制

C. 情绪识别与管理　　　　　　　　D. 智力培养

2. 想要评估 ADHD 儿童学习、品行等在内的表现，可以使用(　　)。

A. 康纳斯行为评定量表　　　　　　B. SNAP 评定量表

C. Vanderbilt 量表　　　　　　　　D. ADHD 诊断量表父母版

3. 康纳斯教师评定量表包括(　　)个项目。

A. 113　　　　　　B. 48　　　　　　C. 25　　　　　　D. 28

二、判断题

1. ADHD 儿童的康复有专业的教师参与即可。(　　)

2. ADHD 儿童评估时需要将量表与辅助方法结合使用。(　　)

三、论述题

结合 ADHD 儿童的评估流程，论述 ADHD 儿童康复评估流程中需要注意的问题。

▶ 任务四

ADHD 儿童的康复训练方法

导入 ······▶

　　结合当下的教育现实，对于学龄儿童来说，他们每天都有 6~8 小时甚至更多时间在学校度过，他们需要倾注一定的注意力和"坐得住"。那么我们究竟要在什么时间给予 ADHD 儿童训练呢？如何更好地将训练的理念和方法与其日常活动结合起来呢？这就涉及去解读康复训练的方法和技巧。

　　目前 ADHD 的治疗或康复方法形成了以药物治疗为主，其他干预方法并行发展的局面，如行为干预法、感觉统合训练、视/听觉神经心理训练等。这里主要介绍教育者常用的心理干预法、运动干预法、社会交往训练法等。

一、心理干预法

心理干预法是 ADHD 儿童康复的重要措施，主要包括认知行为疗法、沙盘疗法等。

（一）认知行为疗法

认知行为疗法的应用相当广泛，该疗法主要通过认知重建来矫正个体失调的情绪和行为。其中比较常用的有贝克(Beck)认知行为疗法，该疗法的假设是：应对个体不良行为和情绪改变的直接方式是修正个体的不合理认知。[①] 运用该方法时的重点是要教会儿童识别和评估那些扭曲的、不合理的认知，并尝试学会进行更现实的积极的思维。除此之外，还有积极认知行为干预法等，它们的共同点在于帮助个体去寻找潜在的正向品质和积极力量，提升自我效能感。

| 案例分享 |

一名 ADHD 儿童在生活和学习中主要有以下症状：存在不良的人际关系，与父母、同龄人群等的沟通互动不佳，缺少亲密的朋友，喜欢独处；在学习方面存在无能感，缺乏学习动力，学习能力低下；情绪状况不稳定，易怒和冲动；注意力不集中，课堂纪律差。

根据该儿童的表现，社会工作者通过认知行为疗法帮助儿童检验和识别不合理的认知，如采用建议、演示和模仿等方法；运用角色扮演技术让儿童体验正面情绪带来的好处；采用行为强化的方法，如代币制对儿童的注意力进行训练，提高其获取信息的能力，进而训练其视觉注意力和听觉注意力。最终其人际关系、注意力和学习能力均得到了有效的改善。

案例呈现的是针对一名 ADHD 儿童使用的积极强化的方法。认知行为干预中最常用的是行为矫正技术，该技术包括强化法、消退法、代币制等。一般来说，积极强化的方法适用于年龄较大的儿童，而消退法则适用于年龄较小的儿童，惩罚法适用于危险的、较为麻烦的行为。[②]

认知行为疗法的优点是结构化和短程化，结构化即遵循一定的程序和面谈任务设

---

① 张菊英、武彦培：《认知行为治疗及其在心理辅导中的应用》，载《重庆科技学院学报（社会科学版）》，2010(7)。

② 王美芳等：《儿童社会技能的发展与培养》，310 页，北京，华文出版社，2003。

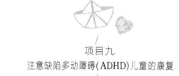
置，短程化，即一般少于 20 个疗程；不足在于仅从微观方面对儿童进行干预，缺乏对服务对象家庭、学校、社区以及社会系统的综合干预，难以保障儿童长久的支持性的环境的建立。

为进一步完善认知行为疗法，可以融入父母要素，如对父母进行训练。父母训练可以运用行为治疗的原理和方法教给家长标准的行为技能，矫正不合理的行为。但是需要注意的是，父母不要过分关注儿童的破坏性行为和违拗行为，而对顺从性行为给予正强化，对不良行为给予惩罚。奖励与惩罚须及时给予并保持一致。父母训练一般以培训班的形式进行，由干预教师给家长讲课，给家长明确的指导，也可与特殊技能的行为演练相结合，干预期一般为 2 个月至半年。

（二）沙盘疗法

沙盘疗法主要采用意象进行治疗，特点是治疗者为儿童创造"自由与保护的空间"。让儿童在轻松且被尊重的环境中将沙子和沙具作为运用意象的通道。在治疗的过程中以一对一的干预模式为主，治疗以 30 周为期限，每周一次为宜。有研究者每次为儿童进行 60 分钟的干预，在进行 30 周后，儿童的品行、学习、冲动、多动等问题都有显著减少。[①]

二、运动干预法

某运动员在 9 岁时被诊断患有严重的 ADHD，并采取了药物治疗，停药后采用运动疗法，取得了非常好的疗效。通过运动，ADHD 的症状得到了改善。

上述是一项典型的运动干预提升 ADHD 儿童专注力的案例，说明通过一定运动训练方案的实施，使 ADHD 儿童的过多精力得到合理宣泄，不良情绪得到释放，还可以提高其专注力水平，学会遵守规则与要求，其学习问题也会有明显改善。相关研究也表明，排除其他因素后的运动干预对 ADHD 儿童的康复有效，由长跑 1.6 km、蹦床、韵律操、游泳这四项运动设计成的方案具有一定的参考性和价值。[②]

运动干预法的优点在于，运动可以很容易地融入儿童的日常生活中，而且不会与其他治疗方案产生负面的交互作用，可以对儿童的认知、情绪和社会性发展产生积极影响。

---

① 余文玉、肖农、杨自真等：《沙盘游戏疗法对注意缺陷多动障碍儿童心理行为干预效果研究》，载《中国康复医学杂志》，2018(11)。

② 汪雪：《注意缺陷多动障碍患儿的运动干预设计及小样本量个案研究》，硕士学位论文，上海体育学院，2020。

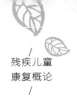

需要注意的是，在设计运动干预方案的时候，除了要求干预对象及其家庭严格执行干预方案之外，还要考虑干预对象的性别、生活作息、兴趣爱好，设计的活动项目量要适宜，适中偏复杂，方案内的项目和内容根据儿童的实际情况做频次及强度的调整，不要急于求成。例如，一般采用有大强度运动量的活动改善男童的注意力，采用有次级运动量的活动改善女童的专注力；偏复杂的运动项目的效果比较好。[①]

三、社会交往训练法

针对 ADHD 儿童的特点，许多研究者设计了社会技能培养方案，目的在于比较系统地教给 ADHD 儿童一些基本的社会技能，其中比较具有代表性的是谢里登提出的社会技能培养方案。[②] 该方案不仅关注 ADHD 儿童的特殊技能和行为的不足，而且关注父母对儿童的影响，力图通过父母促进儿童技能的发展和保持。该方案包括儿童社会技能训练方案和父母训练方案。这两种方案都包括训练的目标群体与周期及每次培训的流程。以下将依据谢里登的两类培养方案，设计比较全面的干预计划。

（一）儿童社会技能训练方案

1. 目标个案

训练对象为 5 名 8～10 岁儿童。其中，3 名兼有注意缺陷和多动障碍，2 名仅伴有注意缺陷；前 3 名儿童在班里的学习成绩中等，语言能力较好，后 2 名儿童在班里的学习成绩较差。5 名儿童在班里都有一定的社交不足，在同伴交往方面存在困难。

2. 训练周期

此次采用小组培训班的形式开展为期 10 周的干预。

3. 训练内容

主要教授给儿童社交加入、维持互动和问题解决(如应对嘲笑、欺负)的相关内容。采用认知行为疗法教授以下技能，如讨论、榜样示范、角色扮演、行为反馈等。

4. 每次的培训过程

①复习上周的技能内容(主要通过情境重现法开展，如可以通过回顾儿童社交技能

---

① Hoza B，Smith A L，Shoulberg E K，et al.，"A Randomized Trial Examining the Effects of Aerobic Physical Activty on Attention-Deficit/Hyperactivity Disorder Symptoms in Young Childen,"*Journal of Abnormal Child Psychology*，2015(41).

② 王美芳等：《儿童社会技能的发展与培养》，313～317 页，北京，华文出版社，2003。

作业完成的形式、创设情境的形式、师生互动的形式等开展)。

②介绍本次培训的技能内容(主要借助多媒体呈现本次培训的内容，多以创设问题情境的形式引出，如"我来到了新小区，怎么和他们打招呼，加入他们?")。

③介绍技能的基本原理并讨论(介绍特定可以加入或维持社交活动的技能，以讨论的形式让儿童提出其他技能)。

④技能演示(3~5名社交良好的同学示范相应的技能)。

⑤技能实践(社交良好的同学开展社交活动，参与干预的同学运用所学技能加入或维持话题、应对矛盾等)。

⑥行为反馈(辅导教师对学生技能应用的情况进行即时反馈)。

⑦实施偶联的具体强化。

⑧技能强化与促进(最终总评大家本次的培训表现，设置社交技能训练的任务)。

(二)父母训练方案

1. 目标群体与要求

对以上5名儿童的家长进行训练，要求每次给儿童培训之前，给父母进行一次线上或线下的辅导，辅导内容与此次为儿童辅导的内容主题一致。教给他们各种技能和策略，从而使他们成为孩子主要的技能训练者和促进者。

2. 训练的主要程序

①回顾。复习上周训练的内容(主要通过家长一一分享的方式，交流培训后技能运用的情况)。

②讲授新技能。利用多媒体向父母展示马上要为儿童培训的技能内容。

③重点讲述。训练者重点向父母讲述在为儿童培训时培训者或者其他社交良好的儿童运用的关键技能和策略。例如，如何创设社交情境，如何强化儿童的社交，如何增加儿童的社交机会，如何引导儿童运用特定技能，等等。

④强化要求(明晰培训后的任务)。

四、综合干预法

这里的综合干预法特指在临床心理学家和学校心理学家指导下的教师、家长参与干预的模式。

| **案例分享** |

"做最好的自己"——ADHD 综合干预研究操作程序[①]

一、干预背景

自 2009 年起，在上海市中小学心理辅导协会理事长吴教授的带领下，在上海市心理咨询中心儿童行为门诊主任杜博士的指导下，学校进行了对 ADHD 儿童的综合干预的探索。

二、主要干预方式

1. 由教师采用行为矫正、自我控制等心理辅导的技术对儿童进行干预。

2. 家长给予孩子心理支持及与孩子重新建构起恰当的亲子关系。

3. 药物治疗。

三、干预对象的整体情况

首先，基于长处和困难问卷调查，二至四年级家长对学生过去六个月的情绪进行客观评估，教育统计学专业人员对数据进行分析统计，确定初步的 ADHD 儿童名单；其次，班主任根据初步入选的名单，结合学生的在校情况，对照 ADHD 儿童的典型特征，并征求家长的意见后，进一步确定 ADHD 儿童名单；最后，由专业的心理医生及教育心理专家与家长、学生一同探讨在家、在校的表现，根据专业评估，确定最终被诊断为 ADHD 的儿童。此后，辅导教师调整好与学生的关系，取得学生的信任后寻找恰当的时机、充裕的时间和安全的地点将干预的目的和设想的效果与学生沟通，在学生知情、同意的前提下，使他们主动、愿意参与和实现自我改变。最终确定 8 名学生进入干预组，2 名同学进入药物组，2 名同学进入对照组。

四、干预过程

具体干预过程见表 9-2。

---

① 上海市中小学幼儿教师奖励基金会：《上海市校外教育——实践与创新》，301～306 页，上海，上海教育出版社，2011。

表 9-2　具体干预过程

干预项目	干预过程要点				
目标行为训练	第一周：老师观察和记录学生的行为，确定目标行为	第二周：师生讨论目标达成度及奖励方式	第三至第七周：转化目标行为，不断磨合和微调目标行为达成度	第八周：师生总结目标行为	
生活习惯培养	第一周：建立操作性的学习常规行为	第二周：介入检查表，指导儿童上学期间做好自我用品的准备	第三周：使用检查表，指导儿童检查放学前必须带回家的物品	第四周：师生共同制订完成作业的检查表	第五至第八周：时间管理和调整
团体辅导训练	心理老师对8个干预组实施干预	每周一下午集中训练一次(35分钟左右)	每次团体辅导的第一个项目为"划消数字"，整理、记录学生注意力的变化过程	第二个项目为游戏，如走迷宫、大家来找碴等，训练观察力和自控力	
家庭心理辅导，转变家庭教育方式	帮助家长了解家庭教育的现状	父母和孩子共同探讨问题的症结，达成共识	共同制订家庭辅导方案	每周开展家长讲座，介绍教育方式	班主任和心理老师定期了解情况，让孩子每周交"全天候困难评定表""亲子成长日志"，检核家庭辅导情况

　　除了上述几种方法之外，还有学者提出了结构化环境创设法等，建议家长为学生提供结构化的、受最少限制的物理环境，如功能明确、干扰刺激较少、视觉提示明显的学习室，创建支持性教师团队，等等。[①]

　　从上述干预方法的讲述和分析中可以看出，每种干预方法都需要专业人员的指导，

---

① 庞晓龙：《家有小天才：3～9岁儿童成材的完美环境塑造法》，185～192页，北京，金城出版社，2010。

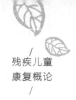

残疾儿童
康复概论

而且离不开家长、教师等多方的参与。每种干预方式都不同程度地运用了行为改变技术、结构化指导的理念，所以，未来的康复教师尤其要掌握核心的干预技术，以灵活应用于各种干预模式之中。

要点回顾 ······▶

本任务主要阐述了心理干预法、运动干预法、社会交往训练法等。每种干预方法均有其独特的优势，使用者需要针对儿童的实际情况，结合干预方法的特定特点，综合使用不同的干预方法，合理制订康复训练方案。

学习检测 ······▶

一、选择题

1. ( )主要是通过认知重建来矫正个体的失调情绪和行为。

A. 心理干预法 B. 认知行为疗法

C. 运动干预法 D. 社会交往训练法

2. 无论使用哪一种干预方法，家庭因素对干预效果的影响都( )。

A. 可以忽略 B. 不同 C. 必不可少 D. 不确定

二、判断题

1. 既然发展出了这么多的 ADHD 干预方法，药物治疗可以不予考虑。( )

2. 无论使用何种干预方法，都要视 ADHD 儿童的具体情况而定。( )

3. 对 ADHD 儿童进行干预，必须由具备心理治疗师资质的专业人员进行规划和主导实施。( )

三、论述题

结合你身边特定的 ADHD 个案，论述你会如何为其制订特定的干预训练计划。

项目十　脑瘫儿童的康复

导言

近年来随着医学的发展与进步，许多病弱新生儿的存活率大大增加，同时也造成儿童脑瘫的发病率上升。目前脑瘫已成为继小儿麻痹症之后我国儿童主要的肢体致残性疾病之一。传统上以康复训练、药物、中医和手术为脑瘫治疗与康复的主要手段，然而由于脑瘫功能障碍的复杂性，治疗脑瘫需要采用多学科、多形式的干预。因此，如何构建和实施基于生物—心理—社会医学模式的综合康复体系，从个体、任务和环境相结合的角度进行整体性康复是摆在康复人员面前的重要课题。

本项目将帮助学习者了解关于脑瘫的定义、原因及分型，运用国际与国内通用的评估量表来测评脑瘫儿童身心发育的特点；学习如何在制订康复方案时，充分考虑环境因素及脑瘫儿童、家长的现实性愿望和目标，给脑瘫儿童制订合理的远、近期康复目标；学习怎样运用有限的康复资源和时间，选择有针对性的康复策略。

学习目标

1. 了解脑瘫的基本知识。
2. 熟悉脑瘫儿童的身心发展特点。
3. 熟悉脑瘫儿童的康复需求与评定。
4. 掌握脑瘫儿童的康复训练原则。
5. 掌握如何制订脑瘫儿童的康复训练方案。

知识导览

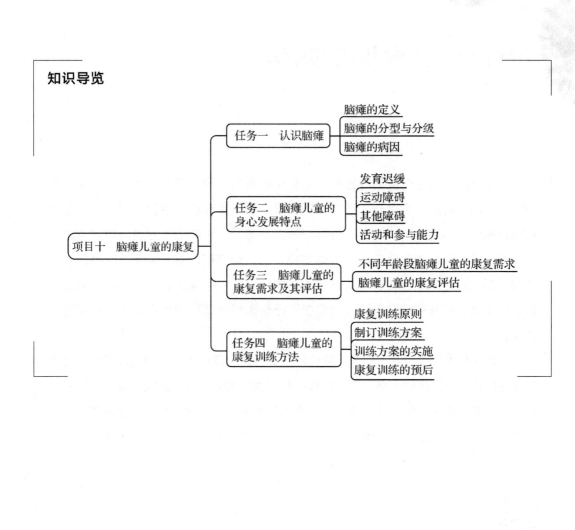

项目十　脑瘫儿童的康复

- 任务一　认识脑瘫
  - 脑瘫的定义
  - 脑瘫的分型与分级
  - 脑瘫的病因
- 任务二　脑瘫儿童的身心发展特点
  - 发育迟缓
  - 运动障碍
  - 其他障碍
  - 活动和参与能力
- 任务三　脑瘫儿童的康复需求及其评估
  - 不同年龄段脑瘫儿童的康复需求
  - 脑瘫儿童的康复评估
- 任务四　脑瘫儿童的康复训练方法
  - 康复训练原则
  - 制订训练方案
  - 训练方案的实施
  - 康复训练的预后

▶任务一
认识脑瘫

导入 ·····▶

有人问："脑瘫遗传吗?"

有人问："为什么一直做产检都没有发现问题,生下来的孩子却是脑瘫?"

也有人问："脑瘫是大脑的问题吗?"

本任务将介绍脑瘫是什么,分为哪些类型,诊断脑瘫需要具备哪些条件,重点剖析脑瘫的病因学。

一、脑瘫的定义

脑瘫是脑性瘫痪(cerebral palsy, CP)的简称,是指一组持续存在的中枢性运动和姿势发育障碍、活动受限征候群,这种征候群由发育中的胎儿或婴儿脑部的非进行性损伤所致。脑瘫的运动障碍常伴随感觉、理解、认知、交流和行为障碍,以及癫痫和继发性骨骼肌问题。[①] 针对脑瘫的具体诠释如下。

①由遗传、化学和其他因素导致脑的发育受到影响。

②发育:运动损害的症状一般在 18 个月以前表现出来。

③胎儿和婴幼儿指出生前至出生后 3 岁。

④脑部:大脑、小脑、脑干,除外脊髓、周围神经、肌肉病变引起的运动异常。由脑部进行性事件引起的运动异常不被纳入脑瘫。

⑤非进行性:指导致脑部病理改变的事件不再进行。

⑥损伤:通过一些途径妨碍、损害和影响脑正常发育的进程或事件。

⑦引起:活动受限是由运动异常引起的。凡不导致活动受限的运动和姿势异常不被归入脑瘫诊断。

---

① 李晓捷:《儿童康复学》,224 页,北京,人民卫生出版社,2018。

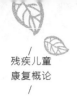

⑧障碍：儿童正常有序的神经生理发育受到影响后出现的一种状态，这种状态是持续存在的。

⑨伴随：运动、姿势异常所伴随的其他异常或损害。

⑩感觉：视觉、听觉以及其他所有感觉都有可能受到影响。

⑪认知：整体或特定的认知进程受到影响，包括注意力受限。

⑫交流：包括表达和/或接受性交流以及社交技能受限。

⑬行为：可能会出现一些行为问题，包括精神病学方面的行为问题。

⑭感知觉：统合并解释感觉信息和/或认知信息的能力受限。

⑮癫痫：各种抽搐类型和多种癫痫综合征都可在脑瘫病人中见到。

⑯继发骨骼肌问题：肌肉或跟腱挛缩、躯干扭转、髋脱位、脊柱畸形等问题。很多问题会终生存在，和生长、肌肉痉挛以及年龄增大等因素相关。①

根据上述对脑瘫定义的详细阐释，可以明确诊断脑瘫的必备条件包括：中枢性运动障碍持续存在、运动和姿势发育异常、反射发育异常、肌张力及肌力异常。② 除此之外，在诊断时还可参考脑性瘫痪的病因学依据和头颅影像学证据。

二、脑瘫的分型与分级

国际上关于脑瘫的最新分型以运动障碍类型及瘫痪部位为标准，可将脑瘫分为六种类型：痉挛型四肢瘫、痉挛型双瘫、痉挛型偏瘫、不随意运动型(包括肌张力障碍型和手足徐动型)、共济失调型(以小脑受损为主)和混合型。③ 其中以痉挛型最为常见，占脑瘫患儿的 60%～70%。痉挛型脑瘫的病因复杂，早产、低体重是主要的致病因素，早产儿脑瘫的发病率为 2.91%，且类型多为痉挛型双瘫。

脑瘫的分级依据主要是粗大运动功能的分级(gross motor function classification system，GMFCS)。按照 0～2 岁、2～4 岁、4～6 岁、6～12 岁、12～18 岁五个年龄段的 GMFCS 分级标准，功能从高到低可分为Ⅰ级、Ⅱ级、Ⅲ级、Ⅳ级和Ⅴ级。

三、脑瘫的病因

脑瘫的病因有很多，其中许多儿童患病的确切原因尚不完全清楚。最初，脑瘫主

---

① 史惟、杨红、施炳培等：《国内外脑性瘫痪定义、临床分型及功能分级新进展》，载《中国康复理论与实践》，2009(9)。

② 唐久来、秦炯、邹丽萍等：《中国脑性瘫痪康复指南(2015)：第一部分》，载《中国康复医学杂志》，2015(7)。

③ 李晓捷：《儿童康复学》，248 页，北京，人民卫生出版社，2018。

要归咎于分娩和出生时的急性缺氧，但是，目前的证据表明大多数损伤发生在产前，特别是妊娠后半期，也就是胎儿大脑发育的活跃期。在妊娠早期和妊娠中期，大脑损伤病理分为遗传性损伤和获得性损伤；从妊娠中后期开始，损伤通常是细菌性和病毒性宫内感染，或缺血缺氧机制导致的。流行病学研究表明，70％～80％的脑瘫与产前因素有关。

近年来更多的证据随着技术的进步而被找到。例如，磁共振成像的发展让生理和病理学变化可视化，对脑瘫的发病原因和时间以及大脑发育过程中的形态学变化有了全面的了解。例如，在一项队列研究中，对154名脑瘫儿童进行磁共振成像检查，其中66％的儿童足月出生。研究者从大脑扫描的结果中发现：16％的儿童大脑没有发生病变，31％存在脑室周围白质损伤，16％存在出血性病变，14％存在弥漫性脑病，12％存在大脑畸形，2％存在感染，8％不能分型；出现大脑畸形的儿童大部分足月出生，且比其他脑瘫儿童出现了更严重的运动障碍。

目前的证据还表明脑瘫是由多种高危因素而非单一因素导致的。单一因素，如子宫破裂、脐带脱垂或胎盘早剥，会导致大脑的缺氧性损伤，虽然这种情况只存在于小部分脑瘫患者中，但是因缺氧造成的损伤通常是大脑双侧的和广泛性的，包括基底神经节、灰质和白质，从而导致全身的痉挛和运动障碍特征。

导致脑瘫的高危因素有很多。例如，胎盘的炎症可能与窒息相互作用，增加脑瘫的风险；新生儿出生后的28天内，脑血管异常是脑瘫的重要病因；弓形虫病、风疹病毒、巨细胞病毒等感染都可能通过母体传播给胎儿，影响大脑的发育并导致脑瘫；胎儿的直接损伤、胎盘早剥或产前血管损伤也可导致脑瘫；母体的甲状腺疾病也与胎儿的脑瘫有关；多胎妊娠伴随而来的早产或单个胎儿死亡的趋势可能会增加患脑瘫的风险；产后类固醇的使用，增加了破坏大脑发育的风险因素；非典型宫内生长的胎儿，无论胎龄的大小，都有一定的患脑瘫的风险。此外，由遗传因素导致脑瘫方面的证据正逐渐被发现，遗传因素可能在基因序列的多个位点上影响脑瘫的发病风险。

脑瘫儿童患有先天性畸形的概率较高，如大脑畸形、唇裂或腭裂、肠道闭锁等。这进一步表明了产前因素对脑瘫原发病因有着重要的影响。

要点回顾 ……▶

本任务对脑瘫的定义、分型及分级与病因进行了阐述，帮助学习者对脑瘫有一个概括性的认识。

学习检测 ……▶

一、选择题

脑瘫儿童常会伴随以下哪些症状？（　　）

A. 运动功能障碍　　B. 姿势异常　　　C. 言语障碍　　　D. 认知障碍

二、判断题

1. 脑瘫是遗传性疾病。（　　）

2. 只要经过科学干预，脑瘫一定能被治愈。（　　）

三、论述题

1. 请简述脑瘫的分型。

2. 请简述脑瘫的病因。

▶任务二
脑瘫儿童的身心发展特点

导入 ……▶

有人问：脑瘫是智力障碍吗？脑瘫儿童是不是走路都歪歪扭扭，还常常流着口水？脑瘫儿童在家庭和社会中会面临哪些困难？脑瘫的孩子能上学吗？……

本任务将介绍脑瘫儿童的身心发展有哪些特点，哪些功能障碍会影响其未来的生活，他们在融入家庭和社会中会有什么困难，需要我们怎样做。

本任务以 ICF-CY 的国际康复理论与方法为依据，探讨如何将 ICF-CY 中有关儿童康复的理论模式应用于脑瘫儿童的康复。

依据 ICF-CY 的功能分类方法，在分析儿童的功能障碍时，不仅强调功能的水平，而且要注意儿童的发育和发展水平，包括儿童的认知和语言、游戏、性格和行为等方面的发展水平。只有遵循儿童神经生长发育的规律，把握脑瘫儿童的身心发展特点，才能开展有效的康复训练。

一、发育迟缓

发育迟缓是脑瘫儿童普遍面临的挑战。一般来说，比健康儿童各领域能力发育的常模落后 3 个月及以上的被视为发育迟缓。脑瘫儿童在多个领域，如运动功能、认知功能、言语功能等，都可能存在不同程度的发育迟缓。由于个体之间成长和发育的差异，脑瘫儿童身体结构和身体功能的发展速度以及技能掌握的情况都会有所不同；即便是同一个体，在不同年龄段个体的表现也会有所不同，整体能力呈螺旋式发展，而非完全按发育顺序呈台阶式发展。

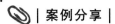 | 案例分享 |

脑瘫女作家于彬

于彬，女，33 岁，攀枝花市人。3 个月大时，由肺炎导致脑瘫。14 岁时，在父母的帮助下，她开始自学识字，18 岁时学习写作，2010 年加入攀枝花市作家协会，2013 年被吸纳为四川省作家协会会员。

14 岁那年，于彬看到电视上显示的字幕，就经常问："这个是什么意思，那个是什么意思？"妈妈想，或许可以教会她识字。于是，她自己剪了一些卡片，上面写着爸爸、妈妈等文字。她先是单独教女儿这些字的读音和用法，再将卡片混合成一堆，让女儿从中辨别。于彬似乎对文字有着独特的天赋，很快就学会了上面的文字。之后，通过阅读杂志和书籍，于彬的文字水平得到了进一步提高。然而于彬的口语表达能力非常有限，她的话只有妈妈能听懂；她与外界交流，只能靠妈妈翻译。

18 岁时，爷爷奶奶送给于彬一台电脑。但是于彬的手、脚、头等身体部位的活动很难受大脑的控制，打字对于彬来说并不轻松。她要控制左摇右晃的身体，并用不听使唤的左手握住鼠标，腾出稍微听话的右手，单指摁下键盘……但就是在此种状态下，她完成了近 80 万字的作品。

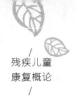

二、运动障碍

持续性运动障碍及姿势异常是脑瘫的核心表现，可表现为不同的模式，同时伴有肌张力和肌力的改变。这些异常(如运动发育迟缓、反射发育异常和肌力异常等)往往在婴幼儿 18 个月之前被发现，可出现。

运动障碍的特点主要表现为运动发育的不成熟性、不均衡性、异常性、多样性和顺应性。[1]

①不成熟性是指整体运动功能或部分运动功能落后。

②不均衡性是指个体各领域发展的差异，如粗大运动的发育和精细运动的发育不均衡、运动的发育与心理的发育不均衡、身体不同部位的发育不均衡等。

③异常性是指个体在运动发育迟缓的同时伴有异常姿势和异常运动模式，如固定的运动模式、非对称性姿势；个体肌张力及肌力异常；感觉运动发育落后，如感觉过敏导致运动失调等。

④多样性是指由个体运动发育异常的不同表现而造成的运动障碍表现多样。

⑤顺应性是指个体得不到正常运动、姿势、肌张力的感受，而不得不体会和感受异常姿势和运动模式，久而久之形成异常的感觉神经通路和神经反馈，导致其运动发育向异常的方向发展，并因强化而固定下来，异常姿势和运动模式更趋于明显，症状逐渐加重。

认知损伤与个体肢体运动功能之间存在复杂的关系，会影响大脑对运动的分析并向身体发出指令，从而影响活动能力。痉挛是小儿脑瘫常见的临床表现之一，痉挛型双瘫是最有代表性的脑瘫病型，四肢均受累及，以双下肢为甚，造成坐位及行走困难。临床的主要表现为肌张力增高、肌力降低、姿势及运动异常。痉挛型双瘫患儿立位时以足尖支持身体，表现为足内或外翻，髋、膝关节屈曲，下肢内收、内旋。由于基底支持面积小及身体重心后倾，在无支持的情况下难以取得立位的平衡。痉挛型双瘫患儿康复后 86％能独立行走，参加各项活动。

三、其他障碍

脑瘫儿童可能伴有其他障碍，其中伴有不同程度的智力障碍的比例较高，有的程

① 李晓捷：《儿童康复学》，249 页，北京，人民卫生出版社，2018。

度较重，有的程度较轻或处于临界水平。需要注意的是，并非所有脑瘫儿童都有认知发展迟缓的问题，也有脑瘫儿童考上大学的新闻报道。

（一）视觉障碍

有的脑瘫儿童存在视觉中枢或视觉传导通路的损伤，导致眼部肌肉功能异常，常伴有斜视，并且几乎占到痉挛型双瘫儿童的一半之多。还有的脑瘫儿童患有弱视、屈光不正等视觉障碍。眼球运动及视觉的损害导致与之相关的视知觉、空间知觉、感觉统合、手眼协调等能力受损，进而影响手部的精细运动，导致上肢运动障碍、眼运动障碍、手眼协调障碍等，并进一步使智力发育受阻。通过早期干预改善运动功能(包括粗大运动、精细运动和眼运动)，对智力的发展十分有益。

（二）语言障碍

语言中枢或传导通路的损伤，可导致构音障碍或语言发育障碍。这主要是发音器官的肌肉功能异常引起的。个体虽然清楚要说什么，但是无法控制口腔肌肉运动，导致发音不清。语言障碍常见于不随意运动型脑瘫。

部分脑瘫儿童，如痉挛型双瘫患儿因锥体束损伤或伴有皮质损伤，影响感觉的前馈和反馈，存在原发和继发的感觉和感觉统合异常，影响手部的精细运动和认知发育。还有的脑瘫儿童可能伴有听觉障碍、癫痫、饮食困难、消化道问题等。

四、活动和参与能力

活动是指由个体执行一项任务等，代表功能的个体方面。参与是指投入一种生活情境中，代表功能的社会方面。脑瘫儿童由于运动、言语和认知功能的发育迟缓使其活动和参与能力受限。同时，家长和监护人基于不同的育儿观念，可能会对脑瘫儿童过度照顾，使脑瘫儿童自身具有的能力得不到充分运用，而进一步加重其活动和参与的受限程度。伴随着脑瘫儿童的发展，他们的生活情境在数量和复杂度上会发生很大的变化。儿童的年龄越小，他们参与的机会越可能由家长、监护人或服务提供者决定。家庭环境和其他儿童直接接触的环境对促进脑瘫儿童的活动和参与能力不可或缺。

拓展学习 ┈┈▶

1. 刘合建，邱卓英，周文萍，等 . ICF-CY 理论与方法在脑性瘫痪康复中的应用 . 中国康复理论与实践，2014，20(1).

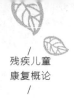
2. 吴兆芳，姜赤秋，姜琨，等．游戏式训练对脑瘫儿童家庭环境及疗效的影响．中国康复理论与实践，2010，16(7)．

3. Grimby G，Melvin J，Stucki G，等．ICF 发展应用：康复学科知识体系与临床工具构建．中国康复理论与实践，2008，14(12)．

4. 马洪路，林霞．ICF 社会参与评定与社会康复．中国康复理论与实践，2005，11(4)．

要点回顾 ……▶

本任务根据 ICF-CY 的分类架构，介绍了脑瘫儿童的身心发展特点，及在发育、运动、活动和参与能力等方面存在的障碍。

学习检测 ……▶

一、选择题

1. 脑瘫儿童的发育呈现模式为(   )。

A. 螺旋式发展   B. 台阶式发展

C. 直线上升式发展   D. 整体退行性发展

2. 痉挛型双瘫患儿的表现主要包括(   )。

A. 下肢肌张力增高   B. 下肢肌力降低

C. 姿势及运动异常   D. 上肢肌肉萎缩

二、判断题

1. 对痉挛型双瘫患儿的康复只需要关注降低其肌张力，提高其肌肉力量即可。(   )

2. 脑瘫儿童的康复需求应从生物—心理—社会性发展等方面全面关注。(   )

三、论述题

1. 请简述脑瘫儿童的身心发展特点。

2. 请简述脑瘫儿童的主要障碍。

▶任务三
脑瘫儿童的康复需求及其评估

导入 ·····▶

　　脑瘫儿童在不同阶段的康复需求不同，而最重要的是早期干预，这一时期个体神经系统的可塑性较大、对外界环境的适应能力较强，如果在这一期间及时对脑瘫儿童进行康复训练，有利于个体生理机能的重新组合，有利于身体各种功能的发展，有利于受影响的能力的恢复。抓住康复治疗的最佳时机，并与家庭成员共同制订合理的康复目标，同时选用合适的分级系统与评定量表，才能为精准的康复治疗奠定基础。

一、不同年龄段脑瘫儿童的康复需求

　　脑瘫儿童和普通儿童都是通过相同的途径去学习的，即他们的智力、情绪、社交、语言、体能等方面在理论上是同步发展的。但不可否认，脑瘫儿童在不同年龄段有着不同的康复需求。

（一）0～3 岁脑瘫婴幼儿的康复需求

　　脑瘫婴幼儿的康复需求集中在两个阶段。一是婴儿初期的训练(超早期训练)，是指在 6 个月以前，高危儿异常的症状还未完全出现和未被确诊为脑瘫前的训练，可期待完全恢复正常。二是婴儿后期至幼儿期的训练(早期训练)，是指 6 个月至 3 岁，脑瘫症状已明显，但尚无挛缩畸形时的训练，此阶段的康复可使脑瘫婴幼儿的运动功能有大幅度改善。

（二）学龄前期和学龄期脑瘫儿童的康复需求

　　学龄前期的训练(功能训练)是指针对脑瘫症状已明确，可能有固定的挛缩畸形的学龄前儿童进行的训练。此阶段主要涉及家庭教育康复训练，在强化功能训练时可借助矫形器等辅助步行。

　　学龄期的训练(能力训练)针对 6 岁以上的学龄脑瘫儿童，他们需进行社会适应性训练，接受教育培训，提高生活质量，争取生活自理或部分自理。到了学龄期，医疗康复需求与学校教育康复相结合，把教育与康复融合在一起，以教育的过程引导全人发展。6

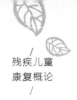

岁以上将不再仅仅以物理治疗为目标，康复的目标是顺利完成学业。他们需要的不是片段式的训练，而是一套完整的综合学习训练系统，遵循教育与治疗结合、治疗与生活自理结合的原则，从家庭、康复中心到学校，让他们应用所学得的技巧与知识于有规律的日常生活中，促进他们发展适应和控制周围环境的能力，达到融入社会的目的(见图 10-1)。

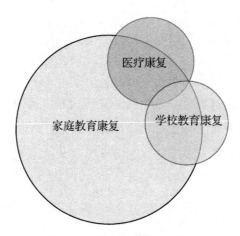

图 10-1　脑瘫儿童的康复需求

（三）脑瘫青少年的康复需求

针对 16 岁以上的脑瘫青少年，需要培养和发展其适应和控制周围环境的能力，从而使其拥有克服身体障碍的动力。通过职业教育使智能、认知能力、人际交往、日常生活能力等得以进一步提高，进而发展健全的性格；建立生活能力；建立融入主流社会的能力，实现自我价值。

综上，不同年龄段脑瘫儿童的康复需求的重心和支持体系见图 10-2。

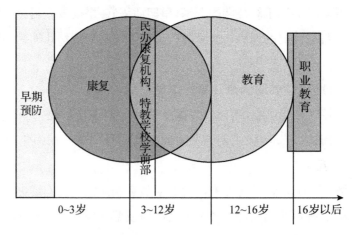

图 10-2　不同年龄段脑瘫儿童的康复需求的重心和支持体系

二、脑瘫儿童的康复评估

"无评估，不治疗"，康复评定在治疗中具有非常重要的作用，只有通过专业的评估才能有精准的治疗，但在日常的工作中评估往往容易被忽视，而造成盲目治疗的现象。康复评估的作用包括：了解脑瘫儿童的整体发育情况，合理安排康复项目；为康复训练树立康复目标；为制订康复训练计划提供依据；评价疗效；判断预后。

脑瘫儿童的康复评估，不仅评定肢体的功能障碍情况，而且评定认知、语言、感知觉等方面的表现；不仅评定存在的缺陷，而且须考虑现有的能力和优势。由于社会环境因素对脑瘫儿童的各个方面也起到重要作用，因此评定还须结合脑瘫儿童家庭经济、陪护情况、社会支持等方面。在整体发育评估方面，远城寺式儿童发展检查表(0～56个月)或格赛尔发育评估量表(0～42个月)适合康复师在门诊或脑瘫儿童初次就诊时使用，能快速全面了解脑瘫儿童各方面功能的发育落后的情况，制订康复治疗计划。各项国际分级系统为脑瘫儿童的康复评估提供了参考。

（一）脑瘫儿童粗大运动功能分级系统（GMFCS）

根据脑瘫儿童运动功能的发育情况，将脑瘫患儿分为0～2岁、2～4岁、4～6岁、6～12岁、12～18岁5个年龄组，每个年龄组又根据脑瘫儿童运动功能的表现分为5个级别，Ⅰ级为最佳，Ⅴ级为最差(见表10-1)。其中，0～12岁脑瘫儿童的GMFCS分级见图10-3。

表 10-1　对 GMFCS 各级别最高能力的描述

级别	对最高能力的描述
Ⅰ级	能够不受限制地行走；在完成最高级的运动技巧上受限
Ⅱ级	能够不需使用辅助器械行走；但是在室外和社区内行走受限
Ⅲ级	使用辅助移动器械行走；在室外和社区的行走受限
Ⅳ级	自身移动受限；孩子需要被转运或者在室外和社区内使用电动移动器械行走
Ⅴ级	即使在使用辅助技术的情况下，自身移动也依然严重受限

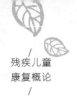
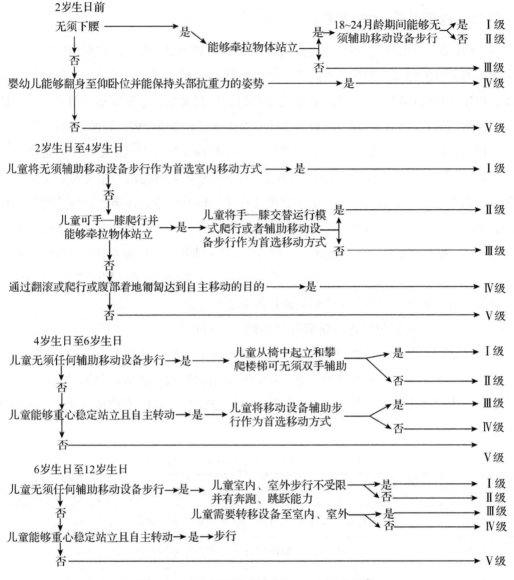

图 10-3　0～12 岁脑瘫儿童的 GMFCS 分级①

（二）脑瘫儿童手功能分级系统

脑瘫儿童手功能分级系统(manual ability classification system for children with cerebral palsy, MACS)是针对脑瘫儿童在日常生活中的手部能力进行分级的系统，属于精细运动功能的评定，适用于 4～18 岁。MACS 旨在描述哪一个级别能够最佳地反

————————————

① 欧洲脑瘫监测组织(Surveillance of Cerebral Palsy in Europe，SCPE)。

映儿童在家庭、学校和社区中的日常表现，评定日常活动中的双手参与能力，并非单独评定每一只手。对 MACS 各级别能力的描述见表 10-2。

表 10-2　对 MACS 各级别能力的描述

级别	对各级别能力的描述	
I	能轻易成功地操作物品	最多只在手部操作的速度和准确性(操作轻易性)上表现出能力受限，然后这些受限不会影响日常活动的独立性。
II	能操作大多数物品，但完成质量和/或速度方面受到一定影响	在避免某些活动或完成某些活动上可能有一定的难度;可以采用另外的操作方式，但是手部能力通常不会限制日常生活的独立性。
III	操作物品困难;需要帮助准备或调整活动	操作速度慢，在质量或数量上能有限地成功完成;如果对活动进行准备或调整，仍能进行独立操作。
IV	在调整的情况下，可以操作有限的简单物品	通过努力可以完成部分活动，但是完成的成功度有限，部分活动需要持续的支持和帮助或调整设备。
V	不能操作物品，进行简单活动的能力受限	完全需要辅助。

（三）沟通功能分级系统

沟通功能分级系统(communication function classification system，CFCS)的目的是将脑瘫儿童的日常交流表现进行 5 个等级的分类(见表 10-3)，主要着重评价 WHO 制定的 ICF 中的活动力参与水平。在 CFCS 的评级过程中，要考虑所有的交流形式，包括言语、姿势、行为、目光注视、面部表情和辅助沟通系统。辅助沟通系统包括但不限于手语、图片、交流板、交流书以及通话装置，有时也被称为输出沟通辅具，或者语言装置。等级间是基于信息发送者和接收者的角色表现、交流速度及交流对象的类型来进行区分的。

表 10-3　对 CFCS 各级别能力的描述

级别	对各级别能力的描述
I	在任何情境下，与熟悉的人和陌生人都能有效和流畅地交流，能以合适的速度来表达和接收信息。
II	在大部分情境下，与熟悉的人和陌生人有效地交流，但表达或接收信息时速度较慢。
III	在大部分情境下，只能与熟悉的人有效地交流。
IV	与熟悉的人不稳定地交流，在表达或接收信息时有时会出现限制。
V	与熟悉的人很少能有效交流，在表达和接收信息时有很大限制。

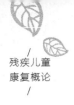

（四）分项目功能评估

1. 运动功能障碍评定

在粗大运动方面，可选用粗大运动功能评定量表和 Peabody 运动发育量表(粗大运动部分)，适合物理治疗师使用。在精细运动方面，可选用精细运动能力测试量表或 Peabody 运动发育量表(精细运动部分)，适合作业治疗师使用。其他的检查还包括肌张力测定、关节活动度的评定、肌力的评定、平衡功能的评定、协调功能评定、步态分析等。

2. 感知觉评定

可选用儿童感觉统合能力发展量表，适合感觉统合治疗师及家长使用。

3. 学习能力测试

希-内学习能力测验，近年来被应用于脑瘫儿童认知功能的测试，作业治疗和言语治疗都可使用。

4. 语言功能障碍评定

脑瘫儿童大多语言发育迟缓，可采用汉语沟通能力发展量表进行评定。还有一些为运动性构音障碍，可选用河北省人民医院修订的 Frenchay 构音障碍评定法。该表主要针对成人，由语言治疗师进行评定。

5. 功能独立性评定

针对功能独立性的评定量表众多，适用于不同类别的残疾儿童。例如，儿童功能独立性评定量表可评定儿童功能障碍的程度以及看护者对儿童进行辅助的种类和数量，对儿童康复计划的制订及疗效的评定具有参考意义。儿童能力评定量表是针对儿童功能障碍开发的量表，适用于 6 个月至 7.5 岁的儿童或能力低于 7.5 岁的儿童。该量表由功能性技巧、照顾者援助和调整项目三部分组成。评定者需要观察儿童的实际操作能力，并结合询问家长、看护者等进行评估。

6. 神经系统检查

小儿反射发育可反映中枢神经系统发育的情况，是脑瘫诊断与评定的重要手段之一。脑瘫儿童的原始反射多延迟或残存。按照神经成熟度，可以分为原始反射、姿势反射、平衡反应以及正常情况下诱导不出来的病理反射。原始反射是人类最初的运动形式，也是小儿运动发育的基础，是指小儿出生后即有的、随年龄的增长在一定的年龄期消失的反射，由脊髓及脑干部位的低级中枢控制，是婴儿初期各种生命现象的基础，也是后来分节运动和随意运动的基础，如吮吸反射、拥抱反射。原始反射是胎儿得以娩出的动力，但于 2～6 个月后消失，原始反射缺失、减弱、亢进或残存，都是异常表现；原始反射的消失、立直反射的建立及随之而来的平衡反应的出现，代表着中枢神经系统发育的不断成熟，决定着小儿姿势运动发育的阶段和成熟度。

（五）肌张力检查

肌张力是维持身体各种姿势和正常运动的基础，表现形式有静止性肌张力、姿势性肌张力和运动性肌张力。只有这三种肌张力有机结合、相互协调，才能维持与保证人的正常姿势与运动。肌张力的变化可反映神经系统的成熟程度和损伤程度。脑瘫儿童均存在肌张力的异常。目前评定及检查从以下几个方面进行。

静止性肌张力检查时，脑瘫儿童要保持安静、不活动、不紧张，临床多取仰卧位。检查包括肌肉形态、肌肉硬度、肢体运动幅度的改变及关节伸展度。①通过观察可以判定肌肉形态；②通过触诊可以了解肌肉硬度；③用手固定肢体的近位端关节，被动摆动远位端关节，观察摆动幅度的大小，判定肌张力的状况；④通过以下检查和测量可以进行关节伸展度的判断：头部侧向转动试验、头背屈角、臂弹回试验等。

姿势性肌张力是在主动运动或被动运动时，姿势变化产生的肌张力。姿势性肌张力在姿势变化时出现，安静时消失。可以利用四肢的姿势变化，观察四肢肌张力的变化。利用各种平衡反应观察躯干肌张力，也可转动脑瘫儿童的头部，在姿势改变时观察肌张力的变化。

运动性肌张力多出现在运动时，观察主动肌和拮抗肌之间的肌张力的变化。在主动或被动伸展四肢时，检查肌张力的变化。①锥体系损伤时，被动运动各关节，开始抵抗增强，然后减弱，称折刀现象；②锥体外系损伤时，被动运动时抵抗始终增强，呈铅管样或齿轮样运动；③锥体系损伤时，肌张力增强有选择地分布于上肢，以屈肌和旋前肌明显；④锥体外系损伤时，除了上述表现之外，可有活动肌张力突然增高。

异常肌张力的表现：①肌张力低下表现为蛙位姿势、"W"字姿势、倒"U"姿势，外翻或内翻扁平足，站立时腰椎过度前凸，骨盆稳定性差而走路左右摇摆似"鸭步"，翼状肩、膝反张等；②肌张力增高表现为头背屈、角弓反张、下肢交叉、尖足、特殊坐位姿势、非对称性姿势等。对肌张力的传统分级将其分为轻度、中度和重度三个等级，目前多采用 Ashworth 痉挛量表或改良 Ashworth 痉挛量表，对婴幼儿采用内收肌角、直腿抬高角、腘窝角、足背屈角测量。

（六）姿势检查

姿势检查主要由身体形态、肌力、肌张力、平衡功能、运动系统及协调几个方面组成。正常的姿势主要靠骨骼结构和各部分肌肉的紧张度来维持。各种因素导致的身体骨骼、肌肉等形态结构的变化以及比例不协调，都可能导致姿势异常和运动模式变化。

姿势发育的顺序遵循以下规律：①动作沿着抬头、翻身、坐、爬、站、走和跳的方向发育；②离躯干近的姿势运动先发育，然后是离躯干远的姿势运动的发育；③由泛化到集中、由不协调到协调发育；④先学会抓握东西，然后才会放下手中的东西；⑤先能从坐位拉着栏杆站起，然后才会从立位到坐下；⑥先学会向前走，然后才会向后倒退走。具体发育规律见表 10-4。

表 10-4　婴幼儿粗大运动的发育特点

年龄	头与躯干控制	翻身	坐	爬、站、行走
新生儿	臀高头低，瞬间抬头		全前倾	阳性支持反射
2 个月	短暂抬头，臀、头同高，肘支撑抬头 45°	仰卧位至侧卧位	半前倾	不支持
3 个月				短暂支持
4 个月	抬头 45°～90°，头高于臀部，玩两手	仰卧位至俯卧位	扶腰坐	足尖支持
5 个月	双手或前臂支撑，抬头 90°，手、口、眼协调			跳跃
6 个月	随意运动增多，抬头＞90°	俯卧位至仰卧位	独坐手支撑	
7 个月	双手或单手支撑，支撑向后成坐位		直腰坐	肘爬、扶站
8 个月	胸部离床		扭身坐	腹爬
9 个月	手或肘支撑，腹部离床		坐位自由、变换体位	后退移动、抓站
10 个月				四爬、独站
11 个月				高爬、牵手走
12 个月				跪立位前移、独走
15 个月				独走稳、蹲着玩
18 个月				拉玩具车走、爬台阶
2 岁				跑步、跳

续表

年龄	头与躯干控制	翻身	坐	爬、站、行走
3 岁				踮着足尖走或以足跟走，双足交替下楼

(七)步态分析

脑瘫儿童的父母通常问的第一个问题是："我的孩子会走路吗?"或者"我的孩子还能走路吗?"行走之所以比其他能力更被重视，是因为它能够衡量独立性和与之相关的社会接纳度。让儿童独立行走是家庭治疗的最终目的，有时也是儿童康复治疗师的最终目的。影响行走的因素多且复杂，但普通孩子通常在 8～17 月龄的时候(平均 12 月龄)就能走路了。加拿大婴儿运动量表的数据表明，50％的婴儿在10.5 月龄时能够独立站立，在 11 月龄时能够迈出第一步，在11.5 月龄时能够独立行走。此外，正常发育的儿童到 3.5 岁时行走模式已经成熟。下面介绍一些步行的基本知识与不借助专业设备通过肉眼观察的方法。

延伸阅读：正常步行周期中关节的运动角度及参与的肌群

1. **步行周期**

步行周期是指行走过程中一侧足跟着地至该侧足跟再次着地时所经过的时间，分为站立相(stance phase)和迈步相(swing phase)。

2. **步态观察**

步态观察要点见表 10-5。

表 10-5 步态观察要点

步态内容	观察要点
步行周期	时相是否合理，左右是否对称，行进是否稳定和流畅。
步行节律	节奏是否匀称，速率是否合理。
疼痛	是否干扰步行，部位、性质与程度与步行障碍的关系，发作时间与步行障碍的关系。
肩、臂	塌陷或抬高，前后退缩，肩的活动度降低。
躯干	前屈或侧屈，扭转，摆动过度或不足。
骨盆	前、后倾斜，左、右抬高，旋转或扭转。
膝关节	摆动相是否可屈曲，支撑相是否可伸直，关节是否稳定。
踝关节	是否可背屈和跖屈，是否下垂/内翻/外翻，关节是否稳定。

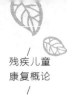
续表

步态内容	观察要点
足	是否为足着地跟，是否为足趾离地，是否稳定。
足接触面	足是否全部着地，两足间距是否合理，是否稳定。

在自然步态观察的基础上，可以要求脑瘫儿童加快步速，减少足接触面(踮足或足跟步行)或步宽(两足沿中线步行)，以凸显异常；也可以通过增大接触面或给予支撑(足矫形垫或矫形器)，以改善异常，从而协助评估。

脑瘫从诊断到评估、制订康复治疗计划，再到实施治疗和家庭康复是一个系统的工程，康复治疗应该从评估开始，到评估结束。一般每3个月为一个疗程，做一次总评估，在每次治疗时还需要边训练边评估边调整，根据脑瘫儿童的情况实时调整。在各个项目的治疗中，如果能找到适合的评定工具，将对治疗起到事半功倍的效果。

要点回顾 ……▶

本任务综合介绍了脑瘫儿童在各个年龄段的需求及常见的评估内容，简单概述了各种常见量表，受篇幅所限，学习者在实践工作中还需找到相关量表继续深入学习才可做相应评估。总之，脑瘫儿童的康复需要在"全人发展"理念下全方位考虑和评定，进而制订相应的个别化的康复方案。

学习检测 ……▶

一、选择题

1. 学龄前期和学龄期脑瘫儿童的康复需求包括(　　)。

A. 医疗康复　　　　　　　　　　B. 学校教育康复

C. 家庭教育康复　　　　　　　　D. 只需要康复不需要教育

2. 脑瘫儿童一般需要(　　)。

A. 感知觉评定和运动功能障碍评定　　B. 学习能力测试

C. 语言功能障碍评定　　　　　　D. 功能独立性评定

二、判断题

1. 脑瘫粗大运动功能分级系统(gross mortor function classification system，GMFCS)分为5级，Ⅰ级最重，Ⅴ级最轻。(　　)

2. 步行周期是指行走过程中一侧足跟着地至该侧足跟再次着地时所经过的时间。
(　　)

三、论述题

1. 请简述婴幼儿粗大运动的发育特点。

2. 请简述脑瘫儿童评估中常用的评估方法。

▶任务四
脑瘫儿童的康复训练方法

导入 ·····▶

什么时候是练习走路的最佳时机？

走路是每个孩子最终的训练目标吗？

在孩子的康复中，训练的重点应该放在哪里？

脑瘫的孩子能在家自己训练吗？

孩子天天在机构康复，长大后怎样进入社会？

本任务将介绍如何在激发脑瘫儿童的活动动机和执行康复任务、强化训练之间寻找平衡点，讲述在婴幼儿期、学龄前期、学龄期等不同年龄段，医疗康复如何与教育康复紧密结合。此外，本任务还将介绍脑瘫儿童心理障碍的预防问题。

脑瘫儿童的康复治疗强调综合、全面和动态调整，治疗措施不仅包括传统的康复训练、作业治疗、言语治疗等，而且包括矫形器应用、行为治疗、药物等，以解决脑瘫儿童身体结构和身体功能、活动和参与、环境等不同层面的问题。治疗注意根据其年龄采取相应的治疗策略，脑瘫儿童的生长发育将会极大地影响功能障碍的发展，在治疗时还应考虑大脑行为的学习，脑瘫的功能障碍表现在四肢上，问题出现在大脑上。在脑瘫儿童发育的过程中，要注意其认知及学习能力的培养，以小组活动的形式，让脑瘫儿童参与到集体活动中来，促进其身心功能的全面发展。

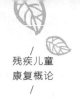

一、康复训练原则

（一）及早干预原则

研究证明，0～3岁是心理发展的关键时期，也是生理发展、知觉发展、动作发展的重要时期。婴幼儿期的脑处于发育迅速的时期，脑的可塑性强，代偿能力强。虽然神经细胞死亡后不能再生，但在早期，某些细胞的特殊功能是可以改变的，可以产生新的神经轴突、树突，使神经兴奋传递通路得以恢复，而且年龄越小，再构能力越强，出生后半年内的可塑性最强，治疗效果最好。研究认为，出生小于3个月的高危儿具有脑损伤的潜在危险，如果不及时干预，一旦出现神经系统功能异常就会错过最佳治疗时间。另外，新生儿的脑和神经依然处于发育过程中的成熟和分化阶段，未成熟脑在结构和功能上有很强的适应性和重组的能力。早期干预能够促进损伤的脑组织得到有效的代偿。神经学家研究表明，在发育过程中，部分细胞的缺失或损伤可由临近细胞代偿，但是在敏感期后，缺陷将永久性地存在。也就是说，在发育早期大脑受损，到成年时功能较少受影响，但是当在发育晚期大脑受损，引起的功能性障碍将永久性地存在。实践证明，对高危儿中的早产儿从出生就开始干预，脑瘫的发生率明显减小。可见，早期干预和康复治疗十分重要。

早期干预的方法提倡将早期教育和早期训练相结合。根据儿童的不同年龄段和高危因素等，制订个别化的教育、训练方案、营养指导等，从动作、语言、认知、感知觉、社会性等方面进行综合指导和训练，在临床上配合药物、水疗、按摩等综合治疗与干预。随着预防医学和现代神经科学的发展，脑瘫高危儿的早期干预研究对降低高危儿的出生率、减小脑瘫的发生率具有重大意义。[①]

（二）以任务为导向

训练应以功能活动为核心，强调其功能在个人活动和生活情境中的应用。应用ICF理论不仅要关注脑瘫儿童功能障碍的方面，而且要重视其功能的优势。在康复训练中，给其设定一项具体的、难度适中的、可操作的任务，使脑瘫儿童可充分发挥其功能优势，尽量减少训练一些在生活中无实际应用价值的动作，避免重复训练一些枯燥的、单一的肢体功能，康复训练的任务要与实际情境相结合。

（三）诱发主动运动

强调在动作完成过程中实时对脑瘫儿童给予诱导，重视脑瘫儿童的个人体验，注

---

① 梁秋雁、张盘德、杨杰华等：《高危脑瘫婴幼儿早期康复干预对运动功能的影响》，载《中国康复医学杂志》，2009(12)。

意脑瘫儿童活动中的各个细节，及时纠正异常姿势和代偿。在改善脑瘫儿童身体结构和身体功能层面的问题后，还须提高其主动活动的意识，诱发大脑的学习机制，让脑瘫儿童不仅能完成这项功能，而且学会将这项功能在日常活动中加以运用，并根据不同的环境适度调整。

（四）寓治于乐

《儿童权利公约》提到游戏是儿童正当的权利，特殊儿童同样应享有这种权利。儿童在活动和参与上相对于成人有所不同；儿童游戏的早期经验在决定大脑回路和儿童智力的广度和质量上起重要作用。儿童必须而且只有通过游戏才能实现其身体的发育和心理的成长。对儿童而言，增强满足感，鼓励、陪伴、奖励等均可提高参与度。因此，在康复训练的设计中，需要考虑如何将康复训练变得有趣，以提高儿童参与的积极性。

（五）家庭参与

儿童所处的环境主要是家庭环境，家庭是儿童康复的自然环境。家长与儿童相处的时间最长，接触最密切。儿童的年龄越小，他们参与的机会越可能会由家长、照顾者决定。在人的一生中，儿童发展阶段的家庭互动对儿童功能的影响比以后任何一个阶段都要重要。[①] 因此，不能孤立地看待儿童的功能，而应根据儿童所处的家庭系统情况看待儿童的功能。康复训练过程使家庭有更多的机会参与训练，不仅可以一对一地个别化训练，而且可以不受时间与空间的限制，尤其是关键性的学习阶段。若能及早给予家长各种基础训练的培训，往往能达到事半功倍的效果。家长除了在衣食住行上给孩子提供基本的物质需求和给予孩子适度的爱之外，还应充当老师和治疗师的角色。家长既不能因脑瘫儿童特殊的情况而过度溺爱，事事代劳，使其自身具有的能力得不到充分运用，也不要让脑瘫儿童因自己的特殊而刻意回避社会，以避免加重其活动和参与的受限程度。家长应以正确的态度来面对儿童，家庭的态度和家长学习应用教育与康复手段的能力是康复治疗结局的关键环节。

（六）去机构化

环境中的物理、社会和态度环境等因素对脑瘫儿童的发展有很大影响。在康复治疗过程中，持续地关注和改善脑瘫儿童的社会环境对提高其功能和社会适应能力至关

---

① 吴兆芳、姜赤秋、姜珉等：《游戏式训练对脑瘫儿童家庭环境及疗效的影响》，载《中国康复理论与实践》，2010(7)。

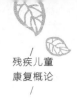

重要。[1][2]脑瘫儿童所处的社会环境一般都比较局限，大多活动区域仅限于家庭和治疗机构，只有部分儿童可以以随班就读的形式上普通的幼儿园或学校，部分上特殊教育学校。脑瘫儿童若长期坚持在康复机构或特殊学校进行强化康复治疗，客观上会脱离正常儿童的生活成长环境，社会交往的范围较窄。除了与父母、治疗师、教师接触之外，与同龄儿童的交往机会不多，且在交往的过程中，主要接触人都会给予脑瘫儿童特殊的照顾。他们在一个相对隔离的环境中成长，会影响其身心的健康成长。因此，相关机构需要持续关注和改善儿童的环境，调动环境中的相关人员，消除环境障碍，创设支持性的物理和社会环境，建立并强化个人的资源，改善与周围环境的交互作用水平。积极寻求当地残联、医疗机构、福利机构中可利用的服务与资源，为脑瘫儿童争取更多融入社会的机会。

（七）医教结合

儿童的参与能力与其在不同的发育时期能否最大限度地接受教育有密切联系。脑瘫儿童的康复训练应与普通教育、特殊教育、融合教育相结合。0～3岁婴幼儿的中枢神经系统尚未发育成熟，脑组织各部位的功能尚未专一化，此阶段的脑组织有很强的可塑性，是进行康复训练的最佳时期。3岁以上学龄前期和7岁以上学龄期的儿童将面临继续在医疗机构以康复训练为主还是在学校以接受教育为主的两难选择。国际上通用的是以康复训练与教育相结合的模式，不仅能保证脑瘫儿童接受正常的教育，而且能从肢体、言语、日常生活、行为及感知觉等方面提高其功能、活动和参与能力。

二、制订训练方案

康复训练方案应由康复团队根据评定结果共同制订。

脑瘫儿童的康复训练方案的制订首先必须明确重点，集中精力获得阶段性进步，因此需相应地制订训练方案的近期目标(3月)、中期目标(6月)和远期目标(发育过程，直到发育成熟)。设定治疗目标应遵循普通儿童神经生理发育的规律，客观评估其潜在能力和功能优势，正确分析运动障碍的生物力学因素，制订合理的康复训练目标。除了以外显的身体功能、身体结构层面的功能障碍为近期康复目标之外，也不能忽略功能障碍产生的原因及形成功能性活动需具备的条件。还应把康复训练的目标放在提高

---

① Grimby G，Melvin J，Stucki G，et al.，《ICF 发展应用：康复学科知识体系与临床工具构建》，载《中国康复理论与实践》，2008(12)。

② 马洪路、林霞：《ICF 社会参与评定与社会康复》，载《中国康复理论与实践》，2005(4)。

活动和参与能力上，同时减少和消除对完成此康复目标不利的个人、环境因素。

康复训练计划的制订应以需求为目标，以任务为导向；分清主次矛盾，坚持主动运动；强调姿势控制，设计适当游戏；保障儿童发育，促进全面发展。康复训练计划的制订应将重点放在运动控制、立位动态平衡、大小肌群的协调、正确运动模式的学习上，不仅涉及身体结构和身体功能层面，而且应加强患儿在个体水平和活动参与方面的能力，按照 ICF 的生物—心理—社会模式的康复理念，以追求身体、心理和社会功能的最大化为目标。因此，康复计划还应注重调动环境中的相关人员包括家庭成员参与的积极性，通过消除环境障碍，创设支持性的物理和社会环境，建立并强化个人的资源，改善与周围环境的交互作用。

根据康复训练的目标，可采用相应的康复治疗方法。脑瘫儿童康复训练(康复治疗)的主要方法包括物理治疗、作业治疗、言语治疗、药物和手术治疗、心理治疗及其他疗法。

三、训练方案的实施

康复训练的实施应以脑瘫儿童的体验学习为主，激发脑瘫儿童主动参与活动的动机，循循善诱，以主动活动为主，强调在动作完成过程中实时诱导，注意脑瘫儿童活动中的各个细节，及时纠正异常姿势和代偿，让脑瘫儿童不仅能完成一个动作，而且学会这个动作，最终能在活动中运用这个动作。医学上常规康复治疗习惯使用肌力、关节活动以及肌肉牵伸等训练，这些训练对锻炼一些浅层大肌群的肌力和即时扩大关节的活动范围等的作用较好，且见效快，易取得部分急于求成的家长的满意，但往往以损害其身体机能、未来活动的潜力为代价，甚至会造成不可逆的医源性损伤，如过度地练习蹲起，容易造成膝过伸，足弓塌陷；过早地练习步行，容易造成骨盆前倾，异常姿势固化等。近年来"慢康复"理论[①]在脑瘫儿童康复训练的过程中更加受到关注。它强调在训练过程中整体考虑儿童多系统功能的优劣势；治疗师以轻柔、缓慢、持续的手法循循善诱地引导脑瘫儿童完成目标动作；充分调动脑瘫儿童的视觉、听觉、触觉等感官活动；注重训练过程中体验学习，反复练习正确的活动方式；及时矫正训练过程中所出现的各种异常姿势等。

---

① 刘合建、梁兵、张婵等：《美国中国伙伴联盟培训项目对国内脑性瘫痪康复治疗的启示》，载《中国康复理论与实践》，2014(4)。

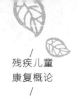

实施康复训练方案的常用方法和策略包括以下内容。

（一）游戏训练

游戏是儿童主要的活动，能够体现儿童内在的动机，并且给儿童带来愉快的体验。游戏可以帮助儿童发现他们对所处环境中的物体和人可能造成的影响，发展社交技能，加强对环境的感知，促进概念、知识和语言技能的发展。脑瘫儿童即使在有能力去游戏的情况下也经常会受限。他们在家中比在社区和学校环境中能获得更多的支持。身体的障碍、时间的限制以及社会和环境的障碍会导致脑瘫儿童参与游戏受限，影响其游戏中的体验，并可能导致其独立性、动机、想象力、创造力、自信、社交技能和自尊水平受到影响。康复训练应提供充分游戏的机会，并创造性地开展避免有社会和环境障碍的游戏。

脑瘫儿童的游戏活动以规则性游戏为主。规则性游戏可以帮助脑瘫儿童建立良好的规则意识；锻炼抗挫折能力的同时增强其竞争意识；可以发展脑瘫儿童的思维能力，对所遇到的问题和困难，通过思考做出更合理的分析、推理和判断；可以帮助脑瘫儿童控制情绪，培养自制力。

（二）常见肌肉骨骼问题的处理策略

脑瘫儿童由于痉挛、肌力不足、感觉失调、发育障碍等因素易造成继发性肌肉骨骼问题，常见的有尖足、扁平足、内外翻等问题。治疗干预包括力量训练、牵伸练习，或通过支具、矫形器或石膏的长时间姿势管理以及改善步态和功能性运动技能的干预措施。处理策略有肌肉牵伸技术、改良潘塞缇法、手术治疗等，且与功能性电刺激、软组织贴扎、矫形支具、康复训练相结合来使用。所有的方法都被认为是需要共同干预才是最佳的。扁平足、内外翻、内/外八、O/X形腿则可通过生物力学矫正足垫来纠正。脊柱侧弯则需要根据其严重程度选择康复训练、矫形器、手术等方案矫治。

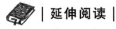 | **延伸阅读** |

改良潘塞缇法

刘合建副教授根据潘塞缇法（Ponseti）的部分原理进行改良，运用高分子绷带取代传统石膏，创立的改良潘塞缇法被应用于尖足、马蹄足、O/X形腿、膝关节屈曲/反张及多发性关节挛缩等多种继发性肌肉骨骼问题。每周一次，2～3个月为一疗程。经过大量案例的验证，该方法已取得了良好成效。

| 延伸阅读 |

脑瘫儿童的姿势控制和管理

随着脑瘫儿童年龄的增长或因上学长时间坐在椅子上，他们的肌肉和骨骼问题如果得不到很好的控制是会进行性加重的；另外，痉挛是上位神经元的损伤，随着脑瘫儿童体格的生长发育，其受痉挛影响的肌肉跟不上骨骼的生长，就会进一步加重肌肉缩短的情况。因此，对其进行24小时的姿势管理尤为重要，特别是在非康复治疗时间段，因为每个脑瘫儿童每天进行一对一训练的时间是有限的，一般为3～4小时，脑瘫儿童每天在其余时间都处于痉挛的状态或异常的姿势，长此以往就可能会造成脊柱侧弯、髋脱位、膝屈曲、跟腱短缩、肘屈曲、腕下垂等继发性的肌肉和骨骼问题。如何避免功能的减退及症状的加重，需要在校期间及家里制订有针对性的综合康复方案，白天的手法（器械）牵伸＋主动活动训练＋夜间/在校期间的姿势管理。一般手法牵伸放松的效果只能维持1～2小时，相当于运动前热身，后续需要进行有针对性的主动活动训练。然后夜间通过辅具进行良性姿势管理，如髋外展支具、膝伸展支具、踝持续牵伸支具、肘和腕伸展支具等。对于大龄脑瘫儿童容易出现的蹲伏步态（如髂腰肌、腘绳肌等屈肌痉挛），可以适配站立架让其站着上课，以避免造成屈肌缩短。

生长激素是影响人体身高的重要因素，而生长激素不像人体的其他激素在白天分泌，它主要在晚上分泌，分泌得越多，就越有助于长高。21：00至次日凌晨1：00是生长激素分泌的高峰，婴儿期是个例外。在婴儿期，不管是白天还是晚上，脑垂体都在不断地分泌生长激素，所以1岁以前的婴儿长得特别快。幼儿后，生长激素在白天的分泌量就非常少了，分泌量主要集中在晚上。其中有两个时间段对长高至关重要，一个是晚上9：00至次日凌晨1：00，生长激素的分泌量会达到最高水平。另一个是早上6：00前后的一两个小时，生长激素也有一个分泌小高峰。因此，脑瘫婴幼儿和青少年在这两个时间段的姿势管理，对保障其肌肉骨骼系统的正常发育很重要。

（三）移动能力训练

移动能力对儿童整体的健康、幸福感和独立性都至关重要。脑瘫儿童的移动能力训练主要通过社区性练习和体育项目进行身体体能的训练。即使是身体和认知严重受

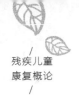

限的儿童，如果目标是切合实际的并且配合适当的行为、交流和运动学习技术，他们的活动和参与也可能会有所改善。尽管部分脑瘫儿童缺乏粗大运动技能大幅提高的潜力，但仍需要进行治疗训练以保持最佳的功能水平，同时能防止恶化。

用双足行走并不一定是脑瘫儿童唯一的移动方式。脑瘫儿童和青少年的移动方式取决于不同的身体状况，并且与能量消耗、活动、环境和个人偏好有关，特别是当儿童年龄更大、需要更远的距离参加他们的社会和教育活动时。即使功能水平为 GMF-CS-Ⅱ级至Ⅳ级的能步行的青少年，在学校或社区环境中也经常选择使用手动或电动的轮式移动来提高安全性、实用性或社会适应性。移动设备的使用可能需要进行环境改造，如入口的坡道或洗手间的改造，以便通行。如果单独使用轮式移动设备不可行，则应提供使用公共或特殊交通的指导，但对特殊交通方案或父母的依赖会限制他们自发参加社区活动的能力的发展。

使用部分体重支撑带进行跑步机训练可以为 GMFCS-Ⅲ级、Ⅳ级和Ⅴ级的儿童提供安全的、有针对性的步态训练。研究证明，这使无法独立步行的儿童在步行技能、步速和耐力等临床相关方面及站立转移方面有所改善；强度越高、持续时间越长，康复效果越好。

使用被动矫正步态的机器人辅助跑步机训练是目前常用的移动能力康复训练方法。这种方法需要较少的人力，可以以更快的速度和更远的距离进行高强度、高重复的步行训练，可用于增强耐力和力量，可以在没有支持带的情况下用于功能更高的儿童，并且可能会促进神经重组。这种方法被认为是改善 GMFCS-Ⅰ级、Ⅱ级、Ⅲ级和Ⅳ级儿童的步行速度和粗大运动功能治疗的最佳选择。

学龄儿童通常能发展出抽象思维和足够的认知能力来使用生物反馈和关于肌肉活动的电子反馈来学习自主控制。例如，移动通信技术，如智能手机、平板电脑和计算机以及众多的游戏和应用程序，使学龄儿童可以访问同伴经常使用的社交媒体；虚拟现实技术为主动、重复的感觉和运动感觉训练提供了机会。关于脑瘫儿童的研究发现这些相对成本较低、带有激励性质的电子反馈，可以有效帮助他们主动控制关节活动度、力量和运动，增强视觉感觉处理、姿势控制和功能性活动，并且对所有 GMFCS 水平的儿童都是安全的。

四、康复训练的预后

在学龄前期，预测儿童获得运动技能的潜力比婴儿期更准确，因为损伤、活动受限以及个人和环境因素的影响在学龄前期会更明显。家庭更擅长合作制订目标以及与服务提供方进行沟通。但所有的预测都仅供参考，每种评估方法或量表都有其侧重点，任何评定都只能评估脑瘫儿童目前的功能状态，不能测评其未来潜能，且个体的差异、环境及医疗科技的发展是无法预估的。

脑瘫儿童康复训练的预后属于康复医学范畴，需要专业的康复治疗师进行评定。特殊教育领域的康复训练教师需要明确预后评估的重要性，并知悉当地专业机构的相关信息，为家长提供相应的信息支持和转介服务。

 | 延伸阅读 |

脑瘫儿童康复训练的预后

一、步行能力的预后

在婴幼儿 12 个月或更大时检查以下 7 项。

1. 非对称性紧张性颈反射。

2. 颈翻正反射。

3. 拥抱反射。

4. 对称性紧张性颈反射。

5. 伸肌挺伸反应。

6. 紧张性迷路反射。

7. 放置反射。

上述 7 项有反应的记 1 分，无反应的记 0 分。2 分或 2 分以上为预后不良，0 分为预后良好，1 分为预后需慎重考虑。

二、上肢功能的预后

3 岁前上肢仍不能超过躯干中线活动时，上肢功能预后不良。

上肢功能检查每 6～9 个月进行一次。

三、不同类型脑瘫的康复预后

1. 受累肢体越多，预后越差。

2. 痉挛型双瘫和偏瘫的预后较好。

3. 手足徐动症和痉挛型四肢瘫的预后较差。

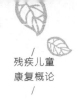

4. 脑瘫儿童 6 岁时仍然不能行走，那么以后能够行走的可能性也不大。脑瘫儿童小于 24 个月时可独坐，则未来习得步行的可能性较大；若大于 36 个月时仍不能独坐，则今后可能难以步行。脑瘫儿童小于 30 个月时学会腹爬，则可能能学会步行；若大于 36 个月时仍不会腹爬，则今后可能难以步行。[①]

拓展学习 ……▶

1. 励建安. 特殊儿童物理治疗. 南京：南京师范大学出版社，2015.

2. 刘合建，梁兵，张婵，等. 美国中国伙伴联盟培训项目对国内脑性瘫痪康复治疗的启示. 中国康复理论与实践，2014，20(4).

要点回顾 ……▶

本任务介绍了在激发脑瘫儿童主动活动动机和执行康复目标任务、强化训练之间如何寻找平衡点，讲述了脑瘫儿童在婴幼儿期、学龄前期、学龄期等不同年龄段，医疗康复如何与教育康复紧密结合。

学习检测 ……▶

一、选择题

1. 常用的脑瘫儿童康复训练(康复治疗)方法有(   )。

A. 物理治疗   B. 作业治疗

C. 言语治疗   D. 药物和手术治疗

2. 康复训练方案实施过程中常用的方法和策略包括(   )。

A. 游戏训练

B. 常见肌肉骨骼问题的处理策略

C. 移动能力训练

D. 其他有助于儿童身心发展的有实证支持的方法

---

① 姚凤莉、张衡、黄捷婷等：《脑瘫婴儿的早期临床特征及综合治疗预后分析》，载《中国优生与遗传杂志》，2008(11)。

二、判断题

1. 儿童在 3 个月前未必会有脑瘫的表现，因此不需要介入干预。（　　）

2. 脑瘫儿童应该在机构被治好后再回到学校。（　　）

三、论述题

1. 请简述脑瘫儿童康复训练应遵循的原则。

2. 请简述如何帮助脑瘫儿童提高移动能力。

项目十一　情绪与行为障碍儿童的康复

导言

"等待着下课，等待着放学，等待游戏的童年。"正如《童年》这首歌所描述的那样，大部分人的童年都是在学习、玩耍、交友中度过的。孩子们脸上洋溢的欢乐、幸福让老师和家长体验到生命的美好，让这个世界充满阳光和希望。然而，也有些孩子却遭受着持续的情绪紊乱或表现出一些严重不当的行为。他们中有些人的生活就像灰暗的天空，乌云压顶，充满了悲伤、沮丧、孤独和无助。他们中的有些人就如同一只横冲直撞的刺猬，对世界和他人充满敌意，刺痛他人的同时让自己也遍体鳞伤。这些孩子都属于情绪与行为障碍儿童。他们可能是成人眼中的"坏孩子"。在给成人带来困扰的同时，这类孩子其实也是他们自身情绪与行为问题的受害者和牺牲品。如果能对这类孩子进行有效的心理治疗和教育矫正，他们一样能给我们带来阳光和希望。

学习目标

1. 掌握情绪与行为障碍儿童的定义。
2. 了解情绪与行为障碍儿童的身心发展特点。
3. 掌握情绪与行为障碍儿童的康复需求及其评估方法。
4. 了解情绪与行为障碍儿童的常见康复训练方法。

知识导览

项目十一　情绪与行为障碍儿童的康复
- 任务一　认识情绪与行为障碍
  - 情绪与行为障碍儿童的定义
  - 情绪与行为障碍的常见类型
  - 儿童情绪与行为障碍的检出率
- 任务二　情绪与行为障碍儿童的身心发展特点
  - 外倾型情绪与行为障碍儿童的特征
  - 内倾型情绪与行为障碍儿童的特征
  - 情绪与行为障碍儿童的学业成绩特点
  - 情绪与行为障碍儿童的人际关系特点
- 任务三　情绪与行为障碍儿童的康复需求及其评估
  - 情绪与行为障碍儿童的评估程序
  - 情绪与行为障碍儿童的评估内容
  - 情绪与行为障碍儿童的评估工具
- 任务四　情绪与行为障碍儿童的康复训练方法
  - 情绪与行为障碍儿童的药物治疗
  - 情绪与行为障碍儿童的心理咨询
  - 情绪与行为障碍儿童的认知干预
  - 情绪与行为障碍儿童的行为矫正
  - 情绪与行为障碍儿童的综合康复

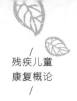

▶任务一
认识情绪与行为障碍

导入 ⋯⋯▶

　　小莉，15岁，患上了严重的抑郁症。弥漫的抑郁情绪会让她体验到深深的绝望，生活中似乎没有能使她感到高兴的事情。她没有什么朋友，也不想和家人交流。她的心情总是莫名地陷入低谷。有时候在晚上，她会哭好几个小时。她觉得自己已经到了崩溃的边缘，觉得只有死亡才是终结这一切的最好方式。自杀的念头在她的脑海中出现得越来越频繁。

　　小武，12岁。虽然他的学习不太好，但老师认为他是一个聪明的孩子，有时候思维还很灵活。课堂上他经常做小动作，注意力差，还常常打扰别人学习。他常常忘记做作业，或者故意不写作业，还抄袭他人的作业。有一次因为同学没有借给他作业抄而和同学大打出手。他爱说谎且习以为常，总是为自己的错误行为找理由开脱。身边有一些和他"志趣相投"的朋友，整天聚在一起，在游戏厅打游戏。此外，他脾气暴躁，一言不合就恶语相向，甚至在课堂上顶撞老师。

　　人常说花季少年，但诸如小莉、小武这样的孩子却成了让人惋惜、头疼的"问题少年"。他们怎么了？这些孩子是否应该成为特殊教育关注、关怀的对象？有没有合适的教育或支持的手段来帮助他们？带着这些问题，让我们来学习本任务的内容。

　　随着社会的发展，"情绪与行为障碍"一词越来越频繁地出现在教育者讨论的话题中，引起了学者的重视，也受到了很多新闻媒体的关注。那么究竟什么是情绪与行为障碍？

一、情绪与行为障碍儿童的定义

　　从20世纪60年代起，特殊教育领域的专家采用不同的名称和术语(如社会适应不良儿童、行为失调儿童或严重情绪困扰的问题儿童等)对情绪与行为障碍儿童进行了描述。但截至目前，对情绪与行为障碍儿童并没有统一而严格的定义。

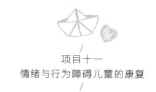

美国《所有残疾儿童教育法》将其称为有严重情绪困扰的问题儿童或情绪障碍儿童。并对他们的特征进行了以下描述。①

①既不是由智力、感官残疾，也不是由健康条件引起的学习低能。

②不能与同龄人、伙伴、家长、教师建立或维持令人满意的人际关系。

③在正常情况下，也会出现过度的情绪困扰和令人难以接受的行为方式。

④长期伴有不愉快的心境和抑郁、沮丧、压抑感。

⑤有无意识的抵触行为和不合群的孤僻感。

 | **延伸阅读** |

《所有残疾儿童教育法》

1975 年，美国第 94 届国会通过的联邦法令《所有残疾儿童教育法》，简称 94-142 公法。该法律在美国特殊教育发展史上具有里程碑意义。该法律规定残疾儿童有 11 类：聋、盲聋、重听、智力落后、多种障碍、肢体残疾、其他身体病弱、严重的情感障碍、学习障碍、语言障碍、视觉障碍。其强调要在受最少限制的环境中对残疾儿童进行教育，为每个残疾儿童制订个别化教育方案。1983 年和 1986 年，该法律分别进行了部分条文的修订，将受特殊教育服务的年龄界限进行了扩展。

一些文件将情绪与行为障碍儿童定义为"长期情绪或行为表现显著异常，严重影响学校适应者；其障碍并非因智能、感官或健康等因素直接造成之结果"。此定义认为情绪与行为障碍的症状，包括精神性疾患、情感性疾患、畏惧性疾患、焦虑性疾患、注意缺陷多动障碍或其他有持续性的情绪或行为问题者。并强调情绪与行为障碍的诊断需要考虑以下方面。②

①情绪或行为表现显著异于其同龄人或社会文化的常态，需要参考精神科医师的诊断进行认定。

②除学校外，在家庭、小区、社会或任一环境中显现适应困难。

③在学业、社会、人际、生活等方面的适应上有显著困难，且经评估确定后介入一般教育，仍难以获得有效改善。

① 李闻戈：《情绪与行为障碍儿童的发展与教育》，1 页，北京，北京出版社，2012。
② 王意中：《陪伴是最好的爱：儿童情绪与行为管理指南》，前言 5 页，北京，台海出版社，2020。

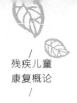
我国对情绪与行为障碍儿童的界定更倾向于从行为的外在表现进行界定。例如，朴永馨主编的《特殊教育词典(第三版)》虽然将情绪障碍与行为问题分开进行了界定，但是两个词之间有着明显的关联。该词典中情绪障碍儿童是指"一组在行为表现上与一般同龄儿童应有的行为有明显偏离的儿童"，主要表现为对正常环境缺乏恰当的情绪和行为反应，持续抑郁，碰到困难时容易出现恐惧反应，甚至出现反社会行为、社会适应障碍等。[①] 上述界定表明情绪障碍一定会伴有相应的问题行为表现。词典中与行为障碍相关的术语包括"不良行为""问题行为""行为问题"，是指影响自己与他人正常学习和生活的行为，可阻碍儿童的社会适应以及身心充分发展的行为，包括三类：一是行为不足，指与多数儿童相比，儿童的某种行为表现得太少，如缺乏同伴交往和生活自理能力；二是行为过度，指与多数儿童相比，儿童的某种行为表现得太多，如经常打架、满口污语、爱发脾气等；三是行为不当，指儿童表现出不符合自己身份或不适合当时场景的行为，如在公众场合脱裤子、在别人悲伤时讲笑话等。上述行为问题在儿童及青少年期间具体表现为攻击性行为、反社会性行为、对抗性行为、多动、不诚信行为、社会性退缩、情绪不稳定、自伤行为、不良的习惯动作以及古怪的行为等。[②]

通过以上对情绪与行为障碍儿童的定义进行分析和总结，我们可以得出以下结论。

第一，情绪与行为障碍儿童的问题体现在情绪困扰和不良行为两个方面。情绪困扰主要是指这些孩子常常会体验到焦虑、抑郁、沮丧、孤独、无助、暴躁、恐惧、惊慌等消极情绪。不良行为则包括生理方面的行为异常(如遗尿、厌食、口吃、噩梦、多动等)，以及品行问题(如说谎、逃学、打架，甚至偷窃、赌博、抢劫等严重的违法行为)。

第二，这类儿童的情绪或行为异常是长时间的，并且程度较为严重。在某一阶段，特别是青春期，大多数孩子都可能与他们的父母、老师产生冲突，或者学习成绩发生波动，退步明显，但不能简单将其判定为情绪与行为障碍儿童。也就是说，一定要把长期的社会适应不良与偶尔的任性、叛逆、冲突进行区分。

第三，这种障碍不是智能、感官或者健康等因素直接造成的。这类孩子身上所表现出的不适应性行为往往具有巨大的负能量，甚至会产生严重的破坏力。很多学校常常强调他们不听话，不守纪律，习惯用控制、遏制甚至惩罚的方式来对待他们。实际上，正确的做法是把他们纳入特殊教育的范畴，及早发现，及早干预，发挥教育和康

---

① 朴永馨：《特殊教育词典(第三版)》，356 页，北京，华夏出版社，2014。
② 朴永馨：《特殊教育词典(第三版)》，401 页，北京，华夏出版社，2014。

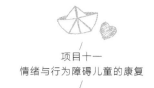

复的力量，阻止他们走向轻生或者犯罪的深渊。

二、情绪与行为障碍的常见类型

对于情绪与行为障碍的分类，不同的学者从不同的角度进行了探讨。

有的根据情绪困扰和不良行为的严重程度进行区分，将情绪与行为障碍分为轻度、中度和重度三类。[①] 轻度障碍儿童主要表现为情绪不稳定，多愁善感，乱发脾气，害羞，同时还有一些不良的生活或学习习惯，如咬手指、不自觉地扯自己的头发、学习拖延等。但是，这些不良行为并不顽固，经过老师和家长的教育、帮助，能较快地被纠正过来。大多数不良行为随着年龄的增长以及生活环境的改变常常能自行矫正。中度障碍儿童的情绪和行为表现更为严重，如在课堂上大喊大叫，干扰老师授课，和同学吵架、斗殴，产生矛盾，但这些行为尚不顽固，经过特定的教育干预依然可以得到良好的矫正。重度障碍儿童的情绪状态则非常糟糕，不良行为也十分顽固，有些甚至属于违法行为的范畴，如偷盗、抢劫、虐待等，这类儿童的干预或矫正的难度很大，不仅需要较长的时间，而且需要特定的条件和手段。

根据情绪与行为的控制程度来划分，情绪与行为障碍可分为超控制型与低控制型两类。顾名思义，超控制型是对自己的情感和行为过分控制，从而表现出害羞、焦虑、孤独、胆怯等行为特征，如由过分追求完美而导致的考试焦虑。在这类儿童中，女孩居多。低控制型则恰恰相反，是对自己的情感和行为缺乏控制，在行为上表现出多动、侵犯、攻击等行为特征，如在课堂上不服从老师的管理、随意聊天、离开座位。在这类儿童中，男孩居多。

根据行为的后果和错误的性质来划分，情绪与行为障碍可分为非社会性行为和反社会性行为两类。非社会性行为是指小范围内的对社会影响程度不大的行为，如上课迟到、与同学拌嘴等。反社会性行为是指违反了社会生活的准则，甚至违反了法律法规，对社会造成了较为严重的危害和影响的行为，如打架斗殴、偷窃等。情节严重的儿童需要被送到少管所收容。

根据情绪与行为障碍个体所突出的不良情绪和行为的具体内容来划分，情绪与行为障碍可分为焦虑症、抑郁症、厌学行为、攻击性行为等。一些研究将情绪与行为障碍分为焦虑症、恐惧症、强迫症、抑郁症、神经性厌食症和神经性贪食症、社交回避症、攻击性行为等。[②] 各类障碍的具体表现可以参见表 11-1。

---

① 李闻戈：《情绪与行为障碍儿童的发展与教育》，16 页，北京，北京出版社，2012。
② 李闻戈：《情绪与行为障碍儿童的发展与教育》，17 页，北京，北京出版社，2012。

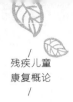

表 11-1 不同情绪与行为障碍的界定与表现

障碍类型	界定	主要表现	补充说明
焦虑症	由过度的、经常发生的、不合理的恐惧和焦虑而引起不适当的情绪状态或者行为表现	过分的恐惧、担忧和不安	对儿童而言，考试焦虑是他们常常遭遇的焦虑症之一
恐惧症	对特定的物体或情形有强烈的、不适当的恐惧反应	根据恐惧对象的不同可分为不同的类别，如广场恐惧症、社交恐惧症、特定恐惧(恐高等)	系统脱敏法(在放松的同时逐渐被暴露于恐惧的物体或情形中)是常用的治疗手段
强迫症	反复出现且持久不退的强迫思维，伴有夸大的焦虑或恐惧情绪	如反复怀疑门窗是否被关紧，强迫洗手、不停地数数等	个体虽认识到这些想法或冲动源于自身，极力抵抗，但始终无法控制，两者强烈的冲突使其感受到巨大的焦虑和痛苦
抑郁症	以弥漫性的悲伤情绪和无助感为特征，长时间、无理由地情绪低落	自怨自艾，敏感苦恼，常有离家出走、自残行为，甚至反复出现自杀的念头和行为	出现症状的高峰年龄是15～19岁，其中女孩的患病率是男孩的两倍
神经性厌食症、神经性贪食症	强迫性关注自己的体重和体形，导致厌食和狂食的不良行为	因迷恋减肥而拒绝饮食或暴饮暴食之后自我催吐	这两个问题主要发生在女性，特别是青年女性身上
社交回避症	对可能引起困窘的社交场合表现出显著和持久的恐惧、焦虑或回避行为	在特定的社交场合，表现出恶心、发抖、口吃、脸红、躯体紧张等症状	此类患者与自己认识的人相处良好，但与陌生人交往，或者在被评价的场合如演讲、汇报时常表现出社交恐惧
攻击性行为	一种有目的、有意图地伤害他人，给他人带来不愉快或痛苦的行为	包括直接攻击和间接攻击：直接攻击又包括打、踢、推等身体攻击以及辱骂等言语攻击；间接攻击借助第三者实施，如散布谣言、背后诋毁等	攻击性行为给对方不仅可以带来生理的伤害，而且可以带来心理的伤害

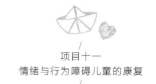

CCMD-3 将情绪与行为障碍分为多动障碍、品行障碍、情绪障碍三大类。多动障碍分为注意缺陷多动障碍(儿童多动症)、多动症合并品行障碍、其他或待分类的多动障碍三小类，品行障碍分为反社会性品行障碍、对立违抗性障碍、其他或待分类的品行障碍三小类，情绪障碍分为儿童分离焦虑症、儿童恐惧症(儿童恐怖症)、儿童社交恐惧症、儿童广泛焦虑症、选择性缄默症、儿童反应性依恋障碍等。该分类是目前我国学术界较认可且在很多研究中都被应用的分类方法。

三、儿童情绪与行为障碍的检出率

由于对情绪与行为障碍评价标准的差异性，其检出率的推测数据也有所不同。

北京医科大学精神卫生研究所对北京 2432 名小学生进行抽样调查发现，情绪与行为障碍的检出率是 13.16%，其中家庭情绪与行为障碍的检出率为 6.95%，学校情绪与行为障碍的检出率为 8.34%。男生与女生情绪与行为障碍的检出率之比为 4.9∶1。[1]

兰燕灵等人应用自制的儿童青少年情况调查表、康纳斯量表家长问卷和教师评定量表、Piers-Harris 儿童自我意识量表、儿童青少年主观生活质量问卷对南宁市 2801 名 4~16 岁的儿童进行问卷调查。结果心理障碍的检出率为 18.6%，其中多动性行为障碍的检出率为 9.71%，品行障碍和对立违抗性障碍的检出率为 2.78%，情绪障碍的检出率为 4.46%，其他单项症状的检出率为 11.57%。男孩的检出率为 23.02%，女孩的检出率为 13.65%。不同性别的儿童检出率差异显著。[2]

管冰清、罗学荣等人采用分层整群抽样法及二阶段流行病学调查法，应用儿童精神障碍筛查表及半结构化访谈，以 DSM-Ⅳ 为诊断标准调查了湖南省 9495 名 5~17 岁中小学生的精神健康状况。结果发现，儿童精神障碍的患病率为 16.22%；其中注意缺陷及破坏性行为障碍是最常见的类别，检出率为 10.69%；男生的检出率(20.49%)显著高于女生(11.16%)，尤其是注意缺陷及破坏性行为障碍，男生和女生的检出率分别为 14.76% 和 5.87%。[3]

从这些研究数据可以看出，情绪与行为障碍的检出率超过了 10%，随着时代的发展，其检出率有上升的趋势。不同年代、不同地区的数据都发现男生的情绪与行为障碍的检出率要显著高于女生。一方面可能是男生在这方面确实更容易出现问题，另一

---

① 方俊明：《特殊教育学》，367 页，北京，人民教育出版社，2005。

② 兰燕灵、张海燕、李萍等：《南宁市 4—16 岁儿童少年心理卫生问题调查》，载《中国心理卫生杂志》，2003(7)。

③ 管冰清、罗学荣、邓云龙等：《湖南省中小学生精神障碍患病率调查》，载《中国当代儿科杂志》，2010(2)。

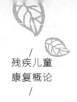

方面可能是因为女性相对于男性，更多出现超控制型而不是低控制型的问题行为，更不容易筛查和鉴定。总之，情绪与行为障碍儿童的检出率居高不下，对情绪与行为障碍儿童的教育康复任重道远。

要点回顾 ⋯⋯▶

本任务对情绪与行为障碍儿童的定义、分类等进行了概述。虽然情绪与行为障碍儿童的定义目前尚未统一，但均强调儿童出现情绪与行为异常，如出现不愉快的情绪状态和不适宜的行为表现；这些异常的持续时间长，程度严重；这些异常虽然不是智力和感官残疾导致的，但会造成儿童的学业不良和社会适应困难等后果。对情绪与行为障碍儿童可以从不同的角度进行分类。由于情绪与行为障碍的评价标准的差异性，情绪与行为障碍儿童的检出率也不同。

学习检测 ⋯⋯▶

一、选择题

1. 情绪与行为障碍儿童可能存在下列哪些特征？（　　）

A. 学业不良　　　　　　　　　　B. 人际关系不良

C. 过度情绪困扰　　　　　　　　D. 令人难以接受的行为模式

2. 下面哪些行为属于非社会行为？（　　）

A. 上课下座位　　　　　　　　　B. 和同学吵架

C. 与家长斗嘴　　　　　　　　　D. 聚众斗殴

3. 根据《中国精神障碍分类与诊断标准》的分类标准，情绪障碍包括（　　）。

A. 儿童多动症　　　　　　　　　B. 儿童分离焦虑症

C. 儿童社交恐惧症　　　　　　　D. 对立违抗性障碍

二、判断题

1. 情绪与行为障碍儿童的学业不良问题是由他们的智力低下导致的。（　　）

2. 男生的情绪与行为障碍的检出率要比女生高。（　　）

三、简答题

1. 简述美国《所有残疾儿童教育法》中对情绪与行为障碍儿童的定义。

2. 简述情绪与行为障碍儿童的主要类型。

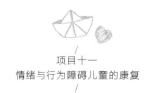

▶任务二
情绪与行为障碍儿童的身心发展特点

导入 ⋯⋯▶

小东是一个"问题学生"。在班主任王老师的记录本上，小东的问题行为有很多，来看看他今天的"杰作"。

7：40　校门口。值日生："小东，你的红领巾又忘了带，你们班的积分扣3分。"

8：00　语文老师："小东，昨天的作业又忘带了，这周你都忘了好几次了。今天回去把昨天的作业补齐，让家长签完字再交上来。"

9：30　数学课。前座的女同学："老师，小东一直动我的辫子，好讨厌。"

15：00　音乐课。老师："小东，你怎么上课睡觉？"小东："老师，你唱的歌太像催眠曲了，不知不觉我就被您催眠了。"

20：00　家中。妈妈："小东，你今天又在学校惹事了吧，刚才班主任给我打电话了，让我明天去趟学校。你这孩子总是存心跟我对着干。"

面对这样的孩子，王老师觉得筋疲力尽，无计可施。能想到的方法好像都不见效，而且小东的叛逆情绪、问题行为好像更严重了。小东表现出情绪与行为障碍儿童的一些突出特征。

除了案例中列举的之外，情绪与行为障碍儿童还有哪些特征？不同类型的情绪与行为障碍的儿童在特征表现上是否有差异？本任务将带大家找到答案。

情绪与行为障碍儿童的主要特征是在外显行为和内化行为两个方面显著落后于相同文化背景下同龄普通儿童的正常水平，并且两个方面行为的缺陷都将对儿童的学业成就和社会交往产生负面影响。因此，我们可以从两个维度和两个方面来分析情绪与行为障碍儿童的特征。两个维度是指外倾型和内倾型，两个方面是指学业成绩和人际关系。①

---

① 李闻戈：《情绪与行为障碍儿童的发展与教育》，4页，北京，北京出版社，2012。

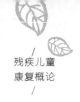

一、外倾型情绪与行为障碍儿童的特征

外倾型情绪与行为障碍儿童的常见外显行为模式是反社会化和外化，行为特征通常表现为固执、不顺从、好斗、爱挑衅、有攻击性等。这些儿童在日常学习和生活中容易出现以下问题。

①打架斗殴，甚至打群架，反复出现攻击性行为。

②经常表现出冲动和缺乏自控的行为，如乱喊乱叫、无理取闹、发脾气、抱怨。

③用言语或武力的方式胁迫同伴，欺负弱小同学，阻碍了良好人际关系的发展和维持，因而常被排除在同伴活动之外。

④逃避要求或任务，经常说谎、争辩、强词夺理、胡搅蛮缠，不服从命令，不听从教导，不纠正错误。

⑤无视组织纪律，损坏公物，有偷盗、撒谎之类的不良行为和反社会行为。

⑥课堂上常见的外显行为诸如离开座位、叫喊、讲话、咒骂、骚扰同学、打架、对教师不理睬、脾气暴躁、不完成作业等。

案例中的小东就属于外倾型情绪与行为障碍儿童。这类儿童往往让老师和家长头疼不已。因为他们的行为不仅会影响他们自己的学业成绩，而且会严重干扰教学和课堂秩序，影响老师上课的情绪，为老师的课堂管理带来重重挑战。这些行为如果得不到及时矫正，随着年龄的增长，他们可能会变本加厉，甚至给社会带来严重危害。

二、内倾型情绪与行为障碍儿童的特征

内倾型情绪与行为障碍儿童的内化行为障碍不具有攻击性，其问题的症结在于缺少与他人的社会交往，持续表现出幼稚和社会性退缩行为，并产生沮丧、自卑、焦虑，甚至陷入深度的抑郁。这些儿童在日常学习和生活中容易出现以下问题。

①经常表现出忧伤、沮丧和无价值感。

②经常出现幻觉和无法使思维摆脱某种错误的观念和情境。

③无法克制自己停止一些重复和无用的行为。

④喜怒无常，在某种情境下经常表现出怪异的情感。

⑤由于恐惧或焦虑，经常伴随头疼或其他身心疾病(如胃疼、恶心、头晕呕吐等)。

⑥曾有过自杀的想法和言谈，过分关注死亡。

⑦对学习和其他一切活动的兴趣很低，多半学业不良。

⑧常被同伴忽视或拒绝，或遭受过分的嘲笑、攻击和欺辱，但反抗性差。

如果说外倾型情绪与行为障碍儿童常常给他人和社会制造问题，造成威胁，那么内倾型情绪与行为障碍儿童的破坏之矛就是朝向自我的，给儿童自身带来更多的伤害和困扰。内倾型情绪与行为障碍儿童如果得不到及时有效的教育干预，最终可能会导致其滥用药物，自我伤害，甚至自杀等严重后果。

三、情绪与行为障碍儿童的学业成绩特点

许多情绪与行为障碍儿童在智力测验中的得分较低，智力中等，平均智商在90分左右[1]；多数学业水平落后于正常水平，他们中的相当一部分人在阅读和数学方面存在不足，还有的存在语言发展迟缓的问题。情绪与行为障碍儿童的智力虽然不低，但大多数被鉴定为有情绪与行为障碍的儿童从小学开始在学业水平上就明显低于同龄人。

奈尔森(Nelson)等人对150多名从幼儿园到高三阶段学生的横断研究中挑选了其中42名情绪与行为障碍高中生实施测验。结果显示，他们缺乏阅读、数学和书面表达等方面的能力。其中80%以上的青少年学生在伍德科克—江森成就测验的广泛阅读、数学水平综合测试及书面语言综合测试三个子项目上的得分均低于常模平均分。美国教育部的统计数据显示，在过去的十几年中，尽管障碍学生的总体毕业率呈上升趋势，但是情绪与行为障碍学生仍有约50%的辍学率，是各类障碍学生中辍学率最高的，并且仅有42%的学生能高中毕业并取得正式文凭。[2]

情绪与行为障碍儿童的学习往往具有以下特点。首先是注意力涣散，他们难以把注意力高度聚焦在学习内容上。其次是容易产生习得性无助。当他们学习落后，学业失败时，常常高度怀疑自己，归因为自己的能力不足，导致情绪悲观，容易自暴自弃。由于冲动、敏感的特征，他们不会协作，不愿合作，无法获得同学和老师的有效支持。部分情绪与行为障碍儿童还患有学校恐惧症，害怕上学，总是设法逃学。

情绪与行为障碍儿童的学业不良问题，一方面和其智商、学习能力有关，另一方面则和这些儿童的学习态度不端正、学习目标不明确、学习方法不当等密切相关。

四、情绪与行为障碍儿童的人际关系特点

多数情绪与行为障碍儿童的人际关系都存在问题。他们不擅于交朋友，无法和他

---

① 张立松、赵艳霞、何侃等：《美国情绪和行为障碍特征、诊断及发展瓶颈》，载《绥化学院学报》，2017(4)。
② 王波：《西方对情绪与行为障碍儿童的研究》，载《现代特殊教育》，2011(9)。

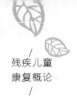

人建立和保持亲密的关系。外倾型情绪与行为障碍儿童经常发脾气、攻击他人，所以无法与周围的人建立较稳定的互动关系。这些儿童在学校里充满敌意并且有较强的侵犯性，往往成为学生们疏远的对象。内倾型情绪与行为障碍儿童独来独往，不愿加入同伴的游戏。即使有同伴或成年人主动向其示好，希望与之建立较为亲密的关系，他们的反应也大多是冷漠、退缩、拒绝。因为得不到积极的反馈，同伴也就失去了与之交往的兴趣。

拓展学习 ……▶

王辉：情绪与行为障碍儿童的心理行为特征及诊断与评估，载《现代特殊教育》，2008(2).

要点回顾 ……▶

本任务对情绪与行为障碍儿童的身心发展特点主要从外倾型和内倾型两个维度和学业成绩以及人际关系两个方面来分析。外倾型和内倾型情绪与行为障碍儿童的行为特征明显不同；情绪与行为障碍儿童的智力中等，往往存在学业不良问题，同时他们的人际关系也普遍存在问题。

学习检测 ……▶

一、选择题

1. 情绪与行为障碍儿童的身心发展特点可以从哪两个维度进行分析？（　　　）

A. 学业成绩　　　　B. 人际关系　　　　C. 外倾型　　　　D. 内倾型

2. 外倾型情绪与行为障碍儿童有哪些常见表现？（　　　）

A. 打架斗殴　　　　B. 乱喊乱叫　　　　C. 情绪低落　　　　D. 欺负弱小同学

3. 内倾型情绪与行为障碍儿童有哪些常见表现？（　　　）

A. 欺负弱小　　　　B. 自怨自艾　　　　C. 情绪低落　　　　D. 关注死亡

二、简答题

1. 简述外倾型情绪与行为障碍儿童的常见表现。

2. 简述内倾型情绪与行为障碍儿童的常见表现。

▶任务三
情绪与行为障碍儿童的康复需求及其评估

导人 ·····▶

"你怎么看上去愁眉苦脸的?"小丽爸爸问小丽妈妈。

"我在考虑要不要带孩子去医院检查,做个评估。"小丽妈妈回答。

"评估? 去医院? 为什么? 小丽又没有生病,做什么检查啊,这不是浪费钱吗?"小丽爸爸疑惑地问。

"可是,最近老师经常给我发消息、打电话。她说小丽最近总是独来独往,情绪低落,还跟同学说生活没意思,死了就解脱了。老师担心孩子有自杀倾向,是不是得了抑郁症,让我们一定要重视,最好带着去医院评估一下。"小丽妈妈解释道。

"自杀,有这么严重吗? 老师是不是有点危言耸听了。咱们家小丽平时是有点内向,有点敏感,但肯定不是抑郁症。昨天我看孩子看综艺节目的时候不是挺开心的吗? 你就不要自己吓唬自己了。"小丽爸爸说。

"你说得轻松。要是真出事了,就后悔莫及了。万一孩子真得了抑郁症,那可如何是好?"小丽妈妈左右为难地说。

当老师怀疑自己的孩子得了抑郁症,家长是否应该及时把孩子送去医院检查? 对于诸如抑郁症之类的情绪与行为障碍的评估和鉴定应该由谁来做? 可以采用哪些方法和工具? 本任务将带领大家找到答案。

情绪与行为障碍儿童与听力残疾、视力残疾、肢体残疾等特殊儿童不同,这种障碍不是由智能、感官等因素直接造成的。情绪与行为障碍儿童的康复需求重点不在感官功能的康复,而是情绪的调节和行为的矫正。情绪与行为如果能回归稳定和常态,那么由情绪与行为不良引发的学业不良、人际关系不良等一系列问题就都可以迎刃而解。为了更好地对情绪与行为障碍儿童的不良情绪以及不良行为进行康复矫治,需要借助科学的评估程序,对其情绪与行为障碍的严重程度、表现方式、发作时间等进行评估,从而找出其可能的原因,开展有针对性的康复。和其他特殊儿童的评估和鉴定一样,情绪与行为障碍儿童的评估与鉴定同样要采用定量和定性分析、纵向和横向比

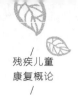

较相结合的综合评估方法。

一、情绪与行为障碍儿童的评估程序

情绪与行为障碍儿童的评估程序按行为观察—筛选—预诊—转介—教育的步骤来进行。下面对这个程序的重点环节进行详细阐述。

（一）行为观察

行为观察是评估的起点。父母和老师因为有很长时间和孩子在一起，所以可以对孩子进行细致观察，特别是可以重点关注孩子的表现是否与同龄孩子有明显差异。通过观察，父母和老师在与专业评估者沟通时，能提供有效的信息，帮助专业人士详细了解孩子的情况。

观察的方式包括直接观察和间接观察。直接观察是指现场观察和近距离观察，如教师在授课期间观察儿童在课堂上的具体表现。间接观察是指非现场的远距离观察，如通过录音、录像等方式来观察和了解儿童的行为表现。

为了确保观察数据的客观性以及后续分析的科学性，在观察时应聚焦特定的靶行为，并对相应的行为进行操作性定义，同时对每一种行为类型都给予特定的代号，便于后续的行为编码。具体可参考表 11-2。

表 11-2　行为类型举例

行为类型	行为描述	行为编码
合作行为	指两个或两个以上的个体为了实现共同目标而自愿结合在一起，通过相互之间的配合和协调实现共同目标。例如，两个孩子合作搭积木，完成一个建筑。	C
攻击性行为	指对他人的敌视、伤害或破坏性行为，包括身体、心理或言语等方面。例如，辱骂、讽刺他人、打架斗殴、摔东西等。	A
退缩行为	指胆小、害羞、孤独、不敢到陌生环境中去，不愿意与小朋友们玩的行为。	W
……	……	……

为了便于比较，在对靶行为进行分析时，要突出以下几个方面。

①行为的出现频率：该行为在单位时间内出现的次数，如一周内迟到 3 次或 5 次，1 小时内打断他人说话 2 次或 3 次。情绪与行为障碍儿童问题行为的出现频率往往高

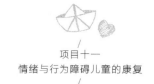

于普通儿童。

②行为的持续时间：包括每次行为的持续时间和同一行为出现的总时间。情绪与行为障碍儿童对于特定活动的持续时间和其他孩子相比，往往更长或者更短。例如，孩子发脾气是非常常见的，但是情绪与行为障碍儿童发脾气的持续时间可能会很长，甚至长达一小时。

③行为的反应程度：情绪与行为反应的强烈程度。同样是发脾气，摔门、拍桌子这样的行为反应显然要比冲着父母叫嚷的行为反应更为强烈，破坏性也更强。

通过对行为的出现频率、持续时间、反应程度的多维综合分析，我们能对儿童的情绪与行为表现有一个大致的了解。如果在观察中，发现一个儿童频繁、持续地表现出一些程度较为严重的问题行为，我们就有充分的理由判断，这个儿童需要接受进一步评估。

（二）筛选

筛选是在前期观察的基础上进行的鉴定性评估，主要包括医学生理检查、团体智力测验或成就测验、学业成绩的评估等方面，可以帮助我们获得更多的有关儿童发展水平的资料。该评估的目的是进一步确认评估对象是否属于某种特殊教育的对象。如果通过筛选，发现儿童的确存在一定的情绪与行为障碍，就可以进入预诊阶段。在预诊阶段可以适当地调整课程和加强管理，如果这些手段可以改变儿童的情绪与行为表现就不需要进行转介，否则就需要更为专业的、更有针对性的评估。

（三）转介

转介是在筛选和预诊的基础上进行的，旨在进一步确定评估对象是否应该接受特殊教育和对其提供哪些特殊的帮助和指导。该评估要求由专业人员执行，强调评估的客观性、公正性和全面性。如果说观察、筛选是找到情绪与行为障碍儿童，转介则是借助评估结果，制订个别教育康复计划，确定干预方案，开展相应的帮助和支持。转介往往需要借助专业的评估工具和科学的测量方式完成。

二、情绪与行为障碍儿童的评估内容

情绪与行为障碍儿童评估的内容包括四个方面。

首先是儿童的基本情况，包括姓名、性别、出生日期、身高、体重、父母姓名、年龄、是否为独生子女、健康障碍(如母亲孕期的身心状态、有无家族病史)，以及学习情况(包括学生的学习成绩、在学校的表现等)。

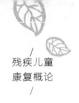

其次是发展水平和特点。它可以从认知发展、智力发展和人格发展三个维度进行评估。其中认知发展水平包括感知觉水平、语言和言语水平、思维水平等与认知活动密切相关的信息加工水平。智力发展水平主要考查儿童的智力是否有明显缺陷。人格发展水平主要考查儿童的社会认知、角色认同、自我概念等发展水平。

再次是能力。该部分包括生活自理能力、学习能力、人际交往能力、自我控制能力等方面。

最后是障碍程度。这部分内容通常考虑以下几个问题：个体的意识是否清晰？是否有一定的逻辑思维能力？情绪是否稳定？儿童的社会适应能力如何？有无刻板或强迫性行为？是否有酗酒等不良行为？

在评估中需要注意的是，上述评估内容是相互联系、相互影响的。

三、情绪与行为障碍儿童的评估工具

情绪与行为障碍儿童的评估需要借助一系列专业的心理测评工具。常见的情绪与行为障碍儿童测评量表有儿童行为核查表、长处与困难量表和康纳斯行为评定量表等。其中，康纳斯行为评定量表已经在前面进行了详细介绍，在此不赘述。

（一）儿童行为核查表

儿童行为核查表(child behavior checklist，CBCL)是由美国心理学家艾森伯斯(Achenbath)及其同事在临床实践中编制的，于1970年首先在美国使用。该量表是目前公认的儿童精神病理学的主要测量工具，适用于4～16岁儿童，被广泛用于流行病学调查、临床病例对照研究和追踪预后。1991年的版本将适用范围拓展到4～18岁。儿童行为核查表的中文修订本于1988年被发表。[①]

以首版 CBCL 4～16 岁为例，要求评估者(以家长为主)根据儿童近6个月的表现进行评估，分为两部分。第一部分是受调查儿童的家庭人口、父母情况、居住条件等家庭情况，以及儿童能力题目(能力部分可选填)；第二部分是儿童情绪与行为问题，包括113个题目(如喜欢孤独、做噩梦、离家出走、咬指甲等)，3级计分。"0"表示儿童无此类表现；"1"表示儿童有时有此类表现；"2"表示儿童经常有此类表现。因此，分数越高，代表儿童的问题行为越严重。这113个题目可以被细分为退缩、躯体主诉、焦虑/抑郁、社交问题、思维问题、注意问题、违纪行为、攻击性行为、性问题九类。其中退缩、躯体主诉、焦虑/抑郁属于内向性行为问题因子，违纪行为、攻击性行为属

---

① 张立松、何侃、赵艳霞等：《情绪和行为障碍儿童筛查与评估工具评析》，载《中国特殊教育》，2015(2)。

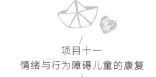

于外向性行为问题因子。

该量表的跨文化一致性较强，年龄覆盖面广，常模类型丰富。但缺点是题目略多，手动计分偏复杂，耗时偏长。目前国内外已经有了该量表的电子版本，大大简化了运算过程，使用更为方便。

（二）长处与困难量表

长处与困难量表(strengths and difficulties questionnaire，SDQ)由美国心理学家古德曼(Goodman)等人于 1997 年编制而成。世界精神病协会推荐其作为评估儿童青少年情绪与行为问题的量表。目前很多国家已经引进了多种译本，并建立了专门网站，免费施测。

该量表包括教师版、家长版和学生版。其中教师版与家长版适用于 4～16 岁儿童，学生版适用于 11～17 岁儿童。不同版本共享 25 个题目，包括 4 个困难维度和 1 个长处维度，分别是情绪问题(5 个)、品行问题(5 个)、多动和注意问题(5 个)、同伴交往问题(5 个)和亲社会行为(长处维度，5 个)。

与 CBCL 相比，SDQ 的题目少，施测时间短，计分更为简单，且免费提供。它还包括正面描述的题目。因此，除了医学诊断评估之外，也可被用于教育筛查与干预。

要点回顾

本任务主要介绍了情绪与行为障碍儿童的康复评估。评估程序可按行为观察—筛选—预诊—转介—教育这些步骤来进行。评估的内容包括四个方面，评估者应重视儿童的基本情况、发展水平和特点、能力以及障碍程度的评估。此外，情绪和行为障碍儿童的评估需要借助一系列专业的心理测评工具。

学习检测

一、选择题

1. 情绪与行为障碍儿童评估的起点是(　　　)。

A. 行为观察　　　　B. 筛选　　　　　C. 预诊　　　　　D. 教育

2. 儿童行为核查表(CBCL)的适用年龄是(　　　)。

A. 3～12 岁　　　　B. 3～16 岁　　　　C. 4～18 岁　　　　D. 2～18 岁

二、简答题

1. 简述情绪与行为障碍儿童评估的主要内容。

2. 简述长处与困难量表的主要维度。

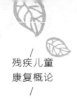

▶任务四
情绪与行为障碍儿童的康复训练方法

导入 ……▶

辩论赛决赛的入围名单出来了，出人意料的是，小琪她们组落选了。整个晚上，小琪都待在房间，喃喃自语，不时地哭泣。

"一切都是因为我，我们组才没有进决赛。是我拖了后腿。我做什么都不行，上一场比赛，就是因为我没发挥好，所以我们组才会输。"

"小琪，你已经尽力了，这不是你的错。"妈妈安慰道。

"不是的，我要是准备得再充分一点儿，上场时语言组织得再完美一些，我们组还是有机会的。都怪我，我就是能力不够。妈妈，你不要再安慰我了。我就是一个失败者，谁和我一组，谁倒霉。"

小琪激动地敲打自己的头。妈妈赶紧拦着小琪，看着小琪一直都无法冷静下来，妈妈也忍不住急了："我说你这个孩子怎么就这么爱钻牛角尖呢。你为什么把所有的错都揽到自己身上，再说了，不过是一次比赛而已，没进决赛，天也塌不了。"

小琪："我不跟你说了，反正你也不懂。"

妈妈还试着和小琪讲道理，但是越说，小琪越听不进去。

情绪与行为障碍儿童，如抑郁症的孩子也许会像小琪一样陷入自我否定、懊恼、沮丧这样的状态中无法自拔。为什么他们会产生这些负面的情绪和行为。面对他们，我们有哪些更为科学和有效的教育干预手段？

一、情绪与行为障碍儿童的药物治疗

情绪与行为障碍的发生在一定程度上受到个体的生物因素的影响，这些生物因素包括遗传、脑损伤等。有研究表明，在约50%的抑郁症儿童的父母中，至少有一人患过抑郁症。在抑郁症患者中，同卵双胞胎的同病率为70%以上，而异卵双胞胎的同病

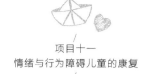

率仅为 19%。[1]

脑损伤可能会导致人的性情大变。这其中经典的案例是铁路工人盖奇的案例。1848年，这个铁路工人盖奇在工地遭遇意外事故，不幸被一根钢管穿通了头部。痊愈后的盖奇像换了一个人。过去那个负责任的、总是能够尽心尽力完成自己份内工作的盖奇变得喜怒无常、放纵且粗俗。盖奇死后，对其尸体进行解剖发现，铁管穿透盖奇的大脑部位是被称为额叶的地方。额叶正是控制着人类忍耐力、道德性、社交性和判断力等社会性因素的脑区所在。

近年来，大量生物学方面的研究还发现内分泌失调是个体情绪与行为障碍产生的原因之一。例如，研究发现攻击性与激素尤其是雄性激素（如睾酮激素）的分泌有关。詹姆斯及其同事发现因暴力犯罪入狱的囚犯的睾酮激素的自然水平远高于非暴力犯罪入狱的囚犯。[2] 在学校教育中，儿童青少年的许多不适应问题（如厌学、考试焦虑、学校生活恐怖）的发生都与情绪压力有关。而情绪压力和脑垂体神经组织所释放出来的促肾上腺皮质激素有密切关系。此外，严重的营养缺乏可能会导致情绪与行为障碍。例如，维生素的严重缺乏会影响情绪的稳定性。其他病理因素，如高血压、甲状腺功能亢进等也可能会导致情绪与行为障碍。随着科学的进步，越来越多的情绪与行为障碍的生理方面的病因被发现。

鉴于上述引发情绪障碍的生物因素，大部分情绪障碍都可以采用药物治疗的方式。例如，苯二氮䓬类药物如地西泮等是常用的治疗广泛性焦虑障碍的药物。常用的治疗抑郁症的药物比较多，如大家比较熟悉的百忧解。除此之外，锂盐疗法可以适用于躁狂抑郁症和单纯躁狂症的预防和治疗。另外，使用一些特定的中草药也可以帮助患者养心安神，有益于情绪的稳定。

在考虑是否给儿童服药这一问题上，除了药效的作用之外，还必须考虑到使用药物所带来的副作用给儿童身体造成的不适。例如，百忧解作为抗抑郁的常见药，在新闻界号称"百忧解将把抑郁症赶出世界。"但是它的副作用十分明显，包括恶心、腹泻、疼痛、睡眠障碍等。有些药物，如安定类药物，如果长期服用，容易出现药物依赖，如果停用，可能会出现失眠等后果。

是否需要服药，以及服药的剂量、服药的周期，这些医学问题必须谨遵医嘱。无论是家长还是老师都不能擅自做主。但是家长和老师可以帮助儿童增强服药的动机，

① 李雪荣：《儿童行为与情绪障碍》，202页，上海，上海科学技术出版社，1987。
② 李闻戈：《情绪与行为障碍儿童的发展与教育》，112页，北京，北京出版社，2012。

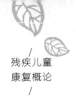

监督儿童定期定量服药，并且观察和比较服药前后儿童症状改善的程度。这些信息对医学治疗和康复是非常重要的参考依据。

二、情绪与行为障碍儿童的心理咨询

精神分析学派从动力学说、挫折理论出发来解释情绪与行为障碍形成的原因。弗洛伊德认为人的本能分为两大类，生或性的本能(力比多)和死或攻击的本能，正是死亡的驱动力导致人们产生攻击性行为。荣格认为，力比多，即性欲和性的冲动会导致反社会行为。阿德勒认为早期不良的教育会影响情绪与行为的发展。新弗洛伊德学派的学者霍妮、弗洛姆、沙利文、埃里克森等从愿望与满足的矛盾和冲突方面来解释形成情绪与行为障碍的心理因素，认为情绪与行为障碍是由个体的个性、家庭等因素交织导致的。

基于这些理论，精神分析学派在对情绪与行为障碍儿童开展心理咨询时常常采用宣泄的方式来让儿童减轻不良情绪的强度和侵犯的倾向。具体做法是让儿童把过去在某个情境或某个时候受到的心理创伤、不幸的遭遇和所感受到的情绪通过言语倾诉出来，或以击打、踢踹等运动形式来疏泄愤怒。同时，他们在进行心理咨询时还强调要深入了解儿童的动机、需要和欲望，启发儿童用一种前进的力量抵抗倒退的倾向，保持积极的能动的心理能量。

三、情绪与行为障碍儿童的认知干预

认知理论强调个体对事情的错误认知导致了消极的情绪和不良的行为应对。这其中最为经典的理论是由美国心理学家埃利斯提出的情绪 ABC 理论。该理论认为激发事件 A(activating event)只是引发情绪和行为后果 C(consequence)的间接原因，而引起 C 的直接原因则是个体对激发事件 A 的认知和评价而产生的信念 B(belief)。错误信念也被称为非理性信念。错误信念的主要特征包括绝对化要求、过分概括的评价和糟糕至极的后果。如果一个学生对考试抱有"我必须考试成功，如果考试失败，我就完蛋了，我的父母和老师都会觉得我一无是处"等错误信念，则其必然会对考试产生极大的焦虑情绪。

基于该理论，贝克提出认知转变疗法，强调通过改善儿童对自己不良行为或情绪的错误认知，来达到纠正情绪与行为障碍的目的。认知转变疗法的基本要素：①帮助当事者弄清认知、情绪和行为三者之间的关系；②让当事者监察其消极的自动性思想；

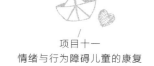

③检验这些不正确的自动性思想的真实性；④使用接近现实的解释替代失真的消极的认知；⑤学会自己认识和改变错误的观念。吕慧艺认为在运用认知转变疗法进行心理辅导时要帮助患者学会"想一想、问一问、验一验"的方法，去思考问题，提高对不合理信念的认知水平，从而走出不合理信念的误区。"想一想"就是及时检查自己的想法，看是否有任意推断、以偏概全、过度泛化的想法，如"我肯定做不到""那是不可能的"等。如果有这些想法，就必须学会与自己的想法辩驳，即"问一问"。多问自己下列几个问题："这是什么""我怎么会这样想""为什么认为不可能""这个想法有依据吗""他人的想法是否与我类似""还有其他较为合理的想法吗"等。"验一验"，先提出基本问题：要验证的想法是什么，找什么证据，如何找证据；再区分出可以支持自己想法的依据是什么，不能支持自己想法的依据又是什么，有没有更为理性且符合实际情况的替代想法；有了想法和思考该怎么做，会是什么样的结果，等等。①

四、情绪与行为障碍儿童的行为矫正

行为主义流派学者认为情绪与行为障碍的形成是由于建立了某种错误的条件反射和某种错误的社会学习方法。

（一）基于经典条件反射原理的行为康复

经典条件反射是指一个刺激和另一个带有奖赏或惩罚的无条件刺激多次联结，可使个体学会在单独呈现该刺激时，也能引发类似于无条件反应的条件反应。例如，在华生的恐惧习得实验中，研究者反复向被试9个月大的婴儿阿尔伯特同时呈现白鼠和巨大声响。在白鼠与巨大声响几次配对呈现后，即使不出现巨大声响，阿尔伯特也会对白鼠表现出极度的恐惧。在现实生活中，个体对一些特定的物体和事件产生焦虑、恐惧等不良情绪就是经典条件反射所致的。

系统脱敏是一种利用经典条件反射逐渐去除不良条件性情绪反应的技术。系统脱敏的基本原则是交互抑制，常常用来治疗恐怖症和其他焦虑症状。它采用层级放松的方式，鼓励个体逐渐接近所害怕的事物，直到消除对它的恐惧，即在引发焦虑的刺激物出现的同时让患儿做出抑制、焦虑的反应，这种反应可以削弱直至最终切断刺激物与焦虑的条件联系。②

暴露疗法、厌恶疗法都是系统脱敏法的变型。暴露疗法认为当个体体验到可怕的

---

① 吕慧艺：《认知疗法在高中生学习辅导咨询中的运用和思考》，载《心理技术与应用》，2013(4)。
② 黄建行、雷江华：《特殊教育学校学生康复与训练》，203页，北京，北京出版社，2017。

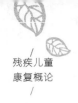

情绪时，看到自己仍安然无恙，恐惧就会降低或消退。因此，该疗法提倡反复重现刺激，让个体重新充分体验全部不愉快的情绪，从而使原来引起的症状逐渐减弱，直至消失。

厌恶疗法是对不良行为施加一个不愉快的体验，如言语责备等，利用痛苦的条件刺激来替代异常行为带来的快感，从而减少或消除异常行为。以恋物癖青少年为例，当他出现这方面的欲望与行为时，令其立即闭目，想象或回忆被他人愤怒训斥的场面，可以达到减少与控制此种不良行为的目的。

（二）基于操作性条件反射原理的行为康复

操作性条件反射关注的是某种类型的后果对行为出现频率的作用。如果后果令人愉快，能满足个体的需求，则先前行为出现的概率就会增加，这些后果被称作强化。有些后果则可能令人不快，导致先前行为出现的概率减小，这类后果被称作惩罚。个体的一些不良行为的产生很可能是受到了强化作用。

根据操作性条件反射原理，我们可以通过合理设置强化和惩罚的方法来对情绪与行为障碍儿童进行干预。其中强化分为正强化、负强化。正强化是指当儿童出现所期望的目标行为时，就采取奖励的办法，以增加此种行为出现的概率。负强化通过撤销厌恶刺激来抑制不良行为。通过使某行为与摆脱厌恶刺激相结合，同样能使该行为增多。负强化与正强化的关系密切，都是增加良好行为出现概率的强化过程。例如，一个情绪与行为障碍儿童在课堂上总是乱下座位，如果他能一节课都安安静静地坐在座位上，老师就奖励陪他玩10分钟的游戏，这就是正强化。或者如果他能一节课都安安静静地坐在座位上，就可以不用重复抄写生字了，这就是负强化。

强化可以通过代币的方式给予。当儿童出现目标行为时，立刻给予一种代币(如给一朵小红花)加以强化，然后以代币换取各种优待。可在目标行为出现时立即发放代币，等代币积累到一定数量再进行兑换，这样在反应与强化物之间可建立一个较长时间的延缓桥梁；在任何场合均可根据行为表现增减代币；代币可奖励一连串的行为动作，行为不因给奖励而被终止；代币可兑换成不同的强化物，避免儿童对特定强化物不感兴趣或失去兴趣；儿童如果出现不良行为，可以收回一定数量的代币作为惩罚。

惩罚法是对儿童某种不合适的行为，附加一个令他厌恶的刺激，或减弱、消除其正在享用的增强物，从而减小该行为现出的概率。此法适用于多种情绪与行为障碍，如攻击性行为、违纪、伤人、自伤等。此外，还可以使用消退法，即通过削弱或撤除某种不良行为的强化因素，来降低该不良行为出现的概率。一般常用漠视、不理睬等

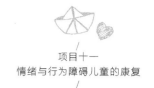

方式，达到减少和消除不良行为的目的。

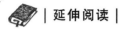 | 延伸阅读 |

正强化理论在情绪与行为障碍儿童音乐治疗中的运用①

正强化是指当儿童表现出如预期中准确的行为时，给予儿童一种较为积极的刺激，如鼓励等，从而提高某种特定反应、行为再次出现的概率。将音乐融入情绪与行为障碍儿童的治疗过程中，能够在一定程度上影响情绪与行为障碍儿童人际交往、身体协调能力、认知及社会功能等不同方面的行为表现。将正强化理论运用于情绪与行为与障碍儿童音乐治疗过程中，应注意以下方面：选择合适的强化物，注意把握正强化使用的标准，即时强化、创设合适的环境，防止强化物失效等。

（三）基于社会学习理论原理的行为康复

社会学习理论强调人们可以通过观察(替代性强化)的方式来学习新行为。心理学家班杜拉选择了66名4岁儿童作为被试，并随机将其分成三组，让他们观看一个成年男子(榜样人物)对一个充气娃娃做出攻击性行为，但攻击之后，榜样人物会分别有受到奖励、惩罚和既无奖励也无惩罚三种后果。然后把儿童单独领到一个房间里去，房间里放着各种玩具，其中包括充气娃娃。结果表明，看到"榜样人物"的攻击性行为受到惩罚的那组儿童，在玩充气娃娃时，攻击性行为最少。而看到"榜样人物"攻击性行为受到奖励的那组儿童，在玩充气娃娃时，攻击性行为最多。所谓"近朱者赤，近墨者黑"，儿童如果与不良行为者接触越多，越容易通过模仿沾染恶习。

根据该理论，可以给予正确的榜样示范法来对情绪与行为障碍儿童进行干预。示范法包括现场示范法、参与模仿法、自我示范法、电影电视或录像示范法以及想象模仿法等多种类型。示范法的成效快，适用情境广泛，还可以与其他行为治疗方法结合使用，特别适合集体心理治疗时使用。

五、情绪与行为障碍儿童的综合康复

情绪与行为障碍的产生不仅与单纯的个体内部状态相关，而且与个体所处的环境

---

① 陈森、刘建东：《正强化理论在情绪与行为障碍儿童音乐治疗干预过程中的影响研究与实践》，载《教育观察》，2019(41)。

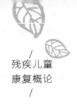
息息相关。家庭环境、学校、社会环境都可能是诱发儿童产生情绪与行为障碍的外部因素。

就家庭环境而言，家庭结构的完整性、家长的言传身教、教养方式以及家庭经济状况等因素都和情绪与行为障碍密切相关，共同对儿童情绪与行为问题产生影响。李慧民对 240 名犯罪青少年和 240 名一般青少年进行了集体测查，发现犯罪组的家庭结构不完整的较多，且父母文化程度偏低；犯罪青少年的父母给予子女较少的情感温暖、理解，较多地采取惩罚严厉、拒绝否认等方式。[①] 陈雷音等人的研究发现对立违抗性障碍组相对于控制组，其家庭亲密度低，适应性差，且父母在养育子女方面存在问题，多采用惩罚、干涉、拒绝、偏爱等不恰当的方式管理孩子。同时对立违抗性障碍组家庭的实际亲密度、实际适应性和理想适应性的得分均显著低于对照组。[②] 董会芹以济南市两所小学的 1910 名小学生为对象的调查表明，小学生的问题行为程度与父母教养方式、家庭功能等因素有关，父母教养方式中的拒绝、惩罚与控制三个维度与小学生的问题行为呈显著正相关，而温暖这一维度与小学生的问题行为呈显著负相关。[③] 黄广文等人的研究发现父母的文化程度越高，子女对立违抗性障碍的患病率越低。父母文化、职业对家庭环境有着不可忽视的影响，尤其是家庭环境中的亲密度、情感表达、知识性、娱乐性方面。一般来说，父母的职业与他们受教育的程度、经济收入、居住条件及对儿童的经济投入情况等密切相关，父母的职业可能通过以上方面影响儿童行为的发展。[④]

除了家庭环境之外，学校环境、社会环境也在不同程度上影响着儿童、青少年情绪与行为的发展。一方面，学校中紧张的师生关系、同学关系带来的教师的偏见、同学的疏远会让情绪与行为障碍儿童的负向情绪和不良行为进一步恶化。另一方面，研究表明经济萧条、失业率上升的时期，学校中情绪与行为问题的比率也有上升的趋势。有的学者从生态学的观点来探讨社会环境对儿童身心发展的影响，把这种不良的社会环境称为"心理污染"。此外，科学技术的进步、传媒和娱乐设施的增多、互联网的扩展、多元文化的出现，也容易增加儿童和青少年的内心冲突，导致情绪与行为障碍增多。

① 李慧民：《犯罪青少年心理健康与家庭因素分析》，载《中国公共卫生》，2003(4)。
② 陈雷音、罗学荣、韦臻等：《对立违抗性障碍儿童的父母养育方式、子女教育心理控制源及家庭功能特点》，载《中国临床心理学杂志》，2011 (2)。
③ 董会芹：《影响小学生问题行为的家庭因素研究》，载《教育研究》，2016(3)。
④ 黄广文、苏林雁、周先勇等：《儿童对立违抗性障碍相关因素分析》，载《中国实用儿科杂志》，2007(7)。

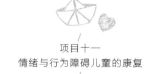

　　情绪与行为障碍的教育安置问题也会影响儿童的发展。在美国，情绪与行为障碍儿童可以接受连续的教育安置服务。2003—2004 学年，美国在校的情绪与行为障碍儿童，大约有 30％能在普通教室中得到咨询指导，23％在资源教室中接受教育，30％在特殊教室中接受教育，12％在特殊学校中接受教育，还有 5％在寄宿式和家庭式安置机构中接受教育[①]。在我国，情绪与行为障碍儿童大多在普通学校。因为很多人并不认为情绪与行为障碍儿童属于特殊教育服务对象这一范畴，认为如果这些儿童违反校纪校规，就按学校的纪律处分条例进行处理。

　　历史上我国针对情绪与行为障碍儿童还有过一种特殊的教育安置方式，即工读学校。随着时代的变迁，工读学校曾一度被取消，后来社会和相关专家又倡导恢复了工读学校，但工读学校的办学性质和教育对象的范围都有了较大变化。目前工读学校的大部分学生来自普通中学，品德、心理和行为表现有一定的偏差。大多工读学校的办学目标正逐渐转换成职业技术教育性质的学校，还有一些地

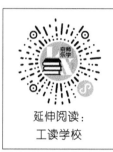

延伸阅读：
工读学校

方开办以"励志教育"为主题的学校，专门招收具有问题行为的叛逆期青少年。但是工读学校对情绪与行为障碍学生教育的思路、模式和矫正方法还需要研究者开展更为深入、细致的系统研究。

　　综上所述，在对情绪与行为障碍个体进行康复时，不能仅仅把相关的措施、手段局限于个体，还要努力对儿童生活、学习的环境进行配套改善，开展综合康复治疗。也就是说，情绪与行为障碍儿童的康复对象除了儿童自身之外，还应包括整个家庭才能达到较好的疗效。此外，学校也应对情绪与行为障碍儿童有更多的理解和包容，只有家庭和学校、家长和老师共同携手，充分信任，充分沟通，儿童才能获得较好的发展。另外，除了药物治疗、心理咨询、行为干预等康复方式之外，音乐治疗、运动治疗、绘画治疗等对情绪与行为障碍儿童的康复也大有裨益，需结合儿童的实际情况，开展多元化的治疗，才能取得最佳效果。

拓展学习 ······▶

　　1. 赵非一，岳立萍，宋花玲，等 . 3 种体育锻炼方式对对立违抗性障碍(倾向)儿童的情绪及行为的影响 . 首都体育学院学报，2020，32(1).

---

　　① 李闻戈：《情绪与行为障碍儿童的发展与教育》，45 页，北京，北京出版社，2012。

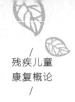

2. 毛荣建，钱琨. 抑郁情绪儿童伴侣动物治疗的个案研究. 中小学心理健康教育，2009(22).

要点回顾 ⋯⋯▶

本任务主要介绍了以下内容：情绪与行为障碍儿童的康复可以从药物治疗、心理咨询、认知干预、行为矫正等多渠道思量，同时还要把矫治个体的行为方式和改变个体的生存环境紧密结合起来。

学习检测 ⋯⋯▶

一、选择题

1. 哪两种情绪与行为障碍和基因的联系更为紧密？（　　）

A. 抑郁症　　　　　　B. 焦虑症　　　　　　C. 精神分裂症　　　　D. 强迫症

2. 美国心理学家（　　）提出了情绪 ABC 理论。

A. 荣格　　　　　　　B. 弗洛伊德　　　　　C. 埃利斯　　　　　　D. 班杜拉

3. 华生的恐惧习得实验背后的行为习得机制是（　　）。

A. 经典条件反射　　　　　　　　　　B. 操作性条件反射

C. 无条件反射　　　　　　　　　　　D. 情绪学习

4. 下列治疗抑郁症的药物是（　　）。

A. 安定　　　　　　　B. 利眠宁　　　　　　C. 百忧解　　　　　　D. 锂盐

二、判断题

如果一个情绪与行为障碍儿童能做到一周不迟到，就可以不用重复抄写生字了，这采用的是正强化的方式。（　　）

三、简答题

1. 简述贝克认知转变疗法的基本要素。

2. 简述系统脱敏法的原理和具体操作方式。

3. 简述将代币制用于情绪与行为障碍儿童行为矫正的优点。

项目十二　多重残疾儿童的康复

导言

　　美国现代女作家、教育家、社会活动家海伦·凯勒是大家非常熟悉的盲聋人士的代表。她于 1880 年 6 月 27 日出生，之后突发疾病丧失了视力和听力。她的著作《我的一生》《假如给我三天的光明》流传于世。在那个年代，还没有针对盲聋人的教育方法，那么她是如何取得这些成就的呢？这不得不提到她的老师安妮·莎莉文，她一直引导和陪伴着海伦·凯勒，成为她成功路上的引路人。

　　本项目将从多重残疾的概念、评定和病因，多重残疾儿童的主要类型和表现，以及多重残疾儿童的康复需求及其评估三个方面展开。

学习目标

　　1. 掌握多重残疾的概念。

　　2. 熟悉我国多重残疾的评定标准和流程。

　　3. 了解多重残疾儿童的特征。

　　4. 熟悉多重残疾儿童的主要类型和表现。

　　5. 理解多重残疾儿童的康复需求。

　　6. 熟悉多重残疾儿童的主要评估方法。

知识导览

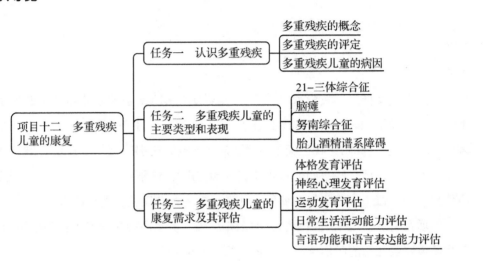

项目十二　多重残疾儿童的康复

- 任务一　认识多重残疾
  - 多重残疾的概念
  - 多重残疾的评定
  - 多重残疾儿童的病因
- 任务二　多重残疾儿童的主要类型和表现
  - 21-三体综合征
  - 脑瘫
  - 努南综合征
  - 胎儿酒精谱系障碍
- 任务三　多重残疾儿童的康复需求及其评估
  - 体格发育评估
  - 神经心理发育评估
  - 运动发育评估
  - 日常生活活动能力评估
  - 言语功能和语言表达能力评估

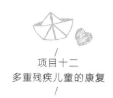

▶任务一
认识多重残疾

导入 ……▶

一名唐氏综合征的儿童存在智力残疾，同时伴有视力残疾，她是否可被诊断为多重残疾儿童？

一名听力残疾的儿童，不能进行语言沟通，他是否是一名多重残疾儿童？

一、多重残疾的概念

根据《残疾人残疾分类和分级》，多重残疾是指同时存在视力残疾、听力残疾、言语残疾、肢体残疾、智力残疾、精神残疾中的两种或两种以上残疾。

各国对多重残疾的内涵和界定并不相同。例如，美国《残疾人教育法》认为伴有障碍(如智障—盲、智障—畸形等)，导致严重的教育问题，以至于不能依照某单一的障碍类别实施特殊教育计划的儿童为多重残疾儿童，而将盲—聋残疾作为多重残疾之外的单独残疾类型。

学术界对多重残疾的界定存在一定的争议，其关键的争议在于残疾是否有同源性(残疾之间有因果关系)。[①] 有学者认为，如果仅仅从个体发生的残疾数量来定义多重残疾，可能会把多重残疾与残疾本身就应该出现的问题相混淆。但是事实上，要判断残疾是否同源是比较困难的。孤独症儿童可能会伴有言语残疾、运动障碍或情绪与行为障碍等，这些残疾之间是否同源是难以判断的。

近年来，随着融合教育的推进，我国特殊教育学校中的学生构成在不断发生变化，其中多重残疾儿童的比例明显增加，中、重度残疾儿童的比例增加，教育和康复的难度也不断增加。

---

① 盛永进、秦奕、陈琳：《多重障碍：概念、内涵及其特征》，载《现代特殊教育》，2017(9)。

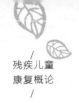
> **| 延伸阅读 |**
>
> **多重障碍儿童**
>
> 唐氏综合征是由染色体异常导致的，这种基因缺陷不仅会导致典型的智力残疾特征，而且往往会造成视力或听力残疾，这些残疾之间虽共同源于基因缺陷，但不存在因果关系，因此，伴有视力残疾和（或）听力残疾的唐氏综合征儿童是典型的多重障碍儿童。
>
> 听力残疾伴有言语残疾的儿童，如果儿童的言语残疾是听力残疾的继发障碍，儿童早期的言语没有得到及时康复，那么他就不属于多重残疾；如果儿童的言语残疾是由其他原因，如构音障碍、发音器官损伤等问题造成的，那么他就属于多重残疾。

二、多重残疾的评定

多重残疾分级是按所属残疾中残疾程度最终类别的分级确定的，依据我国的现行政策，多重残疾的评定流程如图 12-1 所示。

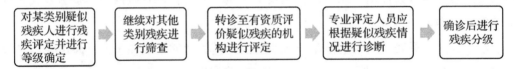

图 12-1　多重残疾的评定流程

例如，在对一名脑瘫儿童进行评定时，疑似存在肢体残疾，经评定确诊为肢体残疾一级。肢体残疾评定后，根据其临床表现和疑似残疾筛查问卷进行筛查，发现其还存在言语、智力障碍问题。因此，分别转诊到言语和智力残疾评定机构进行诊断，并确诊其言语残疾二级、智力残疾三级，最终这名脑瘫儿童被确诊为多重残疾，残疾等级被确诊为多重残疾一级。

0～6 岁儿童的疑似残疾筛查应由儿科医师用临床诊断方法确认。7 岁以上人群的疑似残疾筛查可使用疑似残疾筛查问卷(见表 12-1)[1]。

---

① 叶奇、熊妮娜、牛媛媛：《多重残疾评定手册》，65 页，北京，华夏出版社，2013。

表 12-1　疑似残疾筛查问卷

项目	内容	选项	
1	被试残疾人是否存在视力问题(看不清或看不见东西)?	是	否
2	被试残疾人是否存在听力问题(在背后提问是否能正确应答)?	○	○
3	被试残疾人是否不会说话、说话不清楚或存在言语交流障碍?	○	○
4	被试残疾人是否: ①在行走、站立、蹲坐、爬楼梯时有困难? ②用手拿东西或者进行写字、洗漱、穿衣等日常动作时是否有困难?	○	○
5	被试残疾人是否存在: ①不能完成正常学习活动(上学晚,成绩差,留级或中途退学)? ②生活能力差,工作能力差,需要他人的帮助?	○	○
6	被试残疾人是否存在: ①记忆力差(爱忘事)? ②集中注意力有困难(爱走神)? ③难以控制自己的情绪(喜怒无常,过分高兴或过分不高兴)? ④语言、行为常人不能理解和接受? ⑤经常空腹饮酒(每周不少于 5 次)? 过量服用安眠类药物? 如果年龄为 7～17 岁,请加问以下问题: ①缺乏目光对视,听而不闻? ②孤独离群,兴趣狭窄,常常着迷于刻板重复的活动? ③语言或非语言交流障碍?	○	○
备注	涂黑"●"为疑似残疾(阳性)的标志,询问被试或被试的陪同人员,只要有一个问题回答"是",即筛查疑似残疾(阳性)。		

　　多重残疾儿童常常在身体发育、生活技能和各方面的发展领域中表现出显著的缺陷,影响生活自理、感觉运动、言语沟通、认知学习、情绪行为等各方面[①],其表现多样,且相互影响,为残疾等级的评定增加了难度。

三、多重残疾儿童的病因

　　多重残疾儿童的情况复杂多样,引起多重残疾的病因很多:先天性因素如遗传、发育异常等,围产期因素如早产、新生儿窒息、颅脑损伤、病理性黄疸等,后天因素如药物损伤、外伤、感染等。

　　第二次全国残疾人抽样调查残疾样本的致残原因数据显示:①多重视力残疾人数占视力残疾人总数的 26%,多重视力残疾中致残顺序前五位是白内障、视网膜色素膜病、角膜病、青光眼、视神经病变;②多重听力残疾人数占听力残疾人总数的

---

① 盛永进、秦奕、陈琳:《多重障碍:概念、内涵及其特征》,载《现代特殊教育》,2017(9)。

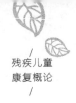
27.4％，多重听力残疾中致残原因前五位的是老年性耳聋、原因不明、遗传、中耳炎、药物中毒；③多重言语残疾人数占言语残疾人总数的81.9％，其中致残原因前五位的是听力障碍、脑梗死、原因不明、智力低下、其他；④多重肢体残疾人数占肢体残疾人总数的18.8％，致残原因前五位是脑血管疾病、骨关节病、其他外伤、其他、脑性瘫痪；⑤多重智力残疾人数占智力残疾人总数的44％，其中致残原因前五位的是脑疾病、原因不明、遗传、其他、惊厥性疾病；⑥多重精神残疾人数占精神残疾人总数的26.3％，其中致残原因前五位的是痴呆、精神分裂症、其他器质性精神障碍、癫痫、其他。①

要点回顾 ⋯⋯▶

本任务强调了多重残疾的概念和病因。需强调的是，具有两种及两种以上残疾的儿童不一定是多重残疾儿童。因此，了解多重残疾的评定流程非常重要。

学习检测 ⋯⋯▶

一、选择题

1. 下列不属于多重残疾儿童的是（　　）。

A. 视力残疾的孤独症儿童　　　　　　　B. 脑瘫的听力残疾儿童

C. 智力残疾的情绪障碍儿童　　　　　　D. 视力残疾的唐氏综合征儿童

2. 脑瘫儿童经评定后，为肢体残疾二级、视力残疾三级、智力残疾四级，在评价级别时应为（　　）。

A. 一级　　　　　　B. 二级　　　　　　C. 三级　　　　　　D. 四级

二、判断题

1. 脑血管疾病后出现的肢体残疾和视力残疾属于多重残疾。（　　　）

2. 多重残疾儿童等级评定时应按照所包含的几种残疾中的最严重的等级来定级。（　　）

三、论述题

请查阅资料，结合病例对多重残疾儿童的诊断和残疾等级评定进行解释。

---

① 叶奇、熊妮娜、牛媛媛：《多重残疾评定手册》，79～103 页，北京，华夏出版社，2013。

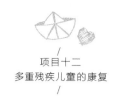

▶任务二
多重残疾儿童的主要类型和表现

导入 ·····▶

有学者认为，对于每一名多重残疾儿童来说，"他们的个体特征远远大于群体特征"，为什么？你如何理解这句话？

引起多重残疾儿童的疾病不同，残疾种类、残疾程度的差别很大，因此，他们的实际表现呈现出多样化和个体差异化的特征。由于多重残疾儿童表现出多种残疾的特点，因此要找出他们的共同特征和特性表现是非常困难的。一般来说，多重残疾儿童多呈现以下特征。

生长发育方面低于实际的年龄，运动能力往往较弱，或可伴有身体发育畸形，或伴有肢体残疾，或可造成运动障碍，粗大动作和精细动作发育弱，难以独立掌握生活技能。

感知觉功能障碍，表现为触觉、听觉、视觉、空间知觉、运动知觉等方面的障碍，许多儿童具有感觉统合方面的障碍。

认知与沟通能力有限，多重残疾儿童在学习能力方面存在困难，随着年龄的增长多表现得更为突出，一些多重残疾儿童难以使用语言与他人进行思维和沟通交流。

情绪与行为常有异常，表现为易怒、易激惹、情绪多变、刻板行为、自我刺激、多动、自伤或攻击性行为等，对社会性交往产生影响。

常同时患有多种疾病，如心脏病、血液病、生殖系统疾病等。

由于前面章节对不同障碍儿童已经做了比较详细的介绍，因此本任务中仅介绍几种可导致儿童多重残疾的常见类型。

一、21-三体综合征

21-三体综合征是由染色体异常导致的，又称先天愚型、唐氏综合征，根据染色体核型可分为三体型、易位型和标准型。母亲高龄、遗传因素、环境中的致畸物质(如农药、放射线)、病毒感染等是主要的发病原因。多数患儿在胎儿早期夭折，活产婴儿的

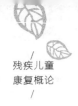

发生率为 0.5‰~0.6‰。

（一）特征性表现

21-三体综合征儿童具有较为容易判断的典型面容，主要表现为头颅小而圆，眼距宽，眼裂小，外眼角上斜，有内眦赘皮，鼻梁低平，外耳小，硬腭窄，舌常伸出口外，流涎。生殖系统发育不良，女性多无月经，仅少数有生育能力，男性多无生育能力。约 30% 的 21-三体综合征儿童伴有先天性心脏病，还可伴有消化道畸形等，免疫功能低下。

（二）可引发的残疾表现

智力残疾。它是 21-三体综合征儿童的突出表现，智力落后随年龄的增长而逐渐明显，智商多为 25~50 分，以抽象思维能力受损最明显。

言语残疾。约 95% 的 21-三体综合征儿童有发音缺陷、声音低哑、口齿含糊不清、口吃等症状，1/3 以上的 21-三体综合征儿童的语音节律不正常。

行为障碍。21-三体综合征儿童大多性情温和，喜欢模仿和重复一些简单的动作，少数 21-三体综合征儿童易激惹，任性多动，甚至有攻击性行为，有些 21-三体综合征儿童则表现出畏缩、紧张的情绪。

体格发育落后，运动发育迟缓。表现为身体矮小，骨龄滞后，出牙迟且常咬合错位，四肢短，韧带松弛，四肢关节可过度弯曲，手指粗短，小指向内弯曲，粗大运动的发育及精细运动的发育均落后于同龄儿童。

除此之外，部分 21-三体综合征儿童还伴有听力或视力残疾。

二、脑瘫

脑瘫是由不同因素导致的以中枢性运动功能障碍为主要临床表现的症候群。其直接病因是在脑快速发育期出现脑损伤。近年来，新生儿死亡率、死胎发生率等均有明显下降，但脑瘫的发病率并无减小，重症脑瘫的比例还有升高趋势。脑瘫儿童中有相当比例的儿童为多重残疾儿童。

造成脑损伤的原因众多，可按脑损伤的发生时间分为先天性因素、围产期因素和产后因素。其中，先天性因素分为母体因素及遗传因素，主要与胚胎过程中发生的神经管闭合不全、皮质发育不良等有关。围产期因素与早产和产时因素相关，如早产、胎盘功能不全、新生儿窒息、宫内病毒感染等。产后因素可与产前、产时因素重叠，如母体感染、缺氧缺血性脑病、颅内出血、脑积水、胆红素脑病、中毒等因素被认为

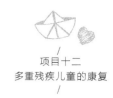

是主要因素，产后因素所致的脑瘫儿童约占脑瘫儿童的 10％～15％。

（一）特征性表现

根据《中国脑性瘫痪康复治疗指南》编写委员会于 2014 年对脑瘫分型的修订，按运动障碍类型及瘫痪部位分为六种类型，即痉挛型四肢瘫、痉挛型双瘫、痉挛型偏瘫、不随意运动型、共济失调型和混合型。临床以运动发育落后、姿势及运动模式异常、反射异常、局部或全身肌张力和肌力改变为主要特征。脑瘫儿童表现为动作计划性不足、控制失调、动作与运动持久性障碍、动作稳定性和协调性欠缺，还可伴有不随意运动，肌痉挛、强直或共济失调、震颤等。

（二）可引发的残疾表现

肢体残疾。根据分型，脑瘫儿童的肢体残疾的表现差别很大。其中不随意运动型表现为全身不自主运动、肌张力不稳定、姿势难以保持、运动和平衡障碍；共济失调型表现为步态不稳、醉酒步态、肌张力低下、容易跌倒；混合型则为两种或某几种类型的混合表现。

视力残疾。视觉发育速度缓慢，视觉体验效应不足，视觉功能发育不足，可伴有斜视，手眼协调性差。

听力残疾。伴有听觉神经通路或中枢的损伤，常见于不随意运动型，脑瘫儿童的耳及咽部更容易感染，因此有部分脑瘫儿童患有传导性听力残疾。

言语残疾。脑瘫儿童控制语音和发音的肌肉受累，常难以顺畅地说出或根本无法说出语言，也有部分脑瘫儿童的语言发育延迟。

精神残疾。可出现行为异常、自残行为、暴力倾向、性格异常等，也有情绪不稳定、自我控制能力低、依赖性强、易冲动、攻击性强等特点。

三、努南综合征

努南综合征(Noonan)是一种先天疾病，大多数病例为散发性的，为常染色体显性遗传，基本病因为基因突变。新生儿的发病率为 1/2500～1/1000(活产儿)。努南综合征儿童的特征性表现包括特征性面容、身材矮小、胸廓畸形、先天性心脏病和凝血障碍等，常伴有智力残疾、视力残疾、听力残疾，并伴有身体发育障碍、先天性心脏病等疾病，预后效果主要与心脏病变的严重程度有关。

（一）特征性表现

特征性面容。眼距宽、内眦赘皮、眼睑下垂并下斜；耳郭厚，双耳位置低并后旋

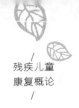

(呈"招风耳"状)。患儿表现为前额饱满、后发际低、前鼻短、鼻尖饱满、鼻梁低、鼻唇沟深而宽、直达上唇、唇厚等特点。

身体发育迟缓。出生时身高正常,1岁后体格发育开始落后于同龄人,出现身材矮小。

发育畸形。出现脊柱侧弯、肘外翻、鸡胸或漏斗胸等畸形,50%～80%的患者有先天性心脏病,包括肺动脉缩窄、肥厚型心肌病、房间隔缺损、主动脉缩窄、动脉导管未闭等,可出现心悸、胸闷、发绀、乏力、呼吸困难等症状。10%～11%的患儿有肾畸形,如孤立肾、肾盂扩张等,还可出现口腔发育畸形,如咬合不正、咬合困难和小颌等。

生殖系统发育障碍。女性患者的青春期延迟,卵巢功能和第二性征发育基本正常。男性患者约半数睾丸功能正常,其余可有隐睾、无精子、青春期延迟、第二性征发育不全的情况。

其他特征表现还包括凝血障碍,患者易出现瘀斑,术后或受伤后出血过多。

(二)可引发的残疾表现

智力残疾。部分儿童智力低于正常儿童,可有倔强、易激惹等情绪反应。

视力残疾。94%的努南综合征儿童有视觉问题,如斜视、眼颤等。

听力和言语残疾。容易出现耳部感染,导致听力损失,约3%的努南综合征儿童有听力残疾。部分儿童有言语表达障碍,比同龄儿童迟缓,可伴有言语不清、口吃等症状。

运动障碍。努南综合征儿童婴幼儿期的运动发育迟缓,约50%的儿童表现为关节/张力减退的运动过度,儿童坐、站、走等运动能力的发展比普通儿童晚,进入学龄期后易表现为动作笨拙、运动协调能力差。

四、胎儿酒精谱系障碍

胎儿酒精谱系障碍(fetal alcohol spectrum disorder, FASD)指母孕期酒精暴露导致的从胎儿轻度损伤到典型的胎儿酒精综合征的一系列障碍。以往普遍使用的胎儿酒精综合征(fetal alcohol syndrome, FAS)概念被涵盖其中。FASD被公认为是导致胎儿缺陷与儿童发育迟滞的主要原因之一。有研究证明,该病已是西方国家精神发育迟滞的首要原因,超过了脊柱裂和唐氏综合征。本病的症状包括四大类特征:胎儿宫内发育迟滞和/或出生后发育迟滞;中枢神经系统功能异常;颜面特征畸形;母孕期酒精暴露。

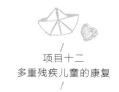

胎儿酒精谱系障碍的病因为孕妇孕期摄入酒精。酒精是最常见的致畸物质，对胚胎的作用十分强大。其致畸原因主要有两个方面：一是直接影响糖、脂、蛋白质代谢，阻止细胞分裂和生长，影响通过胎盘的氨基酸转运，减少必需的营养物质；二是酒精的神经毒性影响，导致细胞缺氧/缺血、钙平衡失调、氧化物产生、保护性抗氧化剂被清除、神经营养因子支持下降等。酒精对胎儿的损伤不可逆转，人们对酒精的安全剂量也很难把控，因此，对于本病的预防就是孕期应绝对禁酒。酒精综合征的典型临床表现和残疾情况如下。

（一）特征性表现

面部畸形是 FAS 最明显的特征之一，儿童可出现小头，短睑裂，上颌骨发育不全，短而上翻的鼻子、低鼻梁，人中平，上唇发育不良，下颌骨生长骨缺陷等。

（二）可引发的残疾表现

智力残疾。FAS 儿童多伴有不同程度的智力残疾，智商为 20～120 分，平均智商在 70 分以下。研究表明，尽管多数儿童的面部畸形可随生长发育而改善，但认知功能缺陷不会有显著改善。

听力言语残疾。听觉器官结构异常，可伴有前庭障碍，儿童患耳部感染疾病易导致传导性耳聋。语言、理解和表达语言的发育延迟，表现为言语困难、缺乏言语流利性、无语调、发音障碍(重鼻音、刺耳音)、言语含糊、分解发音减少等。

肢体残疾。肌张力减退，关节运动受限，存在肢体运动障碍，手眼协调能力差，步态及平衡失调，存在精细运动功能障碍等。

此外，FAS 儿童还可伴有视力残疾，常表现为易激惹、易怒，随年龄的增长易出现行为问题、社会适应不良，亦可伴有抑郁症、癫痫等。

拓展学习 ⋯⋯▶

1. 郭津，李晓捷，曹建国，等．《改善脑性瘫痪儿童和青少年身体功能的干预措施国际临床实践指南》中国专家解读．中华实用儿科临床杂志，2022，37(7).

2. 汪媛媛，韩洁．唐氏综合症听力障碍儿童言语康复训练的个案研究．北京联合大学学报，2017，31(2).

要点回顾 ⋯⋯▶

本任务介绍了多重残疾儿童的三种常见类型及其特征性表现和可引发的残疾表现。多重残疾儿童个体之间存在巨大差异，他们大多在生长发育方面低于实际的年龄，运

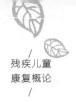

动能力较弱，或可伴有身体发育畸形；存在感知觉功能障碍；认知与沟通能力有限；情绪与行为常有异常，并常同时患有多种疾病。

学习检测 ·····▶

一、选择题

1. 下列不属于 21-三体综合征分类的是( )。

A. 三体型　　　　　　B. 易位型　　　　　　C. 标准型　　　　　　D. 交叉型

2. 下列不属于脑瘫儿童肢体残疾表现的是( )。

A. 运动发育落后　　　　　　　　　　B. 姿势及运动模式异常

C. 肢体缺失　　　　　　　　　　　　D. 全身肌张力和肌力改变

3. 呈现人中平，上唇发育不良，下颌骨生长骨缺陷典型面容的是( )儿童。

A. 胎儿酒精谱系障碍　　　　　　　　B. 努南综合征

C. 脑瘫　　　　　　　　　　　　　　D. 21-三体综合征

二、判断题

1. 孕妇可以饮酒。( )

2. 努南综合征儿童以智力残疾为主要表现。( )

三、论述题

请查阅资料，对一例多重残疾儿童的残疾情况进行论述。

▶任务三
多重残疾儿童的康复需求及其评估

导入 ·····▶

　　小安现在 4 岁，是一名早产的脑瘫女童，残疾类别为多重残疾一级，家长对她目前的状况感到十分担心，希望对她进行康复训练，但又不知道应该怎样做。

　　如果你是一名康复师，你会怎么做呢？

多重残疾对儿童的影响不能被理解为仅仅是几种残疾影响的叠加，多重残疾儿童

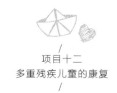

的情况比单一残疾更为复杂，多重残疾给儿童带来的影响是相互作用的，使得可能的代偿更为困难，因此多重残疾儿童所面临的困难本质上是倍增的，其康复的需求也各不相同。

一般来说，儿童的康复需求复杂且具有很强的个体差异性。但主要的康复需求包括遵循儿童生长发育的基本规律，帮助其建立基本功能，如翻、坐、爬、站、走、跳等粗大动作，抓握、捏取物品等精细动作；学会通过语言、动作、手势、表情等表达自己的情感和需求，并能够理解他人；学会日常生活，提高应对自我及环境状况的能力和与他人的沟通能力，参与社会性活动，最终实现身心最大限度的发展。

对多重残疾儿童来说，只有在评估的基础上充分了解他们功能障碍的性质、部位、严重程度、发展趋势后，我们才能确定什么是他们最迫切、最需要解决的问题，从而为正确设立康复目标、制订康复方案提供依据。多重残疾儿童的评估主要有以下几个方面。

一、体格发育评估

体格发育评估包括体重、身长(高)、坐高(顶臀长)、指距、头维、胸围、上臂围、皮下脂肪的测量，以便掌握儿童的发育水平、生长速度，从而对儿童的营养和运动状况有整体了解。

二、神经心理发育评估

神经心理发育评估是指通过多种神经心理测量方法，包括智力测验、言语测验、注意力测验、抽象推理测验、短时和长时记忆测验及视觉—空间位置加工测验等来评定各种神经心理功能，从而揭示神经和脑损伤或功能失调的具体表现。

(一)婴幼儿发育量表

婴幼儿发育量表主要对 0～6 岁婴幼儿的发育情况进行评定，通过对婴幼儿的行为观察以及完成活动的情况进行评分。主要有新生儿行为评定、丹佛发育筛查量表、0～6 岁儿童发育量表、格赛尔发育诊断量表及贝利婴儿发育量表。

①新生儿行为评定(neonatal behavioral assessment scale, NBAS)：包括 28 个行为项目和 18 个引出反应，用于对早期发现脑损伤引起的新生儿神经行为异常进行评定，对围产期有问题的高危儿进行监测。

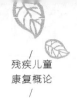

②丹佛发育筛查量表(Danver development screening test, DDST)：对 0～6 岁儿童的个人—社会行为、精细动作—适应性行为、语言、粗大运动的发育情况进行评定。

③0～6 岁儿童发育量表：由复旦大学附属儿科医院儿童保健科研制，对粗大运动、社会适应性行为、智力(反应精细动作和语言理解表达及认知)进行评定。

④格赛尔发育诊断量表(Gesell developmental scale, GDS)：对适应性行为、粗大运动、精细动作、语言和个人—社会性行为五个方面进行评定。

⑤贝利婴儿发育量表(Bayley scales of infant development, BSID)：对 2～30 个月的婴幼儿进行运动、语言以及认知发育的评定，并附有由家长填写的社会—情感适应性行为量表。

（二）智力测量

智力测量的结果为智商，智商水平的表达通常分为智力年龄、比值智商和离均差智商，目前临床智力测量常使用的量表如下。

①斯坦福—比内量表：对 2.5～18 岁的儿童进行言语推理、抽象—视觉推理、数量推理和短时记忆的评定。

②韦氏智力发育量表：包括韦氏学龄前智力测量表、韦氏学龄期智力测量表、韦氏成人智力测量表。

③图片词汇测试：要求被试指出所听到的词汇相对应的图片，测试的年龄范围为 3 岁 3 个月到 9 岁。

④瑞文测试：对 5～75 岁的人员进行观察和推理能力的测试。

⑤希-内学习能力测验：用于 3～17 岁聋哑儿童及听力正常儿童的智力测试。

三、运动发育评估

运动发育评估包括运动发育评估、运动功能评估、原始反射检查、姿势控制评估、步行能力评估、步态分析评估、肌力评估及肌张力评估等内容。

①运动发育评估包括全身运动评估(general movements assessment)、Alberta 婴儿运动量表、Peabody 运动发育量表。

②运动功能评估包括粗大运动功能测试、粗大运动功能分级系统、精细运动能力测试以及手功能的分级系统等。

③原始反射检查主要包括拥抱反射、非对称性紧张性颈反射、紧张性迷路反射、

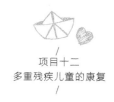

踏步反射、阳性支持反射、握持反射、觅食反射、放置反射等。

④姿势控制评估主要包括矫正反应、平衡反应、平衡测定等。

⑤步行能力评估可采用 Gillette 功能评估问卷、步行速度测定、步行距离测定、步行能力消耗测定。

⑥步态分析评估可采用三维步态分析以及视觉步态分析，前者主要采用高速摄像机捕捉后进行分析，后者可使用爱丁堡步态量表、观察性步态量表进行分析。

⑦肌力评估可采用徒手肌力测定法、等速肌力测定、功能性肌力测试法、手持式肌力测定仪。

⑧肌张力评估可采用静息性肌张力评估、姿势性肌张力评估、运动性肌张力评估，也可采用等速肌力采集系统、CT 及磁共振弹性成像、Myoton 数字化肌肉评估系统、横波超声弹性成像技术等。

四、日常生活活动能力评估

日常生活活动能力评估主要包括基本的或躯体的日常生活活动能力评估以及工具性日常生活活动能力评估。

前者主要评估日常生活中与穿衣、进食、个人卫生等基本自理活动和坐、站、走等基本活动的能力，常用的评估有 Barthel 指数、Katz 指数、PULSES、修订的 Kenny 自理评定量表等。

后者主要评估人们在社区中独立生活时所需的关键性的、较高级的技能，如完成家务、烹饪、采购、处理个人事务等，大多需要借助辅助工具来进行。常用的有功能活动问卷、快速残疾评定量表、功能独立性评定量表儿童版等。

五、言语功能和语言表达能力评估

（一）言语功能评估

言语功能评估包括呼吸功能评估、发声功能评估、共鸣功能评估及构音功能评估几个方面。

①呼吸功能评估主要对呼吸时的胸腹运动状态、发声时的起音状态，对儿童的呼吸方式、起音能力等方面进行评估。

②发声功能评估主要对音调、响度、音质方面进行测量和评估。

③共鸣功能评估需要对口腔共鸣功能和鼻腔共鸣功能进行主观评估和客观测量。

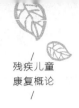

④构音功能评估可应用构音障碍评定法进行评定，该评定法包括两大项，即构音器官检查和构音检查。其中构音器官检查将对肺、喉、面部、口部肌肉、硬腭、咽颚机制、舌、下颌以及反射几个方面的功能进行评估。构音检查需要结合与构音类似的运动，对儿童的各个言语水平进行系统评定以发现异常构音。

（二）语言表达能力评估

语言表达能力评估的主要内容包括语音能力、词汇—语义能力、语法能力以及语用能力。根据评价内容及儿童的语言发展水平，可以从以下四个方面进行语言表达能力的评估，即基本沟通能力、词语理解和表达能力、句子理解和表达能力、语言综合运用能力。[①]

①基本沟通能力评估主要考查儿童的非言语表达，如儿童对他人通过表情、手势、动作所传递的信息等有无反应，以及是否会用这些方式表达自己的需求和想法等，常通过儿童的现场表现以及视频录像分析来完成。

②词语理解和表达能力评估可通过评估工具，主要是一些对于图片所表达的词汇是否能够理解，如图片词汇测试工具，目前国内也有一些开发的词语评估工具。

③句子理解和表达能力评估考查儿童对一个句子所表达的内容是否能够理解，同时是否能够用一些常用的句子表达自己的需求和想法。

④语言综合运用能力评估一般是在与儿童的谈话和观察儿童对事物的表述中来进行评价的，从叙述过程中的平均句长、词汇量方面等进行记录与分析。

综上所述，因为多重残疾儿童疾病的情况复杂，个体情况的差别很大，所以针对不同的儿童所进行的评估有所不同，需要根据儿童的实际情况进行综合评估。在本书前文的各项目中，对于各类残疾儿童的评估均有相应的指导，可参照进行。需要强调的是各种量表使用需要评估者在专业学习后进行规范使用，有兴趣的同学可参考《康复评定学》[②]中的相应内容进行阅读和学习。

此外，由于针对多重残疾儿童在不同领域的康复方法已在本书其他项目中有所涉及，在此不赘述。

① 杜晓新、黄昭鸣：《教育康复学导论》，87～88页，北京，北京大学出版社，2018。
② 王诗忠、张泓：《康复评定学》，273～275页，北京，人民卫生出版社，2012。

| 案例分享 |

下面让我们回顾一下本任务导入部分的案例。针对小安，我们要进行哪些方面的评估，以更好地确定其康复目标呢？

1. 运动发育评估。小安目前的身高、体重与同龄儿童接近，四肢均不能正常活动，肌张力低。小安可以由家人照顾坐在轮椅上，头部可以直立或者进行低头、摇动等动作，背后有支撑物时可靠坐，无支撑物时则坐立不稳，可进行短暂爬行，不能站立。能握住较大的物体如苹果，但不能持久，容易松开，不能捏拿较小的物体。

2. 日常生活活动能力评估。小安不能独立完成各种日常生活活动，均需要家长的帮助。

3. 言语功能和语言表达能力评估。小安能够认识自己的家庭成员，当家庭成员以外的人员出现时，可短暂引起她的注意，但很快就失去兴趣。小安不能表达，与他人无语言或手势等方面的交流。

针对上面的评估结果，可以看出小安因长期卧床和坐轮椅，四肢肌肉萎缩、肌力低、肌张力低，关节塌陷，不能自主活动。精细动作差，生活无法自理。智力、言语、认知、社会适应方面均存在严重障碍。

根据小安的评估情况，近期康复目标是尽可能提高肌肉的肌力和关节活动度，防止肢体萎缩，防止关节僵硬。在此基础上，再进行坐姿的矫正以提高机体的平衡协调能力，训练手的抓握能力，为行走以及进行各种日常生活做准备。通过康复人员的动作与语言的配合，对小安进行语言、认知方面的训练。

拓展学习

1. 汪媛媛，韩洁．唐氏综合症听力障碍儿童言语康复训练的个案研究．北京联合大学学报，2017，31(2).

2. 王辉，李晓庆，陈惠华．一例视障兼自闭症倾向儿童的特殊教育需要评估与对策研究．现代特殊教育，2015(8).

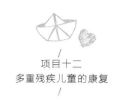

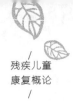
要点回顾 ·····▶

多重残疾儿童的康复需求复杂且具有很强的个体差异性。评估是了解其康复需求、制订康复计划的基础。由于本书其他项目中针对不同障碍类别介绍的康复需求领域和评估方法同样适用于多重残疾儿童个体，因此本任务仅简要总结了多重残疾儿童所需的康复需求评估领域和工具。

学习检测 ·····▶

一、选择题

1. 下列不属于体格发育评估的内容项是(   )。

A. 身高　　　　　　B. 体重　　　　　　C. 肌力　　　　　　D. 皮下脂肪

2. 贝利婴儿发育量表主要对 2～30 个月的婴幼儿进行(   )发育的评定。

A. 智力、运动、语言　　　　　　B. 运动、语言、认知

C. 智力、语言、心理　　　　　　D. 运动、心理、认知

二、判断题

1. 旨在对儿童进行言语推理、抽象—视觉推理、数量推理和短时记忆的评定的量表是韦氏智力发育量表。(   )

2. 多重残疾对儿童所造成的影响可以看作每种残疾影响的叠加。(   )

三、论述题

请查阅由中国康复研究中心编制的脑瘫儿童日常生活活动能力评定量表，对量表的评定项目和评定得分进行分析。

参考答案

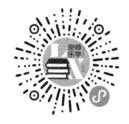